JN051385

看護学テキスト NiCE

看護倫理

よい看護・よい看護師への道しるべ

改訂第3版

編集　小西恵美子

南江堂

執筆者一覧

◆ 編 集

小西恵美子	こにし えみこ	鹿児島大学医学部

◆ 執 筆 (項目順)

小西恵美子	こにし えみこ	鹿児島大学医学部
八尋 道子	やひろ みちこ	佐久大学看護学部
彭 美慈 (サマンサ・メイチェ・パン)	パン メイチェ	元香港理工大学看護学部
蔡 小瑛	Tsai, Hsiao Ying／サイ ショウエイ	梅花女子大学看護保健学部
中村 充浩	なかむら みつひろ	東京有明医療大学看護学部
太田 勝正	おおた かつまさ	東都大学沼津ヒューマンケア学部
石本 傳江	いしもと つたえ	前聖カタリナ大学人間健康福祉学部看護学科
鈴木真理子	すずき まりこ	長野保健医療大学看護学部
山本八千代	やまもと やちよ	安田女子大学看護学部
平野 亙	ひらの わたる	前大分県立看護科学大学
小野 美喜	おの みき	大分県立看護科学大学
前田 樹海	まえだ じゅかい	東京有明医療大学看護学部
Anne J.Davis	アン J. デービス	カリフォルニア大学サンフランシスコ校名誉教授 / 長野県看護大学名誉教授
高橋 梢子	たかはし しょうこ	島根県立大学看護栄養学部看護学科
麻原きよみ	あさはら きよみ	聖路加国際大学大学院看護学研究科
山下 早苗	やました さなえ	静岡県立大学看護学部
大西香代子	おおにし かよこ	前甲南女子大学看護リハビリテーション学部
小笹 由香	おざさ ゆか	東京医科歯科大学病院
杉浦 絹子	すぎうら きぬこ	名古屋女子大学健康科学部看護学科
河原 宣子	かわはら のりこ	京都橘大学看護学部
舩山 健二	ふなやま けんじ	新潟県立看護大学
勝原裕美子	かつはら ゆみこ	オフィス KATSUHARA
阿部 洋子	あべ ようこ	前水戸赤十字病院看護部

はじめに

　「看護学テキスト NiCE 看護倫理—よい看護・よい看護師への道しるべ」の改訂第3版をお送りいたします．2007年に本書を刊行した頃は，国内に看護倫理の教科書はなく，欧米の知識に頼っていました．著者一同は，日本の社会と医療に即した看護倫理の枠組みと諸概念を自分たちで伝えたいと考え，本書を著したのでした．以来，事例やコラムを多用した，身近で具体的な看護倫理の書として広く愛読されております．

　学生として初版を読まれた方々は，今は中堅ですね．実践者として今感じている看護倫理は，授業で学んでいた頃の看護倫理と何か違うところがありますか，それはどんなことですか．同様に，よい看護・よい看護師についてのあなたの考えに何らかの変化はあったでしょうか．

　2014年の改訂第2版に続く今回の改訂では，初版以来の構成を維持しつつ，看護・医療・社会の状況に鑑み，項目の新設，タイトルの変更，および全般的に内容のアップデートをはかっています．主なものを挙げます．

　新設した項目は以下のとおりです．

・「ケアの倫理」，「共感」，「道徳的感受性と道徳的レジリエンス」，「患者の尊厳」，「性と生殖をめぐる看護と倫理」，「異文化間の看護と倫理」，「社会的要配慮者の看護と倫理」（認知症，難病［ALS］，貧困，虐待，受刑者，障害者）

　次の3つについて，タイトルを変更し，内容を更新しました．

・人生の最終段階の看護と倫理を，「人生の最後を生きる人々への看護と倫理」へ.
・臨床倫理委員会を，「看護部倫理委員会」へ.
・災害状況におけるトリアージを，「災害におけるトリアージ」とし，内容にCOVID-19の世界的流行を含めました．

　多数の看護研究・教育者や看護実践家が本書を執筆しています．編集者・執筆者として，私はすべての原稿の一字一句に注目し，執筆者とのコミュニケーションを重ねさせていただきました．本書には「協力と協働」という項目がありますが，長期にわたる本書作成の過程はまさに協力と協働であり，そこから，「1＋1」が2になる以上の成果を生むことができました．執筆者各位に心から感謝いたします．

　同じ感謝を，南江堂編集部の皆さまにお伝えしたいと思います．とくに，山口慶子さんの，執筆者・編集者への敬意のこもった態度と丁寧なコメントがあってこそ，本書を立派に仕上げることができました．本当にありがとうございました．

2020年12月

小西恵美子

初版の刊行に寄せて─Anne J Davis博士

　倫理は看護の「心」（ハート）です．この「心」とは，倫理は看護実践の中心にあり，私たちが患者・家族・同僚とのかかわりを通してよりよいナースとなっていくことを助けてくれる，という意味です．「徳の倫理」「原則の倫理」および「ケアの倫理」は，ナースが倫理的にものごとを考える道筋を示してくれます．それは，臨床のナースが患者・家族とのかかわりにおいて経験する問題を倫理的に考えようとするときも，教師が学生を教えるうえでの問題を考えるときも，看護管理者が医療従事者全体の問題を考えるときも，また，看護研究者が人間を研究対象とするうえでの倫理的問題を検討するときも同じことです．倫理はどこにでもあるのです．これから起こるかもしれない問題にも，また考えられる解決策にも倫理があります．

　われわれナースがもつ価値観は倫理綱領に反映され，われわれの職業的な行為を導いています．倫理綱領は，それら基本的な価値観を，ナースと社会の人々に知らせています．そこが大事なところです．綱領は専門職と社会との契約です．綱領に示されたこれら価値観のゆえに，人々は，自分たちが患者やクライエントになったとき，ナースは倫理的に良いことをなし，敬意をもって接してくれるのだと，ナースを信頼するのです．

　患者・クライエントは，われわれナースが次のことをなすものとして信頼しています．「専門的な知識を備え，十分な能力をもってその知識を用いること」「礼儀正しく，親切で，思いやりの心をもち，和をもって患者・クライエントとの関係を維持すること」「患者・クライエントが健康を回復し，あるいは平和な死が迎えられるように，害をなさず，善行をなすこと」．患者・クライエントからのこれらの暗黙の信頼がなければ，ナースはナースとして機能することができません．患者・クライエントは，われわれがそれらの人々を，われわれのサービスを必要としている人間として尊重してくれるとの基本的な信頼をもっているのです．

　われわれの倫理は，ナースの思考と行為を導きます．それがあるから，われわれは人々の信頼にこたえることができるのです．

　ナースは世界中で，自分たちが直面する倫理的な事柄や問題に真剣な関心をもっており，それらの問題は科学や技術の発展とともに間断なく増大しています．そのことは日本のナースも同じです．

　世界的視野に立って看護を考えるとき，重要なこととして浮かび上がってくることのひとつは，「看護が国・地域によって大きな文化的相違があるにもかかわらず，実践面では世界中で共通の倫理上の価値観や知識を用いることができるのか」という問いです．文化的な違いには，世界観の多様性，権利や義務へのさまざまな考え方，多様な価値観，「良い」ということの中身の違い，および宗教上の信念の多様性などがあります．

　本書は，倫理的価値観の普遍性という，この大きな問いについて考え，議論し，またその問題に対処するための貴重な資源です．また，実際的な日々の実践の面でも，倫理問題に直面したナースがそれについて考え，倫理的な解決策に達するために，本書は大きな助けとなるでしょう．

　本書において，小西教授とその共著者は，日本の看護の「心」を高めたいとの日本の看護の探究に，もっとも価値ある手引きを提供しています．注意深く読み，述べられていることを熟考し，探求されている問題を話し合い，あなた自身の意見を述べてください．そして，今以上によりよ

いナースとなってください.

　看護は保健医療の中心であり，私たちの価値観や倫理は看護の核をなす「心」です.

　本書を執筆した著者たちと，本書に示された考えや概念に率直に向き合っている読者のあなたの両方に，心から拍手を送りたいと思います.

　患者は，非常に多くの面で私たちを信頼しています.本書は，日本のナースがその信頼にさらに値する存在となるように手助けをしてくれることでしょう.

2007年秋　サンフランシスコにて

アン J. デービス RN, PhD, DSc(hon), FAAN
カリフォルニア大学サンフランシスコ校名誉教授
長野県看護大学名誉教授
［小西恵美子訳］

初版の序

　本書は，日本のナースの日々の実践を見つめた倫理の書です．「日本のナース」「日々の実践」「倫理」の3つがキーワードです．

　"Think globally, act locally"という言葉があります．「まなざしは世界，実行は足もとから」という意味です．日本の看護は，欧米の影響を強く受けて発展してきました．「看護過程」「セルフケア」などを含む数多くの欧米看護の教えは，私たちが「看護とは？」「看護の役割や責任とは？」と考えるとき，多くの示唆を与えるとともに，私たちの看護が世界につながっていると気づかせ，視野を広げてくれます．したがって，外国の優れた考え方の理解はとても重要です．しかし，それだけでは不十分です．とくに看護倫理は，私たちが暮らす社会の文化や価値観と密接にかかわっていますので，足もとの看護を考え，日本の看護の価値を世界に発信していくことが大事です．本書は看護倫理の書として，そのことをとくに念頭において著しました．

　本書の主な特徴を6つあげます．

　まず1つめは，日本を含む東アジアで育まれてきた伝統的な価値観をとりあげていることです．日本のナースの実践からは，ナース自身は無意識でも，「関係性」や「和」「礼」など，日本古来の価値観が浮かび上がってきます．本書を通し，それら「無意識の概念」を見えるかたちに表そうと試みました．

　2つめは，「徳の倫理」を充実させていることです．看護における徳の倫理は，「よい看護師とはどのような看護師か？」ということを考えます．徳の倫理が重要であるのは「よい看護師」と「よい看護の実践」とが密接にかかわっているからです．現在，「徳の倫理」の文献は看護でも看護以外の領域でも，また日本のみならず海外でも少ないので，大変参考になるし，徳の倫理を通して看護倫理をとても身近に感じることができるでしょう．

　3つめは，事例を多く扱っていることです．看護倫理は学問であると同時に実践です．私たちの日々の生活や職業生活とともに歩んでいますので，看護倫理の理論的な事柄は個々の状況や文脈とともに考えることが大切です．その意味で，本書の随所に示されている事例から，生きた倫理を学びとることができるでしょう．

　4つめは，最新の研究知見を用いていることです．いずれも日本で行われた看護倫理に関する研究です．それらの研究データは，述べられている内容にエビデンスとしての根拠を与えています．

　5つめは，執筆者のほぼ全員がナースであることです．看護倫理の教育における重要な問いのひとつに，「誰が教えるか？」ということがあります．その問いが重要であるのは，看護倫理という名称ではあっても，教える人の専門や研究上の関心によっては看護実践とは直接関係のない内容が教えられ，看護倫理の概念を混乱させている，ということが国内外を問わずあるからです．

　6つめは，米国，台湾，香港の看護倫理研究者が執筆者として参加していることです．いずれも日本とのかかわりが深く，日本の大学で長く看護倫理を教え，日本に住んで看護倫理を研究し，あるいは日本の研究者と共同研究を行ったり日本の留学生の指導をしてきている方々で，「日本のナース」にグローバルなメッセージを伝えています．

　本書は次のように構成しました．

　第I章「看護倫理についての基礎知識」は，「倫理とは？」「看護倫理とは？」という問いへの導入です．ここでは，看護倫理が，医師に従順に従う「よい女性」であることを強調していた初期の時代から，ナースの倫理的判断・行動・倫理的なあり方を吟味する専門職者の学問・実践へ

と発展してきた現在までの足どりもたどります.

　第Ⅱ章「看護倫理のアプローチ」では,「徳の倫理」「原則の倫理」を中心にすえ,「ケアの倫理」についても学びます.前述のとおり,「徳の倫理」を述べた文献は大変少ないので,「徳の倫理」に多くのページをとっています.

　第Ⅲ章「看護倫理に関する重要な言葉」では,日本を含む東アジアの伝統的な価値観を検討し,次いで,看護師の倫理綱領に記載されているグローバルな概念を学びます.それら概念は世界中で使われていても,その意味するところは文化によって異なる可能性があります.読者には,よく考え批判的に読むことを期待します.

　第Ⅳ章「倫理的意思決定のステップと事例検討」では,具体的な事例を用いながら,日々の実践で遭遇する問題や倫理的ジレンマを秩序立てて検討し,とるべき行動を導く過程を学びます.専門職者は,何をなすべきかを判断し,それに基づいて行動し,そして,そのような判断・行動の根拠をきちんと説明できなくてはなりません.地道な事例検討が不可欠です.

　第Ⅴ章「さまざまな看護活動と倫理」は,精神看護,小児看護,遺伝看護,末期ケア,地域看護,そして在日外国人の看護という看護活動における倫理が述べられています.倫理的な課題は,それぞれの活動でどんな特徴があるでしょうか.また,それらの活動に共通していることはどのようなことでしょうか.そのようなことを考えつつ,学んでください.

　第Ⅵ章「その他の看護活動と倫理」は,日々の看護実践の枠をこえた活動における倫理です.途上国の健康問題などを学ぶとき,看護の活動の場がいかに多様で幅広く,そして,人間の生活にとって大切なものであるかを思うでしょう.そして,看護活動があるかぎり,常にそこに倫理がある,ということも学んでください.

　最後は,第Ⅶ章「看護研究における倫理」です.専門職の規準のひとつに,「学問基盤をもっている」ということがあります.研究は,看護の学問基盤を強固にし,向上させます.研究は大きく分けて,テーマの着想,データの収集,データの分析・解釈,そして論文作成という4つのプロセスがありますが,研究者はそのいずれのプロセスでも倫理的でなければなりません.看護研究は人間を対象にデータ収集をさせていただくことが多く,対象者に敬意をもち,人権を尊重しなければなりません.そのための具体的な事柄をこの章で学んでください.

　本書では,用語について次の方針をとりました.
　ナース:保健師,助産師,看護師を総称した看護職者はナースとします.とくにそれぞれの職種を明示するときは,看護師,保健師などと表しています*.
　患者:看護ケアの受け手は,患者,家族,グループ,地域など多岐にわたり,その用語としては,患者,対象,クライエント,消費者などが使われています.本書では基本的に,歴史的にもっとも長く看護ケアの受け手を表してきた「患者」を用いることとしました.

　本書の刊行にあたり,南江堂の編集スタッフの皆様には,長期間にわたる編集・執筆の全過程で大変お世話になりました.心から感謝いたします.

2007年11月

執筆者を代表して
編集者
小西恵美子

---

*第3版では保健師,助産師,看護師を総称して「看護師」としました.とくにそれぞれの職種を明示するときは,保健師,助産師と表しています.

目　次

第Ⅱ章　看護倫理のアプローチ ················· 23

第Ⅰ章

看護倫理についての基礎知識

倫理の基礎

この節で学ぶこと

1. 倫理とは何かを理解する
2. 価値とは何かを考える
3. 倫理的問題，道徳的思考という言葉を理解する
4. 価値観の形成に影響しているものについて考える
5. 倫理と法の違いを理解する

A. 倫理とは

　倫理の「倫」は仲間とか間柄，「理」は理法あるいは筋道という意味で，倫理は人と人とがよい関係をつくって生きていくために，太古の昔から存在していました．

a. 倫理の目標

　人間関係の中で空気のように存在している倫理を「倫理学」という学問にしたのは，古代ギリシャの哲学者，アリストテレスです．彼は次の言葉を残しています．

　倫理の目標は，我々がよく生き，よい行いをするのを助けることだ[1, p.15]．

　「よい」は，反対の「よくない，悪い，間違っている」とともに，倫理のキーワードです．そしてアリストテレスは，「よい行いをするとは，人としての道を遂行するような行いをすることだ」とも言いました．人としての道，看護師には看護師としての道．看護の場では，「この方は看護師としての道をぶれずに歩んでいる」と思われる人に出会います．

　倫理は，よい人，よいことを目指す人間生活の道しるべ．看護倫理は，よい看護師，よい看護を目指す看護の道しるべです．倫理を改めて考えるまでもなく，よいことをすると，シンプルによい気持ちになります．看護学生や看護師は，患者から「ありがとう」と言われただけでも，嬉しく幸福な気持ちをもちます[2]．その気持ちが「よく生きる」実感であり，倫理の目標に近づいた証といえます．

b. 倫理は考える活動

　倫理 ethics は，人として根源的に大事なものを念頭に，人としてのあり方や態度，行為について，「よいか，よくないか，その理由は何か，どうするのがよいことか」を考える活動です．それは「よく生きる」命題の追求といってもよいでしょう．根源的に大事なものとは，命，健康，安らかな死，安全，人間関係，人としての尊厳，正直，安楽 comfort（＝身体・心の安らかさ），公平などで，これらは「道徳的な価値」です．まだ他にもあるで

しょうし，それらのどれに重みをおくかは，状況により，また人によって異なるでしょう．色々な見方があるからこそ，関係者と語り合うことが重要であり，また状況をよく吟味することが大事です．そこに，倫理の面白さ・奥深さがあります．

　倫理は，よい人，よい行為を目指す人間生活の道しるべとして，誰にとっても大切です．しかしふつうは，「それは倫理的だ」とか，「いや非倫理的だ」などの言い方をあまりしないので，倫理や看護倫理を，難しい，とっつきにくい，ととらえる人がいるようです．でも，実習などで「いい看護師さんだなー，自分もそうなりたい」とか「あれはちょっとどうかな？」と思ったことはありませんか．そのようなとき，あなたは倫理を感じたり考えたりしているのです．

> **事例❶　あなた，レポート見せてくれない？**
>
> 　山田さんはいつもまじめに授業を受けている学生です．ある日，友達の松本さんが「あなたもうレポート書いたでしょ，それちょっと見せてくれない？」と言ってきました．松本さんは授業に遅れたり欠席したりし，レポートは友達から見せてもらって提出することがよくあります．そのことを知っている山田さんはどうしたら「よい」でしょうか？

　事例1を考えてみましょう．このような例を考えるとき，吟味することになるのが，当事者が大切にしているもの，**価値** value です．

　山田さんは，「友達としてどうするのがよいことか？」と考えることになりました．すなわち，**倫理的問題** ethical problem に直面したわけです．あらためて，私たちは日常的に色々な倫理的問題に出会っていると思いませんか．そのとき，ただなんとなく行動するのでなく，「どうするのがよいことか？」「それはなぜか？」と思考することで，倫理的能力 moral competency を高めていくことができます．倫理はまさに，日常生活とともにあるのです．

　山田さんがとる道はいくつか考えられます．両極端が次のA案とB案です．

　A案：「わかった」と言って，松本さんにレポートを見せる．

　こうすると，山田さんは松本さんとの友達関係を一見損なわずにすみます．しかし，「それでいいのかな」と山田さんは考えるでしょう．なぜなら，松本さんが先生をあざむくのを，山田さんが助けることになるのです．山田さんは「嘘をついてはいけない」と親から言われて育ち，人をあざむかず，正直であることに価値をおいてきました．また山田さんは，学生の役割は授業にきちんと出てよく勉強することだ，とも考えています．松本さんの授業態度をそのままにすることが真の友情といえるでしょうか．

　B案：「いやだ」と言って友達の頼みを断る．

　こうすると，山田さんが大切にしている「正直」という価値は守られますが，山田さんと松本さんとの関係はまずくなる可能性があります．松本さんとの友達関係を大切にしているなら，「いやだ」と言う前にもっと2人で話し合う必要がありそうです．

　そこで，山田さんはA案とB案の間で，とるべき道をいくつか考えることになります．その1つが次のC案です．

　　C案：松本さんとよく話し合い，「授業にはきちんと出てレポートも自分で書くのがよい」と自分の意見を言う.

　　C案を選択した場合，次に山田さんが考えることは，「松本さんとどのように話し合うべきか」ということです. 山田さん自身が価値をおく，① 正直，② 学生としての役割を果たすこと，および ③ 友情に裏づけられた友達関係を大事にしつつ，松本さんの気持ちもよく聞き，彼女が大切にしている価値についても友達としてまじめに耳を傾けながら，話し合いをすることになるでしょう.

　　このように，とるべき行動についていくつかの選択肢を考え，その中で「どの行動をとるべきか」「その行動をとるのはなぜか」「どのような態度をとるべきか」と考えることを**道徳的思考** moral thinking または**道徳的推論** moral reasoning といいます. その過程で，態度や行動の意味，善し悪し（善悪）を秩序立てて吟味します. この，秩序立ててということが大事です. それは，なぜそのように行動するか（したか），ということをきちんと説明できなければ，倫理的判断とはいえないからです.

　　そのためには，① 直面している状況を早合点せずにしっかり見つめ，問題になっているのはどういうことなのかを正しく知り，② 理性を働かせ，そしてなおかつ，③ 人間的に考えることが大切です. そのようにして，正しいと考えられる答えを導くのです.

B. 価　値

　　事例1の問題を考える過程で，山田さんは自分にとって何が大切かを考えています. 大切にしているもの，それが**価値** value です. ふだんは，価値について考えることなく過ごしていますが，「どうするべきか」「どっちをとるか」といった状況に直面したときに価値を意識します. それはちょうど，ふだんは無意識に息をしているけれども，息苦しいなどの問題に直面したとき，あらためて空気のことを深刻に意識するのと似ています. この例では，山田さんは，① 嘘をつかないこと（正直），② 学生としての役割を果たすこと，および ③ 友情に裏づけられた友達関係，に価値をおいていることに気づくことになります.「よいか悪いか」「何をなすべきか」と考えることは，自分の人生で大切にしているものは何か，という価値をあらためて認識することでもあるのです.

●道徳的価値とそうでない価値

　　価値という言葉は，美的価値，金銭的価値，歴史的価値など色々な意味で使われます. ここでは倫理を考えていますから，人間の行為について検討するときに登場する価値を考えることにします. 価値は人間の行為を動機づけます. どちらを選ぶかという状況では，人間はふつう，自分が価値をおいているほうをとります. その価値には，**道徳的な価値** moral value と，**道徳に関係ない価値** non-moral value とがあります. 次の事例では，この2種類の価値が登場します（**図Ⅰ-1**）.

事例 ❷ 家族の思いと価値観

　ある高齢の患者は昨日から意識がなく，医師は死期が迫っていると判断している．その患者の奥さんは，「主人は常々，もう十分生きた，苦しみが増すような延命治療はいやだ，と言っていました．だから，楽に逝かせてやってほしいです」と言う．そこへ長男が，「どんな手段をとってでも命を永らえさせてほしい」と言ってきた．看護師が長男と話をしたところ，長男は，「親に最後までちゃんと治療を受けさせないと世間から笑われる．それに，親父の年金も大事だ，親父が死ぬとその金が入らなくなる」と思っていることがわかった．

a. 道徳的な価値 moral value

　命，健康，安らかな死，人生観など，人としてとるべき道に関わる価値です．事例 2 の患者は，奥さんによると「延命治療で命は少し延びるかもしれないが，その分，苦しみが増すだろう」と，自分の命の意味を考えて延命治療は望んでいないようです．また奥さんも，ご主人の望み（これを「意思」という）を大事に考えており，2 人とも，道徳的な価値に基づいて，治療方針に対する望みを表明しています．

b. 道徳に関係のない価値 non-moral value

　これには金銭・地位・世間体などの個人的な都合や，「外見がいい」などの美的な価値などがあります．道徳には関係ないのですが，そういうものに惹かれて物事を決めようとする人がいるのも事実です．事例 2 では，長男は「世間体」や「お金」という道徳に関係ない価値を重視して父親の延命治療を望んでいます．そのことは，看護師が長男と話をすることでわかりました．

　このように，相手の価値を知るためには，その人としっかり話をすることが大切です．それはまた，あなたが自身の価値を考えるときも同じです．自分とじっくり対話してはじめて，「私の人生で大切なのは何か」がみえてくるのです．価値を知るとは，まさに価値のアセスメントですね．

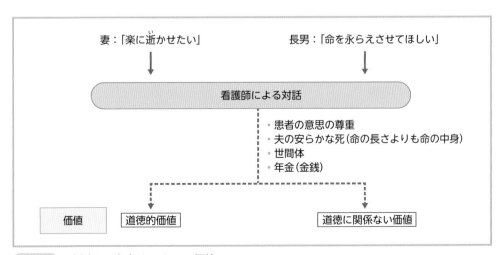

図 I-1　事例 2 に存在する 2 つの価値

　さて, 事例2では, 看護師は, この長男が道徳に関係のない価値に基づいて親の延命を希望していることを知りました. そして, 人の命を金銭や世間体のような価値観で決めるのは非倫理的だということも見極めました. では次に, この看護師は何をなすべきでしょうか. 医療の現場では, そのような問題が日常的に生じています. 看護師は倫理を学んで, プロとしての責任感をもって倫理的に行動することが大切なのです.

> **事例 ③ 若手看護師たちとの話し合い**
>
> 　事例2をめぐって若手看護師たちとディスカッションしたことがあります. ある看護師は, 「この長男ともう一度よく話し合う必要がある」と言いました. でも別の看護師が「だけど, どう言うかが問題. あなたの希望は個人的な都合で, 道徳に関係ない, などとあからさまに言えば, 長男はカンカンに怒ると思う」と言い, みんな考えこんでしまいました. そのとき, 同席していた年配の看護師が, 「私は, 長男の言い分をよく聞いて, 長男が自分で気づいてくれるようにもっていきます. 患者さんの命の問題ですから」と言ったのです.
>
> 　帰りぎわ, 若手の看護師が「看護ってすごい. 相手に気づかせることができるなんて. 看護師はそんなことができるのですか. 僕もそうなりたい, がんばります」と言いに来ました. 眼が輝いていました. 優れた看護師は, 臨床的にも倫理的にも優れた力量をみせ, 彼のような感性豊かな若手は, そのような看護師をモデルに成長していくに違いない, と強く思いました.

C. 価値観の形成に影響するもの

　倫理的な問題に向き合い, 自分や他者の価値を理解しようとするとき, 人々の価値観はさまざまなものの影響を受けて形成されていることに気がつきます (**図 I -2**).

(1) 生育環境

　たとえば, あなたは親に何を大切にするように言われて育ちましたか. 事例1では, 「嘘をつかない」という山田さんの価値観は, 山田さんが育った家庭環境の影響を受けて形成されています. 親の教えは山田さんにとっての**規範** norm (判断の基準) で, 成長とともに山田さんの内面にとりこまれ, 山田さんの道徳的価値の1つとなっています. 時には, 先生や先輩の教えが規範となり, 個人の価値観に影響することもあるでしょう.

(2) 社会規範

　また, われわれが暮らす社会には, 伝統・しきたり・慣習などの**社会規範** social norm があります. 社会規範は, そこで暮らす人々のものの考え方に大なり小なり影響を与えます. 事例2では, 患者の長男は世間体という社会規範を強く意識していることがわかります. 社会規範はこのように, 医療とも関係が深いです. 社会規範の最たるものが法です.

(3) 文化

　文化と倫理は密接な関係にあります (☞p.188, 異文化間の看護と倫理). たとえば, 日本には周りとの「和」を重視する文化があり (☞p.51, 和), 米国は個人の自律性に価値をおく文化があります (☞p.35, 原則の倫理). 米国の看護倫理学者は, 「日本の看護師は,

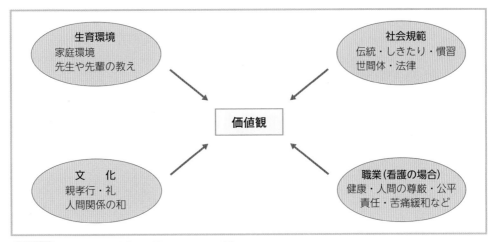

図 I -2　価値観の形成に影響するものの例

米国の看護師よりも『和』をより大事にするだろう．一方，米国の看護師は，日本の看護師よりも『自律』をより大事にするだろう」と述べています[3]．

(4) 職業

　上記の米国の看護倫理学者はさらに，「だが，日米両国の看護師には，『和』と『自律』の両方が大事ではないかと私は思う」と続けます．すなわち，看護の実践には，「和」も「自律」も大事であると言っているのです．

　職業は価値観の形成に大きく影響します．私たち看護師は，個人としての価値観以外に，看護という職業がもつ価値観にも導かれて行動します．看護という職業には，文化的背景を超えた共通の道徳的価値観があり，それらは**国際看護師協会（ICN）**の**倫理綱領**に反映されています．ICN と日本看護協会の倫理綱領を付録に示しました（☞p.251）．

　図1-2 は，価値観の形成に影響するものの例です．通常，われわれはこれらを当たり前のものとして受け入れていますが，倫理はそれらの「当たり前の前提」に，「それでよいのか？」と，あらためて疑問を投げかけます．

D. 倫理と道徳

1 ● 語源

　英語では「倫理」は ethics，「道徳」は moral で，語源的にはどちらも共同体における慣習，習俗をあらわします．まさに，本節のコラムにあるように，「道徳性の根源は集団生活にある」といわれるとおりですね[4, p.251]．

　日本語の「倫理」，「道徳」は，もとは中国からきた言葉で，冒頭に述べたように，「倫」は「仲間」，「理」は理法あるいは道筋で，倫理は人間関係の理法のことです．「道徳」は『易経』，『礼記』に出てくる語で，「倫理」と同じく，人間関係の理法のことです[5, p.1260]．

2 ● 倫理と道徳

このように，倫理と道徳は同義語として使われることが多いです．ただし，倫理は，「看護師の倫理綱領」のように，社会や職業集団の規範として公的な性格が強いのに対し，道徳は人間の本性やあり方を考える，というように使い分ける意見もあります[5, p.1261]．また，「道徳」は私たちが日常生活で自然に用いている言語や音楽にたとえられ，「倫理」は，それらを体系的に検討する「言語学」や「音楽学」にたとえることができるとして，倫理は体系的な学問である，と述べる意見もあります[6, p.viii]．本書では，「倫理」よりも「道徳」が適切と考えられるところでは「道徳」を，それ以外のほとんどでは，「倫理」という語を用いることとします．なお，後述の道徳的感受性の節でも，倫理と道徳について考えてみてください．

E. 倫理と法

倫理も法も，歴史的，文化的に同じ土壌でつくられ，その社会の価値観を反映しているという点で類似しています．しかし両者には重要な違いがあります[7, p.89]．

● 倫理と法の違い

a. 英語表記における違い

法は，英語で the law といいます．この the が重要で，ある行為についてはすべての人に等しく同じ法律が適用されます．しかし，倫理は ethics であり，the ethics とはいいません．倫理的なあり方，考え方は多様であり，1つとはかぎらないのです．

b. 拘束力の違い

法は条文として成文化され，その規定は厳密かつ明確です．法はすべての人が従わなければならず，また，法のもとにどの人も同じ扱いを受けます．法を守らせる社会的組織が存在し，法をおかした場合の罰も明確に定められています．一方，倫理は成文化されず，倫理を守らせるための厳密な定めもありません．ある行為が非倫理的であったとしても，違法でないかぎり，その行為が罰せられることはありません．

c. 倫理と法の関係

倫理と法の関係として，次の4つのパターンが考えられます．
① 倫理的であり，かつ合法的である
② 非倫理的であり，かつ違法である
③ 倫理的であるが，違法である
④ 非倫理的であるが，合法的である

上の①と②は明確です．たとえば「治癒の見込みがある病気を治療する」という行為は，倫理的であるとともに合法的です．また，治癒の見込みがあるのに治療しなければ，非倫理的であるとともに違法です．

他方，③と④はどうでしょうか．たとえば，治癒の見込みがなく，死の近い患者が，治療をやめて安らかに死にたい，と言った場合，その患者の意思を尊重して安楽死を行うことは倫理的かもしれませんが，今の日本では違法です（上記③のパターン）．また，そ

のような患者に延命治療を続けることは非倫理的ですが，今の日本では違法ではないとされています（④のパターン）．このように，③と④は倫理と法が食い違う状況で，医療者は苦しい判断に直面します．そこで最近は，医療のガイドライン（指針）が示されるようになりました．指針は，倫理と法の間にあって，医療者の判断を助ける役割を果たしています．

F. 倫理理論

　倫理は古来から，人間が生活するどこにでも存在してきました．それは，人間には倫理的な感覚や意識が備わっているからです．倫理学は，それらの感覚や意識を学問として探求し，倫理理論を導いてきました[8, p.401]（☞p.25，表Ⅱ-1）．看護倫理はそれらの理論を倫理的判断に応用します．本書では，いくつかの倫理理論の中から看護にとくに重要な徳の倫理，原則の倫理，およびケアの倫理に注目し，第Ⅱ章「看護倫理のアプローチ」で詳述します．

コラム
倫理の本質に触れる言葉

- 道徳性の根源は集団生活にある[4, p.251]．
- よいことをなすために本当に純粋になるまで待つ必要はないと仏陀は説きました．人が純粋になることは一生にわたる旅路であり，よいことは行いながら求め続けるのです[9]．
- 倫理は芸術―科学である．倫理が芸術（アート）のようだというのは，生きた体験をとおしてのみ涵養される直感的な対応がかかわってくるという意味で．また，倫理は科学（サイエンス）のようでもある．なぜなら倫理は，データを用いてある関係性を秤にかけ，アセスメントし，分析し，吟味するから．しかし倫理は，完全な芸術ではないし，まったくの科学でもない．ゆえに倫理は芸術―科学と記すべきなのだ．この芸術―科学である倫理が追求するのは，道徳的価値の見極めに，人間的な感性と，秩序だった手法の両方を用いることである（小西訳）[10]．

学習課題

1. 「今日のランチ何食べようか？　Aランチ，それともBランチ？」というのは倫理的問題といえますか．もし倫理的問題ではないとするとそれはなぜですか．
2. 化粧は，通常は美的価値にかかわる行為で，医療の妨げになりやすいことから，患者は化粧を控えるように指導されることがあります．では，末期の患者が化粧をしたいと言った場合，化粧はその方にとってどんな意味があり，どんな価値が関係しているでしょうか？　また，医療者はその方の化粧にどう対応することが考えられますか．

■文献■
1) アリストテレス/高田三郎. ニコマコス倫理学（上）. 東京：岩波書店；1971.
2) 小西恵美子, 小野美喜. 喜び・苦悩・学び：若手看護師のよい・よくない看護師体験から. 日本看護倫理学会誌 2010；3：11-18.
3) Mitchell C. 倫理的な看護実践が試される時. 日本看護倫理学会誌. 2017；9（1）：67-78.

4）チャンブリス．1996/浅野祐子訳．2002．ケアの向こう側—看護職が直面する道徳的・倫理的矛盾．東京：日本看護協会出版会．

5）田中建彦：道徳．ことばコンセプト事典（渡部昇一編），東京：第一法規出版；1992．

6）Davis AJ, Tschudin V. et al. 2006/小西恵美子監訳．2007．看護倫理を教える・学ぶ：倫理教育の視点と方法．東京：日本看護協会出版会．

7）デービス AJ，太田勝正．看護とは何か—看護の原点と看護倫理．東京：照林社；1999．

8）ドローレス・ドゥーリー，ジョーン・マッカーシー/坂川雅子訳．看護倫理．東京：みすず書房；2007．

9）Davis AJ．実践・研究・教育の協働における倫理：学問の発展とよりよいケアのために．日本看護倫理学会誌．2010；2（1）：50．

10）Omery A. Values, moral reasoning, and ethics. Nursing Clinics in North America. 1989；24（2）：499-508．

2 看護倫理の基礎

A. 看護倫理とは

　看護倫理 nursing ethics は，医療や福祉・産業などの場で実践する看護師の思考と行動を支える根幹です．看護倫理は看護の意義と大切さを社会に伝えます．医療では，治療やケアに対する関係者の意見の相違など，さまざまな問題が生じます．看護倫理は，それらを倫理の眼で見る学問です．

● 看護倫理が検討すること

　看護倫理は，主に，看護を行う過程で出会うさまざまな問題を倫理の視点で検討します．また，看護や医療をとりまく社会の倫理的な問題を，看護の立ち位置に立って検討します．

a. 看護を行う過程で出会う問題の検討

　医療では，看護ケアを受ける人（以下，患者）とその家族，看護師，医師など，多様な人々がかかわりあい，生きること，死にゆくことなどをめぐって多くの問題が起こります．看護師はその解決に向けて努力しなければならず，そのとき，「看護は何をするのか」と「看護とは何か」の両方をふまえることが大切です[1, p.78]．この2つを忘れれば，看護における倫理を考えたことにはなりません．たとえば，ある状況を2人の看護師が見ており，一人はその状況を何とも感じないが，もう一人は大いに問題を感じるということがあります．それは，2人の看護師の間で，「看護は何をするのか」と「看護とは何か」のとらえ方が違うからです．次の事例をみましょう．

> **事例 ④ 私の患者に手を出さないで**[2, p.24]
>
> 　消化器外科の病棟．その日は患者吉田氏のドレーンを抜く日で，吉田氏は朝から楽しみに待っていた．しかし主治医Wは昼になっても来ない．吉田氏担当の新人看護師は「患者さんが待っているし，簡単な操作だし」と考え，近くにいる医師に頼んで吉田氏のドレーンを抜いてもらった．夕方近く，W医師がやってきた．吉田氏のドレーンがすでに抜かれていたのを見て，W医師は激怒し，新人看護師を怒鳴った．「私の患者に勝手に手を出さないでよ」と．新人は涙を浮かべてうなだれ「すみません」とW医師に謝っていた．

　あなたはこの状況をどう思いますか？　この事例を書いたのは，実習指導でこの状況を見ていた看護教員です．彼女はこの医師にとても腹を立てていました．それはなぜでしょうか？　「看護は何をするのか」と「看護とは何か」ということを，この教員は，また医師は，どうとらえていたのでしょうか？　新人の行為について，よいこと，よくないことはありますか？　それはどんなことで，なぜよい／よくないのでしょうか？　また，もしそこに先輩看護師が居合わせたなら，その先輩はこの新人のためにどう行動するのがよいと思いますか？

b. 広く社会の倫理問題の検討

　看護倫理は，広く社会における倫理問題を，看護の立ち位置に立って検討します[3, p.14]．「看護の立ち位置」とは，「人間とは」「健康とは」「環境とは」などについて看護基礎教育で学び，そして実践を通してその考えを深めていくことで得られるものの見方・考え方のことです．看護の立ち位置で物事を考え，発言することができるのは看護師以外にはいませんから，これはとても重要です．

　社会の状況は健康に大きく影響します．そのことは，貧困，いじめ，虐待などの例からも明らかであり，われわれは社会に目を向け，社会の中の倫理的な問題を考察し，看護の声を社会に届けることが大切です．日本看護協会（JNA）の2021年倫理綱領は，「看護は，…人々の生涯にわたり健康的な生活の実現に貢献することを使命としている」と述べ，また国際看護協会（ICN）の2021年倫理綱領は，「看護師は，資源配分，保健医療および社会的・経済的サービスへのアクセスにおいて，公平性と社会正義を擁護する」と述べています．

B. 看護倫理のアイデンティティ

　医療における倫理を検討する学問としては，生命倫理，医療倫理，臨床倫理*などもありますが，看護倫理はそれらとは起源を異にし，以下のような特徴をもって看護倫理のアイデンティティを形作っています．

---

*生命倫理（学），医療倫理（学），臨床倫理（学）
「生命倫理」は，1970年代に米国で誕生した，生命をとりまく広範な倫理問題を扱う学際的な領域（☞p.19）で，その下位領域に，「医療倫理」や「環境倫理」などがある[7, p.520]．「臨床倫理」については，「生命倫理や医療倫理から先端医療を除いた，もっと日常的な医療の中における倫理と，看護や介護の現場の医療とを合わせた部分をカバーすると考えている」と，白浜[7]は述べている．

(1) 看護倫理は長い固有の歴史をもっている

　看護倫理は，ナイチンゲールが近代看護の基礎を確立した1800年代半ば以来の長い歴史をもっています．初期には看護独自の学問基盤がなく，看護師は医師の下で働きました．その後，看護は医学から分離して専門職となり，さらに，看護実践の専門分化と役割拡大が進む現在へと変遷してきています．この進展の鍵が，看護独自の学問である看護学の発展であり，看護倫理は看護学およびその実践と一体となって，固有の歴史を歩んでいます．

(2) 看護倫理は，職場環境，組織内の力関係，またその中で実践する看護師の立場などに存在する倫理的側面を重視する

　看護師は患者に対して責任があり，患者の家族にも，医師にも，他の看護師にも，また所属する組織にも責任があります．このような，看護師の立場の複雑さについて，生命倫理学者のビーチャム Beauchamp ら[4, p.327]は，「さまざまな医療職種の中で，看護は至る所で葛藤を抱えるという点で最も特徴的な職種である」と述べています．看護師は日々の実践で問題意識をもったり，倫理的な迷いや悩みを体験しています．看護倫理はそれらについて，社会環境や職場環境，組織内の力関係などの視点で検討し，豊富な文献をもっています．

(3) 看護倫理は看護師や患者の体験を通して前進する

　看護倫理は，看護師や患者の声を真摯に受け止め，そこに潜む重要な問題を掘り下げ，それを学問的発展の糧としています．なぜなら，生命倫理や医療倫理があまり注目しないような，ささやかで日常的な事柄の中に重要な問題が潜んでいることが少なくないからです．看護師や患者の体験は看護倫理探求の最も信頼しうる出発点であり[3, p.14]，看護倫理はそれらの体験を通して前進します．

(4) 看護倫理は看護ケアの受け手と看護師との関係を重視する

　臨地実習で学生が最も心を砕き，また一番の喜びを感じるのはどんなことでしょうか．患者とよい関係がもてたことではないでしょうか．看護の対象者と看護師との関係について，JNA の 2021 年倫理綱領は，「看護職は，対象となる人々との間に信頼関係を築き，その信頼関係に基づいて看護を提供する」と述べています．また，ICN の 2021 年倫理綱領は，「看護師の専門職としての第一義的な責任は，個人，家族，地域社会，集団のいずれかを問わず，看護ケアやサービスを現在または将来必要とする人々に対して存在する」と記しています．さらに，JNA と ICN の倫理綱領は共に，患者-看護師関係を重視する立場から，看護師は患者を守り，擁護する役割をもつという「アドボカシー」の考えを示しています（☞p.88，看護アドボカシー）．

(5) 看護倫理は看護師のアイデンティティを確認する場所

　看護倫理学者のジョンストン Johnstone は，「看護を実践する者は，看護を実践しない人や他職種が経験しないような一連の体験（道徳的な葛藤を含む）をする．その体験を避けたりはぐらかしたりはできない．看護師に看護倫理が不可欠だ，というのはそういうことなのだ」と述べています[3, p.14]．小野は，看護師が「自分が何者であるかを確認するときに帰る場所として，看護倫理はある」と記しています[5]．

C.　倫理綱領 code of ethics

　　看護は専門職（☞p.76）であり，基礎教育と国家資格で裏付けられた専門知識と技術を備えて人々の健康や福祉のために重要な仕事をするので，社会の期待と信頼にこたえなければなりなせん．そのことを公式文書に明示しているのが倫理綱領です．ICN と各国の看護協会は，それぞれ倫理綱領を発表しており，われわれは，JNA の「看護職の倫理綱領」と，「ICN 看護師の倫理綱領」の両方をよく理解しておくことが大切です.

　　倫理綱領には互いに関連しあう次の 2 つの性格があります.
① 個々の実践者のあり方と行為の基準を示している
② 看護が専門職として果たす倫理的な役割と責任を社会に約束している

　　倫理綱領からは，看護が大切にしている「価値」をたくさん読み取ることができます.たとえば，ICN の 2021 年倫理綱領は，健康，苦痛緩和，人権，人間の尊厳，看護ケアの公平性などを強調しており（☞p.252, 付録 1），これらは，世界の看護師が共有する道徳的な価値観（☞p.2）です．看護行為自体はそれぞれの文化で違う面はあっても，全世界で共通の道徳的な価値観でつながっているのです.

D.　看護倫理の必要性

　　冒頭に述べたとおり，看護倫理は看護師の思考と行動を支える根幹です．以下はその主な理由です.

1 ● 看護は道徳的実践

　　たとえば，清拭において，カーテンを閉めるのはなぜでしょうか．患者の「プライバシー」（☞p.122, 情報プライバシーと守秘義務）を尊重するからですね．黙ってカーテンを閉めるような看護師はいないでしょう．そして，ベッド柵を立てて「安全」を保ち，痛くなく気持ちよいようにと「安楽」を考えて清拭をします．清拭というささやかな行為が，プライバシー，安全，安楽など，多くの道徳的な価値を含んでいるのがわかります．また，注射 1 本についても，患者はその必要性についてきちんと説明されているか，またそれについて了承しているか，その注射は本当に患者にとってよいことか，などの問題をはらんでいます．看護師の個々の行為は倫理的な側面をもっており，ここから，看護は「道徳的な実践」あるいは「道徳的な努力活動」[1, p.78]といわれています.

2 ● 今日の医療の特徴から

a. 昔の医療

　　医学がまだ十分に発達していない 1950 年代頃までは，治療手段が限られ，治療は「よいこと」「ありがたいこと」でした．治療を施すという「施療」，薬を投げ与える響きのある「投薬」などの語はその時代の名残です．「ありがたい」治療をしてくれる医師の権力は絶大で，当時の看護師の義務は，医師の判断や指示に従うことでした．当時の看護は「服従」という言葉で象徴され[6, p.55]，看護師は自分でものごとの判断をする主体（道徳的主体

moral agent）ではなかったのです．

b. 今日の医療

　医学技術が進歩した今は，手術，放射線，化学療法などを含め，多くの治療手段があります．ですから，治療の意味も昔とは大いに違います．たとえば，死を間近にして口から飲食できなくなった患者に輸液をするという状況を考えますと，輸液により栄養・水分が補給され，患者の命を技術的に延ばすことができます．しかし，患者の心臓はすでに弱っており，尿もほとんど出ません．結局，延命処置によって患者の苦しみがさらに増すことになるかもしれないのです．そこからたくさんの問題が出てきます．

　たとえば，

・命は数日ほど延びるかもしれないが，延ばされた命の質はどうなのか？

・輸液によって命を延ばすことが「よい」といえるのか？

・「よい」とするならば誰にとって「よい」のか？　患者にか，家族にか？　それとも医師にとってよいのか？

・患者自身は何を望んでいるのか？

　今はこのように，「治療はよいこと」と割り切ることはできず，個々の医療行為に対し，よいか・よくないかを問い，もし「よい」とすれば誰にとってよいのかと，治療の意味を考えなければならない時代です．医療行為は人の生死に直結し，それゆえに，個々の行為は倫理的判断を必要としているのです．

c. 看護師の存在意義

　看護師は，患者に最も身近な専門職として，患者の苦しみができるだけ少なくなるように，安楽に，という職業上の願いをもっています．この願いは看護師が共通にもつ価値観です．一方，医療技術を駆使して疾患を治す努力を続けるべきだと考える人もいます．このように，治療の意味のとらえ方は色々ありうるので，看護師が昔どおり医師に従順に従っていたのでは，治療が患者に対して本当によいかどうかのチェックがかかりません．現在はチーム医療の時代であり，看護を含むさまざまな医療者がその専門に基づいて話し合う必要があるのです．

　一方，医療資源は限られており，特定の患者に際限なく人的・物的資源を使うことはできません．医療資源の公平な配分のためにも，治療の意味を点検する必要があります．

　看護師は今，道徳的主体として，よいか悪いかを考え，発言し，倫理的に行動する人であることが求められています．

d. 人間性を備えた医療者として

　人間の行為は，どんな人がどんな気持ちをもって，またどんな態度で行うかにより，相手に伝わる意味が違い，それが相手に対してよいか，よくないかという倫理的な意味も違ってきます．看護は人間関係の中で働く職業であり，看護師の人柄や能力，感性，人間性などの，「その人」の部分が非常に大事です．徳の倫理 virtue ethics は，このような側面を吟味します（☞p.26，徳の倫理）．

E. 看護倫理を学ぶ意義

　今日，看護倫理教育の重要性が広く認識されています．看護師は，認知症がある人のケア，胃瘻造設の問題，透析導入の問題など，難しい課題に日々直面しています．一人で悩むのではなく，職場や研修会，学会などで，それらの問題を共有し合い，看護倫理を学ぶことができます．学んだあとによく述べられる，「身が軽くなった」「看護の意義と重要性をあらためて確認した」などの感想[5]は，看護倫理が日常の看護実践とともにある証であり，看護倫理を学ぶ意義はそこにあるといえます．

学習課題

1. 看護には，「同質性の時代」といって，看護師は個性を抑え，皆同じようにふるまいなさい，と教育された時代があります．
   ・今の看護はどうですか．
   ・看護師の同質性について，あなたはどのように考えますか．
2. 倫理綱領で述べられている価値の中の1つか2つについて，その価値はどういうことを指しているのか調べなさい．

▎文献▎

1) Davis AJ, Tschudin V. et al. 2006/小西恵美子監訳. 2007. 看護倫理を教える・学ぶ：倫理教育の視点と方法. 東京：日本看護協会出版会.
2) 浅井篤，小西恵美子ほか. 倫理的に考える医療の論点. 東京：日本看護協会出版会；2018.
3) Megan-Jane Johnstone. Bioethics：A Nursing Perspective. 6th ed. Amesterdam；2015.
4) Tom L Beauchamp, James F. Childress. Principles of Biomedical Ethics. 7th ed. New York：Oxford University Press；2013.
5) 小野美喜. 多職種協働時代における「看護倫理」の再考（巻頭言）. 日本看護倫理学会誌. 2019；11（1）：1-2.
6) 小西恵美子. 看護倫理を考える言葉. 東京：日本看護協会出版会；2018.
7) 大庭健，井上達夫，加藤尚武ほか編. 現代倫理学事典. 東京：弘文堂；2006.
8) 白浜雅司. 日本における臨床倫理の適応. インターナショナルナーシングレビュー. 2001；24（3）：78-85.

看護倫理の歴史的推移

この節で学ぶこと

1. 看護倫理の歴史を概観する
2. 看護倫理のアプローチの変遷を知る
3. 倫理綱領の変遷を知る
4. 看護倫理の歴史からどんなことが学べるかを考える

　ナイチンゲール Nightingale（1820～1910年）が近代看護を樹立したのは1800年代半ばごろのことです．本節では，それから現在までの約170年をおおよそ次の3つに分け，看護が独自の学問をもっていなかった初期の時代から今日までの看護倫理の歩みを概観します．各時代の看護をとりまく状況に思いを馳せながら，歴史からどんなことが学べるかを考えてください．

　① 徳の倫理オンリーの時代（1970年ごろまで）
　② 徳の倫理から原則の倫理に移行した時代（1970年代～2000年ごろまで）
　③ 多様な倫理アプローチによってよい看護を追及している現在（2000年以降）

　この3つの中では，②の30年あまりが最も顕著な変化が起こったときといってよいでしょう．

A. 徳の倫理オンリーの時代（1970年ごろまで）

　倫理は，人としてのあり方や行為を考えるので，人間が社会生活を営み始めた太古の昔から存在していました．まず，最も古くからあったのが**徳の倫理** virtue ethics です．徳の倫理は，行為する「その人」に注目します．その人が，「徳 virtue」（内面的なよさや人柄）を身につけていれば，その人はよい行為をすると考えます（☞p.26, 徳の倫理）．

　ナイチンゲールは，看護師の徳を育む教育に尽力し，「よい女性でなければよい看護師であることはできない」と記しています．そして，よい看護師であるためには，「正直 truthfulness」，医師への「知性ある服従 intelligent obedience」，適切な時間にケアをするという意味の「時間厳守 punctuality」，「観察力 observation」，「献身 devotion」などが大切であると説きました[1]．この時代は看護独自の学問は未発達だったので，患者の健康のためには，医学や衛生学の知識をもつ医師に知性をもって「服従」し，「観察力」や「時間厳守」などの徳をもって患者の清潔や安全に「献身」する必要があるとナイチンゲールは考えたのです[1]．

　看護学生は，ナイチンゲールの教えのほかに礼儀作法も教育されました[2, p.14]．日本でも，看護倫理に相当する教育は「修身」などの科目の中で，看護師としての精神性や礼儀作法などが教えられました[3, 4]．

　看護の中でこのような状況が続く中，看護の外では，徳の倫理の限界に気づき始めていました．

B. 徳の倫理から原則の倫理へ（1970年代〜2000年ごろまで）

1● 徳の倫理の限界への気づき

　第二次世界大戦中，ドイツのナチス政府のもと，きわめて非倫理的な医学研究「安楽死プログラム」が行われました．精神疾患や障害をもつ患者を大量に殺す研究で，これには，ドイツの看護師も医師の補助者として関与しました[5]．命令には「従順」，患者には「やさしさ」などの見かけ上の徳をもって，患者を殺戮に導く行為にかかわったのです．終戦後，世界の医学界は，倫理的判断のよりどころを徳の倫理だけに頼っていたのでは，人間による非倫理的な行為を防ぐことはできないと気づきました．

2● 医学の発達に伴う新しい倫理的問題の出現

　大戦後，医学は急速に進歩し，人の命を技術で操作することが可能になりました．その代償として，次の事例のように，これまでにはなかった倫理的問題に直面することとなります．

> **事例⑤ 医療資源を公平に分配するには？**
>
> 　多数の患者が人工透析を求めている．しかし透析装置はほんの少人数分しかない．どの患者に透析を提供するのが透析という医療資源を公平に配分することになるのか？

> **事例⑥ 延命治療は倫理的といえるのか？**
>
> 　患者の死が迫っているが，人工呼吸器などの技術を使えば延命は可能だ．だが，そのような人為的な延命は患者にとって「よい行為」といえるのか？　そもそも患者はそのような治療を望んでいるのか？

> **事例⑦ 研究にかかわる倫理的問題をクリアするには？**
>
> 　ある薬の有効性について患者を使って研究したい．患者には，治療の一環ということにして黙ってその薬を与えてよいか？

　これらの問題は，行為する「その人」の内的な基準としての徳や人柄だけではもはや解決できないことは明らかです．「その人」の外に，「よい/正しい行為」のための外的な基準

が必要であり，それを倫理的判断のよりどころとすることが求められるようになったのです．

3 ● 生命倫理の台頭

　1950〜1960年代にかけ，米国では市民権運動やフェミニズム運動が起こり，人々の権利意識と個人主義意識が急速に高まっていきました．そのことと，前述の事例のような，科学技術の進歩が生み出した新たな倫理問題が組み合わさり，新しい学問「生命倫理」が誕生しました．**生命倫理** bioethics は，生命や生物を意味する bio と，倫理 ethics をつないでつくられた言葉です．生命倫理は，医学・哲学・神学などの多くの領域の専門家が学際的に取り組む学問として，世界に急速に広がっていきました．

　1970年代後半に，生命倫理学者のビーチャム Beauchamp とチルドレス Childress が生命倫理学の教科書を著し，医療における倫理原則を示します[6]．それが，看護を含む世界の医療における倫理に大きな影響を与えることとなりました．

4 ● 原則の倫理への移行

　そのようにして，医療の倫理は，行為する「人」に焦点をおく「徳の倫理」から，行為そのものに焦点をおく「**原則の倫理** principle based ethics」（☞p.35）へ移行しました．

　看護も，生命倫理の影響を強く受け，ナイチンゲール時代の徳は看護の発展を阻む受動的な徳であったとの批判も起こり，徳の倫理は顧みられなくなりました．

C. 21 世紀の現在

　時代は進み，現在は，少子高齢化や認知症者の増加など，これまでの社会が経験しなかった問題への対処を迫られています．医療では，原則の倫理を重視する流れが続いていますが，看護師は，日々の実践で直面する複雑な問題に，原則の倫理は万能ではないことに気づきます．現在は，行為するその人の「内的基準」として，徳の倫理が再評価されています．事実，患者・家族は，医師や看護師の人間味や感性，親切，共感などの徳を求めています．医療者の人としてのあり方は大変重要であるのです[7-9]．

　かつての看護師は，「女性らしさ」をはじめとする「受動的な徳」が求められていました．しかし今は，看護の役割も社会や医療の状況も大きく変容しており，今の時代における看護師の徳を明らかにして，看護倫理の実践と教育に生かそうとする研究があります[9]．また，**ケアの倫理**の重要性も高まっています．

　現在は，過去の歴史に学びつつ，多様なアプローチで看護師としてのよいあり方と行為を考えている時代ということができます．

D. 倫理綱領の変遷

　看護師の職業上の規律である**倫理綱領**は，書かれた時代の文脈を語っており，そこから，生命倫理の影響や，医師の補助者としての立場から独立した専門職へと脱皮していく過程などを読みとることができます．

1 ● 米国看護師協会の倫理綱領

・米国看護師協会 American Nurses Association（ANA，1911年設立）の倫理綱領は世界の最先端を歩んでおり，1950年に，世界で最初に倫理綱領を定めました．ANA の初期の綱領には，医師への服従や，看護師の私生活上の品行を定める項目がみられます．

・1960年の改訂で，看護師と医師との関係は上下関係ではなく対等にケアに参加する協力関係であると述べ，看護の自律を強調しました．

・生命倫理の台頭を受けて，1968年に綱領が改訂され，看護師の私生活上の品行に関する項目をすべて削除し，これをもって，伝統的な徳の倫理に決別し，原則の倫理に移行しました．

・その後，倫理綱領はほぼ10年おきに改訂され，生命倫理および原則の倫理の影響を強く受けたものとなっていきました．

・2001年以降の改訂では，原則の倫理のほかに，徳の倫理，ケアの倫理なども，看護倫理のアプローチに含めています．そのことは，看護師の倫理的意思決定には多様なアプローチが必要だということのあらわれといえるでしょう．

2 ● 国際看護師協会の倫理綱領

　国際看護師協会 International Council of Nurses（ICN）は，世界各国の看護協会をメンバーとする国際組織です．設立は1899年で，当時は看護師のほとんどが女性で，ICN は世界最大の女性の国際組織でした．1953年に最初の倫理綱領を発表し，以降は約8～10年ごとに改訂されています．以下，綱領初版以来の主な点を述べます[10, p.55]．

（1）1953年綱領

・ナチスドイツの殺戮行為に看護師が参加したことなどの反省から，「同僚の無能力あるいは非倫理的行為は暴露されるべきである」と述べた．この，看護の対象を同僚や他者の非倫理的行為から守る「アドボカシー」（☞p.88）の考えは，その後の倫理綱領に引き継がれている．

・「看護師は医師の指示を知性と忠誠をもって履行し，また非倫理的な行為への参加を拒否する義務がある」と，医師に従うが，単に盲目的に服従するのではないことを明記した．

（2）1965年綱領

　内容は1953年版とほぼ同じ．

（3）1973年綱領

　以下のように重要な転換を行った．

・「看護師の第一義的な責任は，看護を必要とする人々に対して存在する」と述べ，患者中心の看護への転換を明確にした．

・綱領の中で医師に言及することをやめ，医師は看護師と共に働く人々を意味する「共働者」に含めた．

・1965年までの箇条書き方式の綱領本文を改め，基本領域を，「看護師と人々」，「看護師と実践」，「看護師と社会」，「看護師と共働者」および「看護師と看護専門職」の，関係性の5つの枠組みで記述した．

(4) 1989 年綱領

内容は 1973 年版と同一.

(5) 2000 年綱領

基本領域の「看護師と社会」は「看護師と人々」に含め，次の 4 つを基本領域とした.「**看護師と人々** nurses and people」,「**看護師と実践** nurses and practice」,「**看護師と看護専門職** nurses and the profession」,「**看護師と共働者** nurses and co-workers」.

(6) 2005 年綱領

2000 年綱領とほぼ同文.

(7) 2012 年綱領

・「看護師と共働者」において，他職種との関係を，2005 年綱領までの「協力関係 cooperative relationship」から，どの職種も独自の専門性をもって対等の関係にある[10, p.55]，という意味の「協働関係 collaborative relationship」に改めた.

・看護が尊重する人権について，文化的権利と選択の権利を加え，また，看護実践における自然環境の保護と維持についても述べた.

(8) 2021 年綱領

次を含む大幅な改訂を行い，従来よりも長文の綱領としている.

・倫理綱領の目的において，看護学生の実践もこの綱領に沿って行われる必要があると述べている.

・看護師の 4 つの基本的な責任は，1973 年綱領から 2012 年綱領までは，①健康の増進，②疾病の予防，③健康の回復，④苦痛の緩和であったが，2021 年綱領では 4 番目の責任を広げ，「苦痛の緩和と尊厳ある死の推奨」としている.

・次の 4 つの基本領域を，倫理的行動の枠組みとしている.「**看護師と患者またはケアやサービスを必要とする人々** nurses and patients or other people requiring care or services」,「**看護師と実践** nurses and practice」,「**専門職としての看護師** nurses and the profession」,「**看護師とグローバルヘルス** nurses and global health」.

3 ● 日本看護協会の倫理綱領

・日本の看護は，戦後に米国の看護の指導を受けて以来，米国の影響を強く受けて発展してきました. 日本看護協会 Japanese Nursing Association（JNA）がはじめて「看護婦の倫理規定」を発表したのは 1988 年です. 前半は看護師が対象に対して看護を実践するときの規律，後半は「よい看護」を実現するための体制および教育・研究の必要性を示していました.

・その後，医療と社会の変化や ICN の倫理綱領改訂などを受け，2003 年に「看護者の倫理綱領」が，また 2021 年にこれを改訂し，「看護職の倫理綱領」が示されました（☞ p.255, 付録 2）.

学習課題

1．看護において，もし徳の倫理しかなければ，あるいは原則の倫理しかなければ，どういう問題が起こると考えられますか．
2．ICN と日本の倫理綱領（☞p.251，付録）を読み，日本の倫理綱領の特徴を考察しなさい．

文献

1) Derek S. The virtues in the moral education of nurses：Florence Nightingale revisited. Nursing Ethics. 1997；4 (1)：3-11.
2) Davis AJ, Tschudin V. et al. 2006/小西恵美子監訳．2007．看護倫理を教える・学ぶ：倫理教育の視点と方法．東京：日本看護協会出版会．
3) 小野美喜，小西恵美子，八尋道子．明治から現代までの教科書に記述された「よい看護師の」変遷．日本看護倫理学会誌．2010；2 (1)：15-22.
4) 小林道太郎，竹村淳子，真継和子ほか．看護倫理に関する歴史的概観．大阪医科大学看護研究雑誌．2012；第2巻：60-67.
5) Anne J Davis. Nurses in Nazi Germany：moral choice in history（Book Review）. Nursing Ethics. 2006；13 (5)：564-565.
6) ビーチャム TL，チルドレス JF．1989/永安幸正，立木教夫監訳．1997．生命医学倫理．東京：成文堂．
7) 小西恵美子，八尋道子，小野美喜ほか．看護における徳の倫理の意義．日本看護科学学会誌．2008；28 (4)：3-7.
8) 葛生栄二郎．徳倫理の復興と看護の知．日本看護倫理学会誌．2010；2 (1)：2-3.
9) 小西恵美子．東アジア Good Nurse 研究の船出と推進，成果．看護研究．2011；44 (7)：636-642.
10) 小西恵美子．看護倫理を考える言葉．東京：日本看護協会出版会；2018.

第II章

看護倫理の
アプローチ

この章を学ぶにあたって

1. 看護倫理のアプローチの意味を理解する
2. 「徳の倫理」,「原則の倫理」,「ケアの倫理」について理解する

はじめに

　この章では，看護倫理のアプローチについて学びます．倫理問題は本の中にあるのではなく，われわれの毎日の生活の中にあります．同様に，看護倫理も身近な日々の看護実践とともにあります．患者や家族へケアを提供する場面で，また看護部を管理運営する場面で，看護師として，あるいは看護部長や看護師長として，どうするべきか，何を選択すべきか，判断に迫られ苦慮する時があるでしょう．判断に先立って，何が（またはどちらが）よいか，よくないかを吟味しますが，実はこの時あなたは倫理的に物事を考えているのです．

　このような時に，正しい判断へ導いてくれるものがあればよいと思いませんか？　実際には，自分で意識していなくても，なんらかの基準がすでにあなたの中にあるのがふつうです．それは，あなたのもつ**価値** value や**信念** belief です．それらがどのようなもので，どれほど大切なのか，なぜ大切なのか，自らの**価値観** value system を知っておくのは，あなた自身の倫理的感受性を高めるうえで必要なことです．患者の意向を尊重し，患者にとってよいこと（**善** good）をするという考えをもたなければならない看護師にとって，自らの価値の振り返りは他者の価値を敬い受け入れることの土台になるでしょう．

看護倫理のアプローチ

　看護倫理のアプローチには，主として**徳の倫理** virtue ethics，**原則の倫理** principle based ethics，および**ケアの倫理** care ethics があります．アプローチとは「近づくこと」「着手の仕方」「決定に達する道すじ」という意味ですから，あなたが倫理的に物事を考えるとき，答えにたどり着きやすいように案内してくれるものにあたります．たとえば判断すべき答えを旅の目的地とするならば，地図やコンパスや道標があれば到達を助けてくれるでしょう．つまり，看護倫理のアプローチとは善を求める旅の案内役なのです．

　もちろん，誰にとってもベストな答えがあればいうことなしですが，現実にはそのようなケースは少ないのです．それぞれマイナス面のあるいくつかの選択肢の中から，どれか1つをどうしても選ばなければならなかったり，患者にとっての善と家族にとっての善が食い違ったまま，合意なき二者択一を迫られるような場合にも直面するでしょう．

　本章では，看護師の倫理的意思決定を案内するものとして，徳の倫理，原則の倫理，ケアの倫理を学習します．

「徳の倫理」と「原則の倫理」と「ケアの倫理」

　徳の倫理は行動する**その人** agent に焦点をあてます．看護実践の場面でいえば，「私は看護師としてどのような人であるべきか」，あるいは，「こう考え，このようなことをしている私はよい看護師といえるだろうか」と問いながら，看護師としての資質や特性，看護の行為者としての自身のあり方を考えます．

　一方，原則の倫理は**行為** action に焦点をあてます．「何をなすべきか」という行為の問いを，「無害」「自律尊重」といった倫理原則に照らして考えます．

　ケアの倫理は，看護師とケア対象である患者の相互的な関係を重視します．患者に深い関心を向け，「この方が本当に求めていること（ニーズ）は何か」を見極め，そのニーズに対する看護師としての責任を果たすために，とるべき行為を考えます．

表Ⅱ-1　徳の倫理，原則の倫理，ケアの倫理

倫理的アプローチ	体系的倫理理論	焦点	問いかけ
徳の倫理	徳の倫理	行為者 agent	私はどのような人であるべきか
原則の倫理	義務論	行為そのもの action	私は何をなすべきか
	功利主義（結果主義）	行為の結果 consequence	
ケアの倫理	（ケアおよびケアリングという）徳の倫理	相互的な関係 mutual relationship	他者のニーズに私はどのように応答すべきか

　これら3つのアプローチは，表Ⅱ-1のように，西洋哲学の体系的な倫理理論が基本にあります．どのアプローチにも限界があるので，どれか1つに偏ることなく，多面的にアプローチすることが大切です．

1 徳の倫理

この節で学ぶこと

1．徳の倫理について理解する

2．看護において徳という考え方がなぜ必要か理解する

3．徳の倫理のアプローチの限界について理解する

A. 徳の倫理とは

1 ● 基準は「よい人」

　徳の倫理 virtue ethics は，「私はどのような人であるべきか」「よい人とはどのような人か」，という問いに答えていこうとするものです．正しい行動（doing）よりむしろ，そのよい行いをする人のあり方（being）に注目します．徳の倫理の基準は「よい人」であり，誰もがいつでも決まって「よい」と頼りにできる理想的な人，つまり**倫理的理想像 ethical ideal** を探求します．したがって，このようなよい人は実在するか否かは問題でなく，あくまで社会における模範としてとらえることになります．

　事例8をみましょう．南さんは1年目の外科病棟看護師です．同じ病棟に，加藤さんという先輩看護師がいます．今日の病棟の出来事です．

事例⑧　先輩看護師加藤さん

　加藤さんはとてもよい人だ．人が見ていようといまいと変わらずによく働いている．裏表のない正直な人だ．勤勉で，明るく，そのうえ芯がしっかりしている．

　私が受け持ち患者さんのシーツを換えているとき，笑顔でさっとベッドの向こう側にきて，「いかがですか？　南さんから聞いていますよ，経過がとてもいいそうですね．もう枕の下のシーツはいらないくらいによくなられましたね，よかったですね」と患者さんに声をかけながら，シーツ交換を手伝ってくれた．

　私は加藤さんに，この一瞬で「プロだなあ」って思うケアのコツや，手術後のアセスメントまで教えてもらえたと思った．加藤さんに教えてもらうとなぜよくわかるんだろう？　患者の安楽と同時に，私のために受け持ち患者さんの信頼を失わないような態度もとってくれた．そして患者さんのうれしそうな顔！

　患者さんはすっかり安心して，「病棟の廊下を歩く」と自分から申し出た．あんなことは一度もなかった．私も早く，加藤さんのようなよい看護師になりたい．

　今，南さんは加藤さんのもつ「徳」について考えています．その人の資質や人格に注目して，そのよいところを判定しています．加藤さんのほうは，1人で患者のシーツを換えようとしている後輩を見て，ここで手伝うことが患者のためにもなり，また後輩のためにもよいと判断しました．手術後の回復を促すために，先を見越して患者の環境を整えることは，外科看護師としての加藤さんの価値観で，この価値観は彼女の勤勉さや身軽さ，こまやかな観察力につながっていました．「この患者さんは術後3日目，早期離床が重要なポイントなので回復を患者さん自身に実感してもらう必要がある．横シーツは必要ない」と後輩に教える方法は，ほかにもあったはずです．とっさの判断の中に，加藤さんの徳はあらわれました．

　このように，行為する「その人」に焦点をあてて判断していくのが「徳の倫理」の本質です．

2● 徳 virtue とは

　「人のもつ徳 virtue はその人の『よさ』をつくる．悪徳 vice は善を無視した結果である」とソクラテスは言ったそうです[1]．

　事例8で，加藤さんの徳にはどのようなものがあったでしょうか．「誠実」「正直」「勤勉」「明るい」「芯がしっかりしている」…，まだほかにも「隠れた徳」がありそうです．ここで，「徳」という言葉のもつ意味をもう少し考えてみましょう．

　『広辞苑』には次のようにあります．

- **徳**：①道をさとった立派な行為．善い行いをする性格．身についた品性．②人を感化する人格の力．恵み．神仏の加護．③（得の通用字）利益．儲け．富
- **美徳**：美しい徳．ほめるべき立派な徳
- **悪徳**：悪い行い．道義に背いた不正な行為
- **人徳**：その人に自然に備わっている徳

　一方，英語で徳・美徳は virtue，悪徳は vice です．virtue はラテン語 virtus に由来し，「人として他に対して働きかける力」が語源的意味といわれます[2, p.1288-1297]．

　上記をまとめると，徳とは人の内面に備わった資質や特性であり，「徳のある人」というように，それ自体で好ましい意味合いをもっています．また「徳を積む」という言葉があるように，徳は養い育むものです．さらに，内なる徳は，態度や行動を徳が選択することによって外にあらわれて他者に認識され，そこから人の感化へとつながっていきます．つまり徳は実践によって人から判断されることになります．「美徳」というときは，徳のきわだったよさや立派さ，高い道徳的水準を強調し，他方「悪徳」というときは，徳が悪いほうに傾いた状況と理解できるでしょう．

　以上のことから，「徳」は次のようにあらわすことができます．

徳とは何か
①徳は，人の内面に備わった資質や特性である
②徳には，なんらかの水準があり，「よい・悪い」あるいは「高い・低い」などの判断

　　を伴う
　③ 徳は，養い育むことができる
　④ 徳は，態度や行動・実践として外にあらわれる
　⑤ 徳は，人を感化する力がある

　　ここでもう一度事例8を振り返ってみましょう．南さんが「加藤さんはとてもよい人だ」と思った理由を考えることで，加藤さんがもつよい資質としての徳が浮かび上がります．そして，ケアの場面で行為としてあらわれた徳は，南さんにとっても患者にとっても好ましい影響を及ぼしました．徳は人を感化するという意味がここで理解できると思います．

3 ● 「徳」は時代により変化し，文化によって異なる可能性がある

　　道徳や倫理に関して，同じ行為でもよい・悪いの判断は立場や状況次第で変わる可能性があるという，文化相対主義という考え方があります．つまり道徳や倫理は，世界共通ではなく時代でも変わりうるということです．そのことを念頭において，徳の倫理の歴史について次のB項で概観します．

> ### コラム
> ### 研究成果の紹介：患者が考える「よい看護師」
>
> 　がんをもつ患者約150名に質問紙調査をした結果，日本の患者がとらえる「よい看護師」の徳目は，「明るい」がトップで90%の患者が支持しました．以下，「思いやりがある」「責任感がある」「話しかけやすい」と続きました．「従順」と「寡黙」という昔の美徳は支持されませんでした．ほとんど同じ時期に，隣国中国のある地方のがん患者約200名に同様の方法で調査したところ，「よい看護師」の徳目は「忍耐強い」がトップで80%の支持があり，以下，「注意深い」「仕事熱心」「やさしい」と続きました．「責任感がある」は中国でも同様に支持された一方で，「明るい」は支持が少なく，調査結果に違いがみられました[3]．

B. 徳の倫理の歴史

　　徳は倫理学の歴史の中で，どこにでもあり，最も古く，かつ長いので，永遠のコンセプトといわれます．紀元前の時代から，人間は「よい人」について考え続けてきました．その結果，すべての文化は道徳的な人物の理想像をもっています．それらはたとえばキリストであり，アラーであり，また仏陀であったりします[1, p.253-277]．

　　ここで，徳の倫理における代表的な学者として，古代ギリシャの哲学者アリストテレスと東洋の孔子を紹介します．

1 ● 西洋の徳の倫理

　　古代ギリシャでは，道徳的事象は徳の概念とともに説明されました．

a. アリストテレスの倫理学

　　アリストテレスの倫理学は，しばしば**目的論的**であると説明されます．彼は，人間の営みにはすべて目的があり，それらの目的の頂点に幸福（彼はエウダイモニア eudaimonia と

名づけた）という最高善があるとし，その最高善は人間としてのよさ，つまり徳を通して実現されるという立場をとりました[4, p.18-20]．逆にいえば，徳がなければ人は善を達成する手段をもつことはできないと考えたのです．この徳についてアリストテレスは，「その人をよくする，そしてその人がよい仕事をするような資質・特性である」と定義しています．

したがって，徳が目指すものには，①幸福，および，②よい仕事の結果，の2つの面があると考えられます．

b. 実践知

アリストテレスは，上記②の仕事にかかわる能力を，**実践知**（フロネーシス phronesis）と呼んで特徴づけました．アリストテレスの『ニコマコス倫理学』[5, p.224-226]には次のような記述があります．

「徳は最終ゴールを定める．実践知は，われわれに最終ゴールまで行くことを実行させる」

「（実践の知恵は）真の理由のある行動のための能力であり，人々のためによいか悪いかということに関連している」

この記述から，実践知が行動的な徳であり，かつ知的な徳であることが理解できます．つまり，実践知は最終ゴールまで行くことを実行させる行動的な徳と，正しいゴールを見定める判断ができ，実践の結果に最も合う意味を選びうる知的な徳とを融合しています．

アリストテレスの考えた実践知は，個々の情報を統合してアセスメントし，全体としての目的へ至る経路を見通す認知的能力を意味しているといわれ，看護の現象をよく説明できると考えられています．たとえば，ベナー Benner[6]は，患者の些細な変化を的確にキャッチして急変を予測できるエキスパートナースの能力を，アリストテレスの実践知で説明しました．

c. アリストテレスの徳のリスト

アリストテレスは徳を大きく2つのカテゴリーに分けて考えました．すなわち，①**知的な徳**と，②**道徳的な徳**です（**図Ⅱ-1**）．

アリストテレスによると，知的な徳とは，長期間の研究を必要とする知的なものに興味や能力があることをいい，卓越性，理性，分別が含まれ，これらは十分な教育によって獲得できるものです．一方の道徳的な徳には，勇気，節制，正義，忍耐，親愛，寛容，やさしさ，誠実，謙虚，ウイットなどがあり，習慣によって獲得されると考えました．アリストテレスは，この道徳的徳の特徴が「中庸」にあること，道徳的徳の中で，とくに正義と親愛が重要であると述べました．

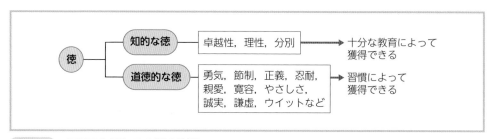

図Ⅱ-1　アリストテレスの徳の分類

　彼の説く中庸には，① 極端でなくバランスがうまくとれていること，② 少なすぎず多すぎずちょうどよい量であること，という質的・量的両方の意味が含まれています．さらには，たとえば「臆病」と「向こう見ず」という 2 つの特性は悪徳であり，この 2 つの中庸が「勇気」という美徳であると述べて，③ 中庸は徳を異なったレベルへ高める，と説明しています．先に示した知的な徳のリストを，アリストテレスは徳としてあげ，中庸を導くうえで欠くことができないと考えました．

　実践知については，知的，道徳的という区別には加えず，アリストテレスがとくに全体性を視野におさめていると認める美徳でした[7, p.7]．

d. 徳の倫理の理論的推移

　中世の後，徳の倫理は長い期間衰退します．他の倫理理論が主流となって，徳の倫理学の方法はかえりみられなくなり，重要な概念としての地位を失いました．ふたたび徳の倫理が見直されることになったきっかけは，1980 年代に入り，当時主流であった義務論や功利主義（結果主義）という倫理理論に対する不満からでした（☞p.25，表Ⅱ-1）．それは，たとえば，病気になった友人を見舞うとき，義務感から見舞う人は，同じ行為を徳に従って（友人を見舞いたいと自発的に）行う人に比べて，親愛などの価値が低いという立場です．つまり，徳の倫理の考える「よい人」は，規則や義務や外からの強制による動機づけを必要としない人ということになります．ここから，道徳的価値を評価するに際しては，徳の倫理のほうが義務論や功利主義（結果主義）の体系よりも優れていると考えられるようになりました．現在は徳の倫理の復興期とみられています．

2 ● 東洋の「徳」の考え方

　中国には紀元前から，孔子の儒教という伝統的な徳の倫理の考え方がありました（☞p.55，共同体，家，親孝行，礼，面子，和）．日本では，儒教は 8 世紀以降に律令制度の中に取り入れられて以来，神道と融合し，日本人の考え方に強く影響を与えました．孔子の教えは，当時は為政者のためのものでしたが，末長く学び伝えられて一般の人々の生活に浸透し，東アジア全体に広がったといわれます．孔子の教えの中で，最も高い徳のある人は孔子もまだ出会ったことのない「君子」と呼ばれる倫理的理想像であり，弟子たちにとっての努力目標でした．

　儒教には「五倫五常」という教えがあります．五倫は「父子有親」「君臣有義」「夫婦有別」「長幼有序」「朋友有信」の 5 つです．五常は多くの人が知っている仁・義・礼・智・信の 5 つの徳を指し，これらがそれぞれ五倫に対応しており，儒教の教えで最も大切にされている徳です．これら 5 つの徳は，人間関係における実践（よい行い）に対応して説明されています．実際に，東洋では言葉よりも実践を尊ぶ傾向があります．たとえば，「言行一致」は，孔子が最も重んじた教義の 1 つでした．孔子は「（君子とは）まず主張することを実行してから後に，言葉に出す人である」（『論語』為政第二，第十三章）[8]と述べています．

日本における徳の倫理

　明治時代，新渡戸稲造は，著書『武士道』の中で，「武士道は，最も多くの道徳的教養を孔子の教えから得ているが，五倫の道は日本人の魂の中にすでにあった価値観であり，孔子の教えは，これを確認したに過ぎなかった」という意味のことを述べています[9, p.34-35]．

　西洋と東洋の徳の倫理の歴史を，わずかな人物の考えで概観したわけですが，徳の倫理の代表的哲学者といわれるアリストテレスの考えからは，日本でいわれるような倫理，つまり「倫理は，人と人の間の理である」[10, p.20]という考え方は強調されていないように思われます．何がよいことで，何がよくないかを追求する根拠として，アリストテレスは人と人との関係性よりも，独立した強い「個」の存在と「公共」に重きをおいています．こうしてみると，日本人の倫理にとって，孔子の教えのほうが，アリストテレスの考え方に比べて身近なのではないでしょうか．とくに戦前生まれの日本人は，「修身」という儒教の教えで道徳教育を受けている歴史があり，高齢の患者さんの「よい・よくない・悪い」の感覚や物事の判断には，儒教の教えによる徳の倫理の影響が考えられます．

コラム

「倫」の意味

　倫理の「倫」とは，もともとは「人が集まる所」という意味で，ここでは仲間を指します．つまり仲間間の人間関係（すなわち社会）は5種類あるということです[2]．親子が愛し合い，社会の上下関係の秩序を正しく守り，夫婦互いに尊敬し合い，年長者への尊敬を忘れず，友人同士で互いに信じ合うことができれば，社会の秩序は保たれて平和に暮らすことができると教えたものでしょう．

C. 看護にとっての徳の倫理の意味

1● 「よい看護」は看護師の徳から

　ナイチンゲール以来，徳の倫理は長い間，看護倫理における主要な焦点でした．看護は専門職です．その看護において徳という考え方が必要なのはなぜでしょうか？　徳についてアリストテレスが，「その人をよくする，そしてその人がよい仕事をするような資質・特性である」と定義したように，看護師が徳をもつことでその看護は「よい看護」になり，その徳が看護師自身，患者，および他の看護師や周囲の人々を感化し，みなが生き生きと喜びをもって仕事をする可能性が考えられます．たとえば，倫理学者であるクーゼ Kuhse は著書『ケアリング』の中で，個々の人々や状況に対して「細部まで行き届くような気遣いのこもった理解」に価値をおく看護師の姿勢や心のあり方の重要性を説き，「気質をそなえたケア dispositional care」と呼ぶことを提案しています[11, p.190-192]．

　こうしたよい看護の目的を達成するために役立つ資質や特性という側面は，確かに存在するのです．看護師が看護における徳を考える重要な意味はここにあるでしょう．

2● 看護師の徳は看護の質を左右する

　ヘンダーソン Henderson は，看護の行為者である看護師に着目して「看護婦の人格こそが看護ケアの効果を計る，無形ではあるが最善の尺度となる．看護ケアの質は看護をするものの質によって左右される」と述べています[12, p.26]．

　「看護師は自身を道具として使う」といわれますが，これも上記の引用とつながるでしょう．つまり，看護師はよい看護ケアのために自分を道具として使う人なのです．したがっ

て看護師の質はそのまま看護ケアの質にあらわれます．「看護職の倫理綱領」（2021年）の第13項は，看護師の個人としてのありようを述べています（☞p.255，付録2）．

3 ● よい看護師とよくない看護師

　ここで，事例8の先輩看護師加藤さんの例をもう一度思い出してください．加藤さんの行為は，彼女の意図のとおりによいメッセージとして，手術後の患者へも新人看護師の南さんへも伝わりました．ここで加藤さんの備えていた徳についてもう少し考えてみます．

　ケアの効果に注目してみてください．患者は安心感を得て，病棟の廊下を歩くことを自分から申し出るという手術後これまでにはなかった行動をとることができました．これは実践知が加藤さんに備わっていたからで，看護のエキスパートにみられる徳といえます．結果は効果的で，かかわった人々すべてにハッピーなものとなっています．

　ここで，新人の南さんの徳についても考えたいと思います．南さんはこう述べています．「私は加藤さんに，この一瞬で，ケアのコツや術後アセスメントまで教えてもらえたと思った．…患者さんは喜んで自分から病棟の廊下を歩くと申し出た」．観察力，感受性，看護の基礎知識，肯定的考え方，向上心，そして謙虚さなど，受け手の南さんにこの種類の徳が備わっていなかったなら，加藤さんの徳もこれほどまでの効果は上がらなかったはずです．

> **事例 ⑨　先輩看護師上田さん**
>
> 　上田さんは，「この患者さんは術後3日目，横シーツは不要」という病棟ルールに従い，新人の南さんに正しい指導をしようと，「何やってるの，もう横シーツはいらないでしょ，あなたもう半年もたってるのに．困るのよね」と強い態度で注意しました．南さんは緊張で頭が真っ白になり，なんとか無事シーツを正確につくったものの，手術後のアセスメントはままならず，おまけに受け持ち患者さんからの信用をなくしました．患者さんのほうは，厳しく叱られた新人看護師を気の毒に思いながらも，「この人に任せて大丈夫かしら，受け持ってもらっている自分はどうなるのかな．この病棟の人たち，うまくいってるのかなー」と次々に不安になり，この場はシーンと沈んでしまいました．

　先輩看護師上田さんには，正しいことを主張する「率直さ」や「正義感」などの資質が備わっています．しかし，この状況で「自分はどうあるべきか」を判断したよい態度や行動になっているとは考えにくく，そのことは患者さんと新人看護師南さんにマイナスの影響を及ぼしています．先輩看護師である加藤さんと上田さんの事例を比較すると，患者さんと後輩看護師南さんの受ける影響の違いは，この場限りのものでないこともわかります．2つの事例から，これらの点ついて具体的に考えてみてください．

　このように患者や家族，また医療チームメンバーとの日々のかかわりのなかで看護師がある行動をとろうとするとき，指針やルールよりも大事な鍵となるのは，時と場合に応じて状況を理解していく能力や感性，人間味などであり，そこに「その人」の特質である徳が反映されます[13, p.46-51]．よい看護の実践には，個々の看護師が内面にもつ徳が鍵になります．

E. 徳の倫理の問題点と今後の課題

　看護倫理のアプローチとして，徳の倫理にはどのような問題点があるのでしょう．徳は，他者を感化する力があるといいました．しかし徳には美徳と悪徳とがあり，ある人のもっている力が他者に善として働く場合がありますが，悪として働く場合もありえます．したがって，事例8の加藤さんの「正直，勤勉，明るい，芯がしっかりしている，やさしい」などは，通常は善の方向へと働いて美徳となりますが，それも受ける人によっては迷惑と感じられる場合もあります．つまり状況が変わると，マイナスの方向へ働く可能性があります．さらに，ナチスドイツの看護師の例（☞p.18）のように，徳のある行為者が時に誤った結果を招く行動をとることがあります．このように，徳の倫理には，必ずしも規範的な判断基準として働かないあいまいなところがあり，これが徳の倫理の問題点です．

　次項で学ぶ**原則の倫理**における倫理原則は，倫理的行為を判断する客観的な指針として働きます．一方，「私はどのような人であるべきか」という問いに答えていく徳の倫理には原則の倫理における規制に相当するものはありません．したがって，看護倫理も含めた医療倫理の現実的なアプローチには，徳の倫理，原則の倫理，ケアの倫理などの複数のアプローチの特徴を理解し，看護専門職者としてそれらを併用していくことが必要であると考えられます．

　さらに，今の時代の看護師に求められている徳を明示することは重要で，そのような徳を人に教えることができるのか，できるとすればどうやって教えるかは，今後の看護倫理の課題となってくると考えられます．

学習課題

1. よい看護師について，あなたはどのように考えますか．
   - あなたが考えるよい看護師には，どのような徳が備わっていると思いますか．
   - そう考える理由は？
   - 理由の背景にあるあなたの価値にはどのようなものがあるでしょうか．
   - その看護師の徳をあらわしていると思えるのはどのような行動や態度でしょうか．
2. 課題1を友達や同僚などと話し合ってみましょう．
3. 徳の倫理のアプローチにはどのような特徴と限界がありますか．

■文献
1) Pellegrino E. Toward a Virtue-Based Normative Ethics for the Health Professions. Kennedy Institute of Ethics Journal. 1995；5（3）：253-277.
2) 田中建彦．徳．ことばコンセプト事典．渡部昇一編．東京：第一法規出版；1992.
3) Yahiro M, Pang S. Japan-China comparison. In Symposium：How do Japanese, Korean, Chinese and Taiwanese patients characterize the Good Nurse?. International Council of Nurses（ICN）conference. May 30, 2007；Yokohama.
4) 神崎繁．アリストテレス．現代倫理学事典．大庭健編．東京：弘文堂，2006.
5) アリストテレス/高田三郎訳．ニコマコス倫理学（上）．東京：岩波書店；2012.
6) ベナー P．1984/井部俊子ほか訳．1992．ベナー看護論―達人ナースの卓越性とパワー．東京：医学書院；1992.
7) Hooft SV. Caring and ethics in nursing. In：Tschudin V：Approaches to Ethics. Nursing Beyond Boundaries. Amsterdam：Elsevier；2003.
8) 平岡武夫．論語．東京：集英社；1980.

9）　新渡戸稲造．武士道．東京：岩波書店；1938.
10）　和辻哲郎．倫理学〈1〉．東京：岩波書店；1949.
11）　クーゼ H．1997/竹内徹，村上弥生訳．2000．ケアリング―看護婦・女性・倫理．東京：メディカ出版.
12）　ヘンダーソン V．1964/稲田八重子ほか訳．1996．看護学翻訳論文集 1―新版・看護の本質．東京：現代社.
13）　小西恵美子，和泉成子．患者からみた「よい看護師」―その探求と意義．生命倫理 2006：16（1）：46-51.

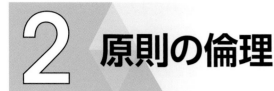

2 原則の倫理

この節で学ぶこと

1. 原則の倫理の特徴を理解する
2. 倫理原則を知る
3. 倫理原則の問題点について考える

A. 原則の倫理とは

　原則の倫理 principle based ethics は，ある行動が倫理的か否かを，「倫理原則」に照らして判断するアプローチです．焦点は，行動する人ではなく行動そのものです．ある行動（たとえば延命治療の中止）をするべきか否か，またその理由は何かということを，倫理原則 ethical principles という外的な基準（個人の外に示されている判断基準）を参照して判断するのです．医療では，① 無害，② 善行，③ 自律の尊重，および ④ 公平の 4 つが世界共通に使われています．これらは生命倫理の 4 原則といわれ，生命倫理学者のビーチャム Beauchamp とチルドレス Childress[1] によって 1970 年代に示されました（**表Ⅱ-2**）．

　看護では，看護倫理学者のフライ Fry らが生命倫理の 4 原則から導いた 5 つが，重要な倫理原則とされています[2, p.28]．

B. 倫理原則

　表Ⅱ-2 の倫理原則は，医療における倫理の議論でほぼ必ず用いられますので，きちんと理解しておく必要があります．以下に，それぞれについて説明します．

1 ● 無害の原則 do no harm

　医療者は，「他者に害を与えてはいけない」，「他者への害を最小にする行動をせよ」という原則です．害とは，心身に対する害だけでなく，相手の権利を侵害すること等を含む広

表Ⅱ-2　医療・看護の主要な倫理原則

生命倫理の 4 原則
　　① 無害，② 善行，③ 自律の尊重，④ 公平

看護実践のための 5 原則
　　① 善行と無害，② 自律の尊重，③ 公平，④ 誠実，⑤ 忠誠

い概念です．したがって，無害の原則は，何を害と考えるのか，また誰が害であると決めるのかという問題を医療者に問うています．

　医療行為は，手術・化学療法・注射など，患者の体を傷つける行為，すなわち害を多く含むので，次の条件を満たさなければ実施することができません．

a. 正当なケアの基準 standard of due care

　これは，医療行為によって生じる害が正当なケアの範囲内として許されるかどうかの判断基準となるもので，法律や社会道徳がそのよりどころです．すなわち，法律は，医療者の資格や教育・訓練について定め，しかるべき専門知識・技術をもってケアを行うよう定めています．また，社会道徳や職業倫理は，医療者は患者の利益に奉仕すること，倫理的な態度でケアすることなどを求め，社会は医療者がこれらの基準を守るはずだという期待をもっています．この**正当なケアの基準**に背いて患者に不当な害を与えれば，その行為は法的・社会的な制裁を受けます．たとえば，看護師や医師が，血液がウイルスで汚染されていることを知りながら患者にそれを輸血すれば，それは無害の原則に対する違反であるとともに正当なケアの基準の不履行です．その行為はマスコミにとりあげられて社会問題となり，また医療者の法的責任も問われます．

b. 利益が害を上回ること

　医療行為は，それによってもたらされる利益が害を上回らなければ，正当とは認められません．たとえば注射が通常正当とされているのは，患者が注射によって受ける利益が，害よりも大きいと考えられているからです．

c. インフォームド・コンセント

　医療行為の実施に際しては，以上の2つに加え，その行為を受ける患者からインフォームド・コンセントを得なければなりません（ただし，インフォームド・コンセントには例外がありますので，p. 120 を読んでください）．

2 ● 善行の原則 do good

　医療者は「他者の利益（すなわち善）のために行動せよ」という原則です．善行ということについても，何が善なのか，誰が善であると決めるのか，また誰にとっての善なのか，などを，個々の状況で具体的に考える必要があります．

　看護師は，患者やその家族，共に働くチーム，あるいは所属する組織のために働いており，その中で誰の利益が最も重要か，ということについては，国際看護師協会（ICN）の倫理綱領は 1973 年以来，看護師の専門職としての第一義的な責任は，看護ケアやサービスを必要とする人々に対して存在すると述べています．

3 ● 自律尊重の原則 respect for autonomy

　自律 autonomy という語は，自己管理，自発性，意思の自由，自己決定という意味をもっています．自律的な人間は，自己の信条や価値観に基づいて，自分自身の生き方に関する重要な決定を下すことができます[3, p.18]．したがって，自律尊重の原則は，「個人の価値観と信条に基づいて自分の意見をもつ権利，選ぶ権利，行動する権利を認め尊重する」という原則であるのです．

　患者は，自分にとって何が害で，何が善であるかを自己決定する権利があります．その権利を支えるのが，医療者の義務です（☞p.104，個人の権利）．すなわち，患者の病気や健康にかかわる情報を，医療者は正直かつ十分に患者本人に伝える義務があります．そして看護師は患者の本当の望み（真意）を知る努力が必要です．

4 ● 公平の原則 distributive justice

　「人的・物的な医療資源を公平に分配せよ」，「ケアは平等に提供せよ」という原則です．では，どうすることが公平あるいは平等なのでしょうか．

　事例10は，看護師が日々考えなければならない課題の1つです．

事例 ⑩　ケアの優先順位をどう決めるか？

　看護師は通常，重症度や緊急度の異なる複数の患者を1人で受け持つが，そのすべての患者のニーズを同時に満たすことは物理的に不可能です．では，どの患者のケアを真っ先に行い，その次はどの患者かというケアの順序は，どう決めるのが公平といえるのでしょうか？[2, p.94]

　看護ケアを公平に提供するためには，看護師の数の適切な配分といった事柄の他に，個々の看護師の臨床能力が非常に重要です．臨床能力が不十分であれば，患者のアセスメントも不十分で，複数の患者のケアの優先度を見極めることはできません．そのことにより患者はどんな影響を受けるでしょうか．ベナー Patricia Benner は，臨床能力の高い看護師は倫理的な看護のできる看護師であると述べています．

　次に，医療政策における公平性を考えます．日本は，わずかな自己負担で誰でもどこでも医療が受けられる「国民皆保険制度」をもっています．これは，公平の原則を踏まえた，世界に誇る医療制度とされていますが，当然，その財源は限られています．現在の日本社会は，「国民健康保険法」が制定された時代とは大きく変わり，国民皆保険制度は次の事例のような新たな課題[4, p.71]に直面しています．

事例 ⑪　超高額医薬品の保険適用をどうするべきか？

　最近，がんや難病などに「とてもよく効く」とされる非常に高価な医薬品が次々に開発されている．限りある財源の中で超高額医薬品を適正に使用するにはどうすればよいか？

　さらに，医師や看護師の不足や偏在などにより，「誰でもどこでも」受けられるはずの医療が満足に受けられない「医療過疎地域」が，離島[4, p.89-99]や農山村などの僻地だけでなく，都市部にも存在し，とくに，産科[4, p.59-70]や小児医療，救急医療[5]などは非常に深刻な状況にあります．

　公平の原則は，医療を受ける側に対しても，節度のある行動を求めているのです．

5 ● 誠実の原則と忠誠の原則

　フライらは，この2つを，看護師と患者との信頼関係にかかわる重要な倫理原則としています．

a. 誠実の原則 truth telling

　誠実とは，「正直である，嘘をつかない，だまさない」ことを指します．自律尊重の原則が機能するためには，医療者は患者に誠実でなければならず，病気や病状について真実を告げなくてはなりません．しかし，看護師は実践場面で，真実とは異なることを患者に言わざるをえない状況に直面することがあります．たとえば，患者の家族が，がんなどの深刻な病名は患者には言わないでほしいと望んだり，医師が病気の真実を患者に話していないこともあります．そのような患者から「自分の病気は本当はがんではないか」と尋ねられたりし，看護師は患者に誠実であろうとしてもそれができず，悩むことが多いのです．

b. 忠誠の原則 promise keeping

　忠誠とは，「約束を守る」，「相手の秘密を守る」ということです．約束には2つの意味があり，1つは，ナースコールに「すぐ行きます」と答えるなどの，患者に対してある具体的なことをする，という約束です．もう1つは，患者や社会が専門職としての看護師に対してもっている期待にこたえるという約束です[6, p.108]．

　「相手の秘密を守る」という「守秘義務」は，看護師が患者や社会の期待に応える倫理的な責任であると同時に，法的な責任でもあります（☞p.122，情報プライバシーと守秘義務）．

C. 倫理原則の意義，および問題点と注意

1 ● 意義

　倫理原則は，医療と看護の重要な判断基準です．延命治療の実施や中止，あるいは臓器移植など，医療技術の進展に伴うさまざまな医療行為の是非が，倫理原則を用いて議論されています．看護師として何をするべきかの判断では，倫理原則を参照することができますし，自分が行った行動の根拠を，自律や無害などの言葉を用いて医師を含む他の医療者に説明することもできます．このように，倫理原則は医療者間の共通語として非常に重要です．しかし，一方では次のような問題をもっており，注意が必要です．

2 ● 問題点や注意

a. 倫理原則の意味や優先度が文化によって違うことがある

　ビーチャムらは，「倫理原則は，社会の成員が一般に共有している道徳性を源としている」と述べています[1, p.13]．つまり，倫理原則は天からの命令ではなく，社会の人々の一般道徳や常識を基礎にしたものである，ということです．しかしここで，ビーチャムらがいう「社会」は北米を中心とする西洋であり，その「成員」は西洋の価値観をもった人々であることに，注意が必要です．それぞれの倫理原則の意味や優先度は文化によって違いうるのです．

　自律尊重の原則を例にとると，この原則の基礎である個人の自律性は，西洋では非常に優先度が高いので，病気の事実は患者本人に告知されます．それは，きちんと知らされな

いと自分の病気について自己決定することができないと考えられているからです．しかし日本では，自律性の優先度は西洋ほどに高くはなく，深刻な病気はまず家族に告知し，患者に知らせるか否かは家族の意見で決める，という例がよくみられます．そのような告知が行われた場合には，患者本人も家族も，また看護師も苦しむことが少なくありません[7, p.9]．

b. 1つの状況の中で複数の倫理原則がしばしば対立する

　ある1つの状況を倫理原則のレンズを通してみると，問題の性質を倫理原則の言葉で表すことができます．しかし，状況には複数の倫理原則がからんでいることが多く，どちらの原則が重要かということについて関係者間の意見が対立しやすいのです．

事例⑫ 認知症の佐藤氏への与薬[4, p.189-199]

　佐藤氏は認知症が進行し，高齢者施設に入所した．入所時に妻は，「夫はこれまで健康だったので薬を信用していない．しかしリスペリドン（抗精神病薬）はどうしても必要で，血圧の薬と偽ってこれを飲ませてきた．飲まないと暴力を振るう．だから，あなた方も私と同じことを言ってリスペリドンを飲ませてください」と，看護チームに強く要請した．それを受け，看護チームから次の2つの意見が出て，担当看護師はどうすればよいのかわからなくなった．
- ・意見A：きちんと与薬して患者の攻撃性に対処することが看護師の役割であるし，それが善行の原則にかなうことだ．だから，「これは血圧の薬です」と嘘をついて与薬する
- ・意見B：誠実こそ，患者中心の看護の基本精神である．だから，患者には薬のことを正直に言わなくてはならない

　看護チームは，問題の性質を「善行」と「誠実」という2つの倫理原則で言い表しました．しかし，この2つは対立し合っており，看護師間の意見が分かれました．それでは問題は解決せず，患者を助けることができません．問題の本質はもっと別のところにある可能性があるのです．看護実践では，原則の倫理1つに頼るのではなく，徳の倫理やケアの倫理も必要だということを，この事例は示唆しています．

c. 自律尊重の原則が絶対視されることがしばしばある（自律優先主義）

　1つの状況の中で複数の倫理原則がからみ合っているとき，自律優先主義者は，自律尊重原則が絶対に重要だと考えます．しかし，たとえば交通事故で意識不明となった患者に「どんな治療を希望しますか」と自己決定を迫ることは不可能です．このような患者に医師が直ちに救命処置を行うのは，患者の自己決定よりも救命という善行のほうが重要だと判断されるからです．

　看護では，患者がある望みを表明すると，たとえそれが悲惨な結果を招く可能性があっても絶対に尊重しなければいけないと考え，患者の言葉の奥にある本当の気持ち（真意）を知ろうとしない自律優先主義がみられることがあります．事例13にはそのような看護師が登場します．

> **事例 ⑬ 患者の真の意思といえるか？**[8]
>
> 　85 歳の陽子さんは一人暮らしで日中はデイケアセンターに通っている．同じ町に娘が 1 人いる．病院にはデイケアのスタッフが連れてきた．Hb は，半年前は 12.0 だったが今は 4.0 で，腹水もたまっており，入院となった．医師は，「貧血の原因が胃からの出血かもしれません．今治療しないと大変なことになります．治療しなければ殺人行為になるのです」と説明したが，本人は「もう年だし，検査はしたくない」と言った．娘は後から病院にきて，「本人の意思を尊重したい，検査がいやなら受けなくていい」と検査も治療も拒否された．患者も家族も検査や治療を拒否しているが，看護師はどうかかわればよいのか．

　看護師は，「患者も家族も検査や治療を拒否している」と，2 人の言葉を文字通りに受け取っていますが，患者の本当の気持ちはそうだったのでしょうか．この事例が次のように展開したとして考えてみてください．

> **事例 ⑬ のなりゆき**
>
> 　看護師は，患者は自己決定したと考え，それ以上のかかわりをしなかった．医師は，看護師が手を引いてしまったので困ったが，患者・娘と話をした．その時，患者が娘を怖がる様子が気になった．そして，娘によるケアのネグレクトを察知した．

　この例では，看護師はいくつもの「なぜ？」と問う心をもって患者と接する必要がありました．たとえば，「陽子さんはなぜ検査を拒否するのか？」，「医師の説明がわかったのだろうか？」，「娘もなぜ検査を拒否するのか？」，「それに，娘がすぐ病院に来ないのはなぜなのか？」などです．これらの「なぜ？」の心がないと，患者の真意に近づくことはできません．

　ベナー[9]は，患者の見かけ上の自己決定を「thin autonomy（表面的な自律）」と呼んでいます．事例 13 の看護師は患者の表面的な自律に寄り添ってしまったようです．

　次の事例についても考えてみてください．

> **事例 ⑭ 患者が退院を望んだ本当の理由**[10]
>
> 　高齢の木村氏が「退院したい」と強く言うようになり，看護チームは家族の思いを聞きながら問題に対処し，訪問診療・訪問看護等を整え退院させた．自宅に戻った木村氏は訪問看護師に，病棟で身体拘束されていて，そのことが「人生を終わりにしてしまいたい」と思うほどつらく，それから逃れたくて退院退院と言ったのだと話した．後日，その訪問看護師は，「退院したい」と願う患者の背後にある「退院したい本当の理由」に迫るべきだと述べていた．

d．倫理原則に当てはまったとみると，それ以上考えることをやめてしまいやすい

　事例 13 と事例 14 の看護師は，患者の表面的な自律に寄り添ったという点で共通してい

ます. 事例 13 の看護師は, 患者は自己決定したと受け取り, それ以上のかかわりをしていません. それにより, 患者の真意を知ることができなかったばかりか, 患者が家族からネグレクトされていることにも気づくことができませんでした. この看護師は, 自律尊重の原則を表面的に理解して絶対的な命令ととらえ, 陽子さんのことを気にかけている自分の心を封印したのではないでしょうか. 封印した心の中では患者のことを気にかけており, だからこそ, 看護師はこの事例を書いたのだと思います. 次項に述べる「ケアの倫理」は, 看護師が相手を「気にかけ」「関心をもつ」ことが, 看護師の行動を正しい方向に導く出発点である, という考えに立つアプローチです.

学習課題

1. 原則の倫理の長所と短所にはどのようなものがありますか.
2. 看護実践で公平性を考えるべき場面としてはどんなことがありますか.
3. 医療財源に過度の負担をかけないために, 医療を受ける側はどんな心がけが必要ですか.

文献

1) Beauchamp TL, Childress JF. Principles of biomedical ethics. 7th ed. New York：Oxford University Press；2013.
2) Fry ST, Johnstone MJ／片田範子, 山本あい子訳. 看護実践の倫理. 第 3 版. 東京：日本看護協会出版会；2010.
3) ドローレス・ドゥリー, ジョーン・マッカーシー. 看護倫理. 東京：みすず書房；2006.
4) 浅井篤, 小西恵美子, 大北全俊編. 倫理的に考える医療の論点. 東京：日本看護協会出版会；2017.
5) 薬師寺泰匡. デーモン閣下に心配される日本の救急医療. 日経メディカル. 2018 年 11 月 11 日.
6) アン・デービス／太田勝正. 看護とは何か：看護の原点と看護倫理. 東京：照林社；1999.
7) 小西恵美子. 看護倫理を考える言葉. 東京：日本看護協会出版会；2018.
8) Steven Edwards, Joan McCarthy, Emiko Konishi. Case study. Nursing Ethics. 2010；17（4）：523-526.
9) Benner P. et al. Learning to See and Think Like a Nurse：Clinical Reasoning and Caring Practices. 日本看護研究学会誌. 2007；30（1）：23-27.
10) 井部俊子. 意思決定支援とは何か—看護のアジェンダ第 150 回. 週刊医学界新聞第 3229 号. 2017 年 6 月 26 日.

3 ケアの倫理

この節で学ぶこと

1．ケアの倫理について理解する
2．ケアあるいはケアリングの言葉の意味を理解する
3．ケアの倫理のアプローチの特徴と限界について理解する

A.　ケアの倫理とは

1●基準は「相互的な関係」

ケアの倫理 care ethics/caring ethics は，「他者のニーズに私はどのように応答すべきか」と問い，とるべき行為を導くアプローチです．目の前の状況を第三者としてみるのではなく，その状況に直接かかわる当事者として，ケア対象に対する自分の責任を果たすため，ケア対象と自分との「相互的な関係」に立って行為を決定します．原則の倫理が「倫理的であるために私は何をなすべきか」という問いを倫理原則に照らして考えるのに対し，ケアの倫理は，「私は相手のニーズにどう応えるか」と問うのです．したがって，相手を気にかけ，相手に深い関心がなければ，相手のニーズに気づき，それに応えることはできません．

ケアの倫理は 1980 年代以降に登場し，まだ歴史は浅いですが，最近は，実践にとても大事だと考えられています．本節では，ケアの倫理の特徴や課題を，メイヤロフ Milton Mayeroff とトロント Joan C. Tronto の記述をもとに整理し，看護場面の事例から，ケアの倫理が実践にどのように活かされるのか，その具体的視点と方法を示します．

2●ケアの倫理の前提

ケアの倫理の前提として次のような基本的考え方があり，それが，なぜケアが倫理と結びつくのかの理由にもなっています．

① 人間は生まれながら，自立した存在ではなく脆弱であり，ケアを必要としている
② 人間は「ケアを提供する」「ケアを受ける」という相互的なケア関係のもとで育まれ，常にケア関係の可能性のもとに存在している
③ 人間は自分が向き合っている相手が抱える問題に気づき，それに応えようとする能力をもっており，それゆえにケアという責任を負い，そこにこそ倫理の本質がある

このアプローチは，相手に関心をもってかかわっていくことにより，その場，その時，その人が真に必要としていること（ニーズ）は何かを察知し，それに人間として呼応して

いくことを求めます．看護師であれば患者を気にかけ，自らの内的な衝動と，看護職としての責任の自覚に基づき，人間関係の中でケアを実現することを目指します[1]．

B. ケア，ケアリングとは何か

では，ケア care やケアリング caring とは，どのような意味なのでしょう．これらの言葉は，専門職としての看護の本質，あるいは中心概念とされているにもかかわらず，明確な定義がないまま使われているという指摘があります[2,3, p.147]．

「ケア」という言葉について，『広辞苑』には，「① 介護，世話」「② 手入れ」とありますが，「ケアリング」という言葉の掲載はありません．英語の「ケアリング caring」については，「① ケアを提供する，世話をする」と「② 関心をもつ，気遣う」という，異なるが互いに関連する 2 つの意味で用いられています[3, p.166]．

1 ● ケアリング caring—2 つの意味

ケアリングの 1 つめの意味，「① ケアを提供する，世話をする」caring for は，他者のためになると考えられる活動を，その人のために，その人に対して，その人とともに行うことを意味します．たとえば，「清潔ケア」「排泄ケア」「褥瘡ケア」などの看護実践には，通常，看護師が患者のニーズに対し，その人に合った方法で応える責任を有することによって，個別のかかわりが生まれます．

ケアリングのもう 1 つの意味は，「② 関心をもつ，気遣う」caring about です．こちらは，看護師が実際に行うさまざまな看護実践を指すのではなく，他者を気にかけること，その人のニーズに関心を払うこと，多様な価値を受け入れ相互の関係性を維持すること，オープンに語り合うことなどを重視する，患者-看護師関係における看護師の態度やありようを示します．

2 ● ケアの相

倫理学者トロントは，ケアという概念を 5 つの相で考えています[4, p.127-136 ; 5, p.34-37]．トロントの考えの重要な特徴は，ケアは行為を伴っているという点です．

a. 第 1 相 「気にかける」 caring about

看護師ならば，患者を気にかけ，心配し，患者がおかれている状況に関心をもつことがケアの出発点です．そもそも気にするべきことに気づける看護師は，自身の考えの枠や価値観にとらわれることなく，患者が自分とは異なる考え方をもっていたとしても，その人を尊重し，あるがままを受け入れようとするでしょう．

第 1 相で求められる倫理的な態度は気遣い attentiveness です．気遣いとは，「誰がケアにかかわっているのか」と，「関係する人々それぞれの意見や思いは何か」を問うことです．関係する人々には，患者，家族，看護チーム，主治医をはじめ患者のケアに携わるその他の専門職者が含まれます．患者・家族を含めたチームが利用できそうなスキルとリソースについても分析する必要があります．

b. 第2相「面倒をみる」caring for

ケアを求める声に気づいた看護師は，患者の状況を改善するための**責任** responsibility を果たそうとします．この第2相は，ケアを実際に提供する前段階であり，患者の心身のニーズへの対応が看護師の**責任**であると自覚することが倫理的な態度となります．ケアの倫理の枠組みの中での責任ある行為とは，患者のニーズを認識し，そのニーズを満たすと約束することです．ここではニーズを正しく特定することが重要です．

c. 第3相「実際にケアを提供する」care giving

第3相は，いよいよケアを行う段階です．ケア提供にあたっては，ニーズを満たすための効果的で適切な手段をもつこと，すなわち適切な**能力** competence を有している必要があります．気遣いと責任だけではケアを実践することはできません．ケア提供者である看護師には，患者が求めるニーズを満たすか，ニーズを満たすための人員や物品の調整など準備をする能力が要求されます．また，実際にケアを行うこの段階では，ケアの具体的なやり方が患者のニーズに合致しているかを知るために，当事者間あるいは当事者を中心に関係者を交えた率直な対話が不可欠です．

d. 第4相「ケアを受ける」care receiving

ケアを受けた患者の反応から，看護師は患者のニーズが満たされたかどうかを確認し，ケアの効果を評価します．ケアは双方向的な行為であり，ケアの倫理における**応答性** responsiveness は，ケアの受け手がケアを受け入れることによって証明されます．一般的にケア関係は平等でなく，ケア提供者は上位に立つことから，たとえば患者に「ありがとう」と無理に言わせていないか，ケアが患者にとって侵襲となっていないか，患者を無力にしていないかなど，ケアの強制の可能性を常に探ろうとする態度が求められるのです．

e. 第5相「ケアを維持する」caring with

トロントは，第5相を追加することによって，ケアの概念を拡大しました．つまりトロントの述べるケアの倫理は，最終ポイントで**連帯と相互信頼** solidarity and trust という次元に人々を運びます．他者にケアを提供することは連帯と相互信頼を築く機会であり，ケアを受けるその人はもはや孤立しているのではないと感じます．このつながりは患者のみならず患者の家族，看護師や医療チーム全体に力を与え，ケアは，連帯と相互信頼のもとに維持されることになります．看護という仕事にはこのような機会が日々与えられています．

3 ● 「他者のニーズにどのように応答すべきかと問う」とは

事例15をみてみましょう．ここでの「私」は看護大学2年生．鈴木氏（80歳代の男性）を初めての臨地実習で受け持ちました．

> **事例⑮ 受け持ち患者，鈴木氏**
> 鈴木氏は妻を2年前に亡くして以来一人暮らしです．もとは小学校の校長先生でした．長男が近所にいますが，鈴木氏は自分のことは自分でしたいと考えています．もともと身体を動かすことが好きな鈴木氏は，とくに剣道と社交ダンスは人に教えるほどで，「先生」と呼ばれ人望がありました．自宅にはかつての教え子たちの訪問も多く，

人との交流が絶えない毎日でした．このような退職後の暮らしは，鈴木氏の誇りでもありました．

　そんな鈴木氏が脳梗塞を発症し，A病院に緊急入院．薬物治療で3週間が経過しました．軽い片麻痺は残りましたが経過は良好，主治医の勧めで今後リハビリに専念するため転院予定です．

　私は実習で鈴木氏といろいろな話を交わす中で，本人と家族のあいだで退院後に関する考えに相違があることに気づきました．転院先の候補は2つです．鈴木氏はリハビリで有名なB病院を，長男家族は自宅から近いC病院を希望しています．担当看護師は，本人の意思を尊重したいが患者を養うのは家族だから，病院側としては見守るしか仕方がないという考えです．

　鈴木氏の話によれば，家族がC病院を選んだ理由は家から近いということでした．鈴木氏自身がB病院を希望するのは，多くの患者がこの病院に転院して機能回復していると主治医から説明されたからで，今しっかりとリハビリをしたいと願っています．しかし一方で，鈴木氏は家族に迷惑をかけたくないという気持ちも非常に強く，先ほど私は，鈴木氏が長男からC病院でいいかと問いかけられ快諾している場面に同席しました．家族が帰られたあとで，鈴木氏は「本当はB病院に行きたいが家族に迷惑はかけられない」と私に話してくれました．

　今，「私」は鈴木氏に生じている問題に気づき，受け持ち看護学生としてケアの責任を知覚して，ニーズにどう応答すべきかを必死に考えています．「家族に迷惑はかけられない」と考える鈴木氏は，長男からC病院でいいかと聞かれて快諾しました．でも，これは鈴木氏の本心ではありません．担当看護師は，患者を養うのは家族だから見守るしか仕方ないと，第三者的見解を示しています．このままC病院に行っていいのか，話し合いの余地はないのか，私の心はもやもやでいっぱいです．自立した生活を送ることは鈴木氏の希望であり，誇りを取り戻す手段であり，そのことを私は知っているのです．主治医はリハビリによる回復の可能性があると判断したからこそB病院を勧めているはずです．

　この状況をもう少し詳細にみると，鈴木氏自身はリハビリで身体機能の回復を強く望みはするものの，家族の和を第一に願って長男の意見を優先しています．長男の顔が立つよう，深い遠慮，つまり礼を重んじています．鈴木氏のウェルビーイングを高めるケアの実践は，専門職としての看護師の責任ですが，担当看護師は鈴木氏の本心を知らないため，問題に気づくことはありません．

C. 看護実践におけるケアの倫理の特徴と限界

1 ● ケアであるといえる範囲

　「ケア」を概念として最初に注目したのは，哲学者のメイヤロフです．彼は，ケアであるといえる範囲について，「ケアをするとは，相手の成長を援助したときであって，成長が認められなければ，いかなることをしてもケアをしていることにはならない」と述べ[6, p.90]，次のように主張しています．

① ケアとは他者が成長すること，自己実現することを助けることであり，他者の成長を助

けることによって自分自身を実現するという意味でケアは相互的である.

② ケアは第一義的にはプロセスでありゴール志向のサービスではない.

③ ケアには他者の時間と他者のやり方による成長を信頼することが含まれる.

　メイヤロフのケア論の鍵となる概念は,「場の中にいること (being in-place)」です.メイヤロフは,「単にあきらめてそこにいるのではなく,当事者であり続けること」という意味で,この言葉を文献中に繰り返し述べています.この考えを念頭に,ここでもう一度,事例 15 を振り返ってみましょう.

　臨地実習中の看護学生は免許がないので,実習施設と患者の承諾を得て,看護専門職者の指導のもとにケアを提供します.一般に学生は,ただ一人の患者を毎日受け持つため,関係性の網が張りめぐらされた「場の中にいること (being in-place)」がきわめて生じやすい状況です.鈴木氏が,長男から C 病院でいいかと聞かれて快諾した後に,本心を学生に告げた事実は,学生との良好な関係の結果と考えてよいでしょう.「本当は B 病院に行きたいが家族に迷惑はかけられない」.鈴木氏の言葉から「私」は鈴木氏の脆弱性のサインを察知し,真のニーズを示す呼び声として受け取りました.ただし看護学生には,その呼び声に応答する能力に不足があるのです.

　退院までの期間は短く,急がなければならない問題と判断した「私」は,鈴木氏に自分が感じていることを正直に話しました.まだ学生なのでわからないことばかりだが,B 病院について家族と話をしてみてはどうか,鈴木氏の希望を担当看護師に伝えてみてはどうか,機能回復の可能性を主治医から家族へ説明してもらうことも選択肢ではないか,私が実習指導者に相談することを鈴木氏は嫌だと感じるかどうか.そして心配でたまらない気持ちも述べました.その時,じっと考えていた鈴木氏が最初におっしゃったことは,「校長として現役だった頃を思い出したよ.明日,息子や周りの人たちに話してみよう」というものでした.鈴木氏は,校長であったとき,卒業していく 6 年生へのはなむけとして,「人生を自分で切り開く人になりなさい.人生の鍛冶屋になりなさい」と話していました.鈴木氏は学生である「私」から教えを請われる形でケアされ,患者という脆弱さから解放されたのです.鈴木氏は自分の意向を伝えたいと担当看護師に申し出ました.病棟でケースカンファレンスが開かれ,鈴木氏,家族 (長男と妻),担当医,担当看護師,師長,担当理学療法士,メディカルソーシャルワーカー (MSW) と学生 (私) が集まって,それぞれの意見や思いが率直に語られました.結果,「鈴木氏は本人が望む B 病院に転院して,入院前の生活を取り戻すことを目標に 3 ヵ月リハビリに専念する」が合意されました.鈴木氏は B 病院での 3 ヵ月のリハビリを終えて自宅に戻り,リソースを確保して生活を再開することができました.

　この事例から,メイヤロフの「ケアであるといえる範囲」の 3 つの主張が理解できると思います.また,トロントのケアの相 (☞p.43) において,患者の真のニーズを知るためには,患者のケアにかかわるすべての人々が,意見や思いをオープンに語り合うことが非常に大事と述べていることも,よく理解できると思います.

2 ● ケアの倫理の限界と挑戦

　「考えというものは,広く批判されることによって十分発達するものである」とデイビス

Davis は述べています[3, p.176]. まだ歴史の浅いケアの倫理の考え方も例外ではありません. ケアやケアリングに倫理的側面があることは広く認められていますが, ケアという言葉を吟味せず使うことへの警告など批判も少なくありません.

最後に, 次の3点でケアの倫理の限界に看護がどう挑戦できるかを考えましょう.

a. 相互的な関係が修復不可能な場合

ケアの倫理において「倫理的である」ということは, ケアリング関係を維持し, その向上に努めることです. ただし, 1対1のケアの関係には問題も生じやすく, どうしても関係が修復不可能になってしまう場合や, 一時関係を中断する方が相手の成長や自身のためになることが明らかな場合もあります. このような時も患者と家族をチームの一員として迎え入れる21世紀のチーム医療を推進する看護師で, かつ「場の中にいること」を意識するならば, この課題は解決可能です.

b. あいまいさ

「他者のニーズに私はどのように応答すべきか」を問うケアの倫理は, 日々の実生活の文脈に根差しており, 天空から理想として降ってくる善と悪の表明ではありません. すべてが文脈に依存し, ケアの受け手とケア提供者のさまざまな観点から問題を検討していくため, あいまいなところがあります. ケアやケアリングという言葉の明確な定義がなされていないという課題も, ご紹介したとおりです.

ケアがうまくいくとは何を意味するかの見定めも必要で, 「ニーズにどう応えるか」の答えは1つではなく複数あるかもしれません. また, 事例15で鈴木氏が長男に「C病院でいい」と答えざるを得なかったことは, 担当看護師が「鈴木氏の面倒をみるのは家族（の問題）だから見守るしかない」ととらえていたことに1つの理由があったように, 患者にとっての真のニーズを見過ごしたケアの場合, その患者に, 「本当は自分には不当なのだが, 仕方ない, それでOKだ」と思わせてしまう可能性があります. つまり, メイヤロフの言う「単にあきらめてそこにいるという状態」になってしまうのです.

c. 時間がとれないこと

鈴木氏のケースでも, 「場」のなかでの対話からケアを求めるアピールがなされ, ケアは始まりました. しかしながら, 対話に必要な時間は臨床現場には限られており, そのために見逃されたケアが日々の看護実践に埋もれている可能性があります. 専門職としての看護師ならば, 「今まさにケアが必要である」という状況を知っておくことが大切でしょう.

3 ● ケアの倫理のアプローチの位置づけ

ケアの倫理は, 徳の倫理に含まれると考えられます. なぜなら, ケアの倫理のアプローチの焦点が相互的な関係にあるとはいえ, その前提には当然のことながら信頼が求められ, 看護師のよい態度や責任感, すなわち看護師の徳が必要です. ビーチャムらは, ケアの道徳的概念を徳の倫理の章で扱っていますし[7, p.35-37], ケアの5つの相を開発したトロントは, 彼女の講演の冒頭で, ミル Mill の「人間の真の美徳とは, 平等な共存のために必要な特性である」[8]という発言を引用しています[9].

相互的な関係に重きを置くケアの倫理は, 「徳の倫理」や「原則の倫理」よりも, 日本の看護師の価値観の根底に流れるものによく一致するという研究の結果があります[10]. 患

者と向き合う看護の世界には正解がないあいまいさを，日本の文化は受け入れやすいのかもしれません．日本流看護倫理のアプローチは，ケアの倫理を中心に位置づけることができるのではないでしょうか．

学習課題

1．ケアの倫理は人間をどのようにとらえていますか．
2．あなた自身を振り返り，あなたのケアの体験を考えなさい．
3．ケアの倫理は看護師にどのような影響を与えると思いますか？　まわりの人と話し合いなさい．

▎文献▎

1)　和泉成子．看護における倫理：看護倫理の意義と教育のあり方．看護展望．2005；30（8）：25-31.
2)　Allmark P. "Can There be an Ethic of Care ?". Journal of Medical Ethics. 1995；21：19-24.
3)　Davis AJ ほか．2006/小西恵美子監訳．2008．看護倫理を教える・学ぶ：看護教育の視点と方法．東京：日本看護協会出版会.
4)　Tronto JC. Moral Boundaries：A Political Argument for an Ethic of Care. Route ledge；1993.
5)　Tronto JC. Caring Democracy：Markets. Equality and Justice. NY University Press；2013.
6)　Mayeroff M. 1971/田村真．向野宣之．1998．ケアの本質—生きることの意味．東京：ゆみる出版.
7)　Beauchamp T, Childress J. Priciples of Biomedical Ethics 8th ed. Lomdon. Oxford University Press；2019.
8)　Mill JS. "The True Virtue of Human Beings is Fitness to Live Together as Equals. John Stuart Mill. The Subjection of Women. Chapter 2". 1869.
9)　Tronto JC. The Challenges of Medical Care in a Caring Democracy. 2013.
　　https://www. you-tube. Com/watch-time_continue=7&v=91g5IvWDhqk&feature=em b_title（2020 年 2 月 20 日検索）
10)　Pang S, Sawada A, Konishi E. et al. A Comparative Study of Chinese. American and Japanese Nurses' Perceptions of Ethical Role Responsibilities. Nursing Ethics. 2003；10（3）：295-311.

第Ⅲ章

看護倫理に関係する重要な言葉

この章を学ぶにあたって

1. 倫理に関係する重要な言葉の意味を理解する
2. それらの言葉に反映されている看護上の価値について考える
3. それらの言葉をとおし，倫理と文化とのつながりについて考える

はじめに

　本章では，倫理に関係する重要な言葉の意味を学びます．倫理を学ぶとさまざまな言葉に出会います．たとえば看護師の倫理綱領には，「責任」「協働」「情報」「専門職」といった言葉が登場し，それらの言葉の背後には，看護師としての価値観が潜んでいます．それらの言葉の意味をしっかり理解することが大切です．

　なお，本章のみならず，この本を通して「概念」という語がよく使われていることにお気づきと思います．

　概念（コンセプト）とは，

① 大まかで一般的な意味内容（広辞苑　第 7 版）
② ある物事や言葉についてのこういう内容・意味のものであるという，だいたいの考え（類語大辞典）

などとされています．すなわち，言葉・概念・意味の 3 つは切っても切れない関係にあり，ある言葉の意味を考えることは，その「概念」について考えることにほかなりません．

　本章では，日本を含む東アジアの伝統的な価値観である「和」や「親孝行」「面子」などの意味を最初の 2 つの項で検討し，次いで，世界で共通に重視されている倫理上の概念を学ぶこととします．倫理はわれわれの生活に身近なものであり，われわれの生活はその国・地域の風土や文化のなかで営まれています．したがって，倫理の焦点である「それはよいことだ」「よくない」あるいは「それは大事だ」などということについてのとらえ方は，世界各地で違って当然です．同時に，看護倫理という，専門職としての倫理には，世界中で共通する考え方もあるはずです．本章を通じ，そういうことに思いを馳せてください．

1 和

この節で学ぶこと

1．日本の伝統的な価値観である「和」の意味を理解する
2．「和」と「同」の違いを理解する
3．看護師が「和」あるいは「同」とどのようにかかわっているかを理解する

　日本人は「和」を尊ぶ国民性をもっています．聖徳太子は「和をもって貴しとなす」と十七条憲法に記しました．人間関係のなかで暮らすわれわれは争いごとを引き起こすのが常ですが，そうした争いを克服することが「和」であると説いたのです．このように，「和」は人間関係における大切な価値とされてきました．

A．「和」の意味

　「和」は一般に，① 仲良くしていること（平和），② 争っていたものが仲直りすること（和解），③ うまくつりあいがとれていること（調和），および，④ それらの実現のために必要な穏やかな心の状態（温和，柔和）を意味します[1, p.897]．また，「倭」と並び，「和」は日本をあらわす言葉でもあります．

　「和」は主に儒教からきたと考えられており，儒教の教えを伝える論語は，「君子は和して同ぜず，小人は同じて和せず」[2, p.265]と説き，「和」と「同」を混同してはいけないと述べています．その意味は，「＜和＞は，人間関係の中で，それぞれのもつ個性を活かしながらそれらを調和して，1つの大きな，高い次元のものに到達する．他方＜同＞は，個性のない者が，個性がないゆえに，人に同調する．水に水が加わるようなもので，新しい味は生まれてこない．しかも，人間が同調するときは利害関係によることが多い」ということです．ここで，「君子」とは理想的な人格をさし，「小人」はその反対の，品性の劣る人をさします．

　このように，「和」は「同」とは異なるあり方です．すなわち，「和」は単なる同調や雷同ではなく，主体性をもち，全体を見渡し，他者との差異を認識して継続的に協調していくことを意味します．そのとき，節度をもって協調することが大切とされます．議論し，事柄の筋道を通じさせる前提として，「和」が大事であるのです．「和」によって生まれるのは，「全体にとってのよいこと」です．また，「和す」過程で，それぞれが成長する，ということも，「和」は意味しています[3]．

B. 職場の「和」

　　職場などでは，時に「和」と「同」が混同されることがあります．看護師が倫理的問題に直面したときにどう行動するかということに関する研究で，ある看護師は次の事例16のように語っていました[4]．その患者（70歳，女性）は肝硬変の末期で，「痛い」「かゆい」という訴えのみであまりしゃべらない人でした．

> **事例⑯ ある看護師の語り**
>
> 　患者さんは，点滴の針の穴からむくんでいる液が出てきてしまうくらいむくんでいました．家族も「このむくみはなんとかならないか」と言っていました．でも医師の指示は末梢点滴続行でした．何も言わない患者さん．でも，いつも顔をしかめていました．点滴を減らしたほうがいいとは思ったんです．でも，主治医は看護師から意見を言われるとへそを曲げるんです．同僚にまで被害が及ぶ．だから言い出せませんでした．…私，いつも頭にクエスチョンマークがありながらやっている．

　　結局，この看護師は「ご家族で先生に直接話してください」と家族に言い，医師の指示に従いました．自分は医師の指示が患者によくないと思いながら意見は言わずに，周囲が丸くおさまるように，波風を立てないようにと行動したのです．そして，「いつも頭にクエスチョンマークがありながらやっている」とつぶやきました．

　　看護師は時に，「対象者を中心とした看護」の実践よりも，自分の意見はおさえて医師や同僚などとの人間関係を重くみて行動することがあります．横尾ら[5]も，「和を重んじるわが国のチーム・カンファレンスは，看護師としての自律性を育てるのを阻害するようにも働いているのではないだろうか」と述べています．

　　「職場の和」は大事ですが，「和」の精神を単なる「同調」と取り違えると，「意見は言うな，波風を立てるな」という風潮を生みます．それが，専門職への期待に反する意思決定や患者に不利益な行動につながることがあり，注意しなければなりません．

C. 医師たちと話し合う看護師の「和」

　　他方，職場で医師たちときちんと話し合う看護師がいます．同僚看護師のどのような面を「よい」と思ったか，ということについての研究において，ある看護師は先輩看護師を次のようにたたえていました[3]．

事例⑰ 医師と話し合う看護師の姿

先生（医師）から出された治療の内容について，「こういう指示はちょっと受けられなくて，看護師としては，こういうふうにならないか」っていうのを，先生と交渉している先輩を見たときですねえ．先生の指示を非難するわけでなく，「こういう指示は受け入れられません」という一方的な突っぱねではなくて，ちゃんと看護師としての立場も伝えながら，「こういうふうになりませんか」とか，感情的でなく穏やかに交渉しているのを見て，「ああ，ああいうふうに言えばいいのかなあ」って．ひょっとして，別の方が「こんな指示は受けられません」とか言うと，先生のほうも「なんで？」っていう感じで，ハタから見ていて「ああ，今ちょっと先生，イラっときたなあ」っていうのはわかると思うし，やっぱり交渉とか伝え方が問題なのかなと．

こう語る看護師は，先輩看護師の，医師にきちんと意見を述べるという行為だけでなく，全体の状況を見渡す力と，意見を言うときの穏やかな態度にも，よさを認めています．「全体にとってよいこと」というゴールに向かって節度をもって医師と和す先輩看護師の行為に，まさに「君子の和」を感じたようです．

D. 看護師が自分を大切にするということ

次の事例18の看護師は，学校で習ったいわゆる「患者中心の看護」と自分の性格との間で問題意識を引きずっています．このような問題意識こそ，看護倫理の大事な課題です．

事例⑱ 医師に意見を言えない私

私は性格上，治療について医師に意見できない．一緒に仕事をしている仲間だから機嫌を損なわないように，とかですね．患者でなく自分を一番に思っているからそうなるのかな？って思うんですけど．（臨床経験5年）

この看護師は，「患者でなく自分を一番に思っている」と自分を責めています．しかし，彼女は本当に責められるべきでしょうか．看護師は常に自己犠牲の精神をもち続けなければいけないのでしょうか．そんなことはありません．「和」をもってすれば，共同体の一人ひとりが大切な存在です．美しいハーモニーというゴールに向かうオーケストラの大事なパーツのように．看護師は患者への責任を強く自覚しつつ，自分を大切にするべきなのです．自分を大切にできなくて人を大切にするのは難しい．また，人に大切にされた経験のない人は他者を大切にすることはできません．

E. 国際看護師協会のスローガンとしての「和」

2005年の国際看護師協会（ICN）台湾大会で，日本から初めて選出された第25代ICN会長は，Harmony（和）という文字を高く掲げました．ICNの歴代会長は，"watchword"

といわれる標語を掲げてきており，それらはその時代の世界の看護の価値をあらわしています．争いが続く世界において，また，多職種間の協働を基本とするチーム医療において，「和」の意味を改めて考えることが大切です．「和」の本来の意味は，異なった意見をもつ者が議論し合って調和のとれたあり方を追求することなのだ，ということを．「倭の奴の国」といわれるように，「和・倭」は，日本人の国という意味でもあるのです．

「和」について考えることを通し，倫理は常にわれわれの日常生活や職業生活と共にあり，倫理と文化とは密接に関係し合っていることが理解できたでしょうか．

ICN の watchword

- 1901 Work（仕事）
- 1904 Courage（勇気）
- 1909 Life（生命）
- 1912 Aspiration（大志）
- 1925 Peace（平和）
- 1929 Service（奉仕）
- 1933 Concordia（協調と理解）
- 1937 Loyalty（忠誠）
- 1947 Faith（誠実）
- 1953 Responsibility（責任）
- 1957 Wisdom（英知）
- 1961 Enquiry（探求）
- 1965 Tenacity（不屈）
- 1969 Unity（団結）
- 1973 Flexibility（柔軟性）
- 1977 Accountability（責務）
- 1985 Freedom（自由）
- 1989 Justice（正義）
- 1993 Love（愛）
- 1997 Humanity（人間性）
- 2005 Harmony（和）
- 2021 Influence（影響力）

学習課題

1. 前出の ICN watchword のいくつかを選び，その意味を探求しなさい．
2. 日常生活や臨地実習で出会った「同」や，本来の「和」と思えるような状況をあげ，話し合いなさい．
3. 事例 16 の看護師は，よいところももっているようです．どんなところがよいと思いますか．それはなぜですか？

文献

1) 大庭　健編. 現代倫理学事典, 東京：弘文堂；2006.
2) 金谷　治訳注. 論語. 東京：岩波書店；2008.
3) 小西恵美子, 八尋道子, 小野美喜ほか.「和」と日本の看護倫理. 生命倫理. 2007；17：74-81.
4) 中嶋尚子, 小西恵美子. 判断の難しい状況における看護師の行動を決める背景―「Moral certainty」の概念による分析. 看護管理. 2003；13：298-303.
5) 横尾京子, 片田範子, 井部俊子ほか. 日本の看護婦が直面する倫理的課題とその反応. 日本看護科学会誌. 1993；13：32-37.

2 共同体，家，親孝行，礼，面子，和—東アジアの文化と倫理

この節で学ぶこと

1．日本が属する東アジア文化圏の倫理の特徴を考える
2．東アジア文化圏の倫理に対する儒教の影響を考える
3．われわれの伝統的な価値観である共同体，家，親孝行，礼，面子，和を考える

　以前，血液透析を必要とする患者の生きがい意識について，日本と台湾で調査したことがあります．日本も台湾も，長時間の透析には一人部屋よりも大部屋に入りたいという人が圧倒的に多いこと，世話する人は友人よりも家族・身内が基本となっていることなどがわかりました．この研究で，日本も台湾も個人主義社会ではなく，家族生活を基盤とした集合体的，もしくは**共同体的な社会**であることが確認され，家族中心的な看護への実践の大切さも明らかにされました[1]．その事実は今も変わっていません．家の倫理をもつ日本・台湾などの東アジア文化圏では，治療の決定に患者の家族がかかわることが多く，それが欧米のような個人主義社会との大きな違いの1つとされています．また，欧米諸国に比べ，家庭をもちたい日本人の若者は明らかに多く[2]，身内の存在も大きいです．

　ここでは，われわれの目が欧米に向きがちであるために忘れがちな東アジア文化圏固有の倫理を考えます．

A. 比較文化論からみた東アジア文化圏

　比較文化論は，北米を中心とした西洋社会と東アジアを中心とする東洋社会をよく比較します．個人主義的社会といわれている西洋人の視点からすれば，われわれ東洋人は集団主義的社会に近いのです．東アジア諸国のそれぞれには，当然その国の特徴がありますが，しかしなお，全体として類似点や共通点があるからこそ集団主義的社会とみられるに違いありません．

　テクノロジーの革新とともに毎日猛スピードで変化している世の中ですが，現代社会がどんなに変化したとしても，それは文化の長い歴史の中のほんの一部のことです．われわれ現代人が生まれ育った環境は空気のようなもので，その文化・文脈を明確に認識することはふつうはあまりありません．しかし，われわれの文化・文脈は無視できない事実としてあるのです．たとえば，母国を離れ，異なる文化圏や国で暮らすとき，いわゆるカルチャーショックを受けることがあります．それは簡単にいえば，個人が今までとは異なる文化に接することによって受ける一種の心理的衝撃です．自分がなじんできた環境，人間

関係，価値観などの違いにより，実生活でさまざまな混乱が起こるのです．そのようなときに，母国の環境や家族，知人などのことが今までと異なる視点でみえることがあります[3, p.42-51]．同じ文化のなかではジェネレーションギャップを感じていたのが，異文化にふれると，どの年代にも共通する母国の文化・文脈がみえたりするのです．

> **事例 ⑲ 北米で「親孝行」をわかってもらえない日本人**
>
> 　ある日本人が移住先の北米で心身症と診断され，現地の内科医に自分の悩みを打ち明けた．外国に移住してしまった自分は母国にいる親になかなか親孝行できないという悩みを語ったが，その医師には親孝行についてどうしてもわかってもらえなかった．

　親孝行という言葉の英語は，どの辞書にも filial piety（duty）とあります．filial piety は親に従う，義務を果たすということに近い意味で，われわれが思う「親孝行」とはずいぶんニュアンスが違います．北米のように，個人の独立性を幼いころから大切にしている個人主義的社会では，親の意見は大切でも，それよりも，個人がさまざまな状況下で自分の意見・見方をどこまでまとめられるか，もしくは独立した一人の人間として困難に向き合い乗り越えられるか，ということのほうがもっと大切なのです．年をとっても親に従っているというのは，むしろその人の独立性がよく発達していないとみられます．

　他方，東アジア文化圏では，親元からどんなに離れていても，親に意見を求め，できるだけそれに沿っていくことで親に喜んでもらうのが美徳であるとして，「親孝行」という概念が生まれてきています．「親」に対する価値観は，洋の東西でこのように違うのです．

　このように，異なった文化に照らしてみた東洋の集団主義的社会の特徴は，共同体のなかで各構成員がまわりの人と連帯感をもち，おたがいに支え合う，競争よりも共存していく，それが集団主義の基本的な要素といえるようです．共存する，そこに倫理が求められるのです．

B. 東アジア文化圏の共存共同体

　ではなぜ，東アジア文化圏では「親孝行」が美徳とされてきたのでしょうか．そんな質問自体，ふつうわれわれは問題にしないのですが，歴史的には，「親孝行」という美徳は，古代中国が生んだ儒教思想の中で確立されました．儒教は韓国，日本を中心に東アジア文化圏に広がり，それぞれの違いを生じながらも，おのおのの伝統文化に吸収されていきました．日本では，儒教倫理が日本人の土着の考え方と非常に適合性が高かったため，それがよく日本の文化や風土に根づきました．東アジア文化圏は，外来の，とくに近代西欧文明をよく吸収しましたが，その母体には，儒教文化の影響があったことは無視できないといわれます．

1 ● 礼

　もともとは中国で生まれた儒教思想のよさが，中国以外の社会で保たれてきたのは興味

深いことです．たとえば，儒教の「礼教思想」は中国よりも日本でよく保持されています．「礼教思想」とは，「孔子曰く，不知礼，無以立」を指し，その意味は，「礼を知らなければ社会に立つことはできない」ということです．礼とは，人と人との間の深い遠慮であり，具体的には礼儀のことです．

2●家

　儒教思想に強く影響された東アジア文化圏に最も共通するのが，**家族の倫理**です．家族の倫理とは，個人と家族とのつながりのあり方，という意味です．家が社会の最も基本的な単位として確立されたのは，古代中国の儒教思想においてでした．儒教思想は社会秩序を最優先にすえるので，「家」を社会の基本単位として固めることができたと考えられています．

　儒教では，「家」は社会の基本単位であり，個人は「身を修め」，「家を整え」，「国を治め」，そして紛争のない世界をという順に，目標を目指していきます．個人は家を整えるために社会的技能を学習するのであり，家族の倫理はその国や社会秩序の基盤となるのです．そこでは，人間は，個人として独立して社会生活を営むというよりも，積極的にまわり（家から社会，国へ）の人の人生とかかわろうとします．そして，さまざまな礼儀作法が，個人と親，兄弟，友人との間のダイナミックな関係過程に深い意味をもち，その過程が人格を磨き，洗練する働きをするのです．

3●面子

　日本語にも中国語にも**面子**という言葉があります．この言葉を英語で理解しようとするためには face という語彙しかないようです．英語圏の心理学者らが「面子」を self-esteem（自尊心）ととらえても，まだその意味の真髄に至りません．「面子をつぶされた」「体面を重んずる」などでいう「面子」はむしろ一種の自己尊重的な気持ちであり，たどっていけば，人と人との間の深い遠慮にあるところの「礼」が働いているともいえるのです[4, p.309-315]．

4●和

　まわりの人を意識してこそ「面子」の働きが作用するので，自己を尊重することが求められます．そして，個人から，家，社会へと常に意識するのです．個人の「我」を主張するよりもまわりの和を求めるのが理想として重視されます．まわりの「和」を求めるために，相手の立場を考え，おたがいの面子を守る過程の中で人格を磨いて成長していくことが，ミクロでは各社会で微妙に違っていても，全体的には東アジア文化圏の社会的な育ちのあり方といえます．

C. 家族の中の「役割」と個人の人格形成

　以下，中国語（華語）圏における儒教倫理の原型であり，しかも東アジア文化圏に共通する面の多い家族倫理に焦点をあてることとします．「孝は百行の本」と言い伝えられてきたように，親孝行はすべてのよい行いの原点です．親孝行という価値観をもつ儒教文化圏

では，自分を生み育てた親に対する恩返しという倫理感をもち，それをふまえながら人格が形成されていきます．たとえば，親に恥をかかせた体験から，その人ははじめて自尊意識を実感します．また，親に喜んでもらいたいという願望は絶えずわれわれの意識に働いています．このように，「親孝行」は社会倫理の一環として確立されてきました．

1 ● 家族の中の役割

人は，ある家に生まれ，家族からある役割を期待されます．同時にその人は，その人自身の生活経験や，個性のような自分の内面性ももっています．その，内面的なものと，期待されたものとが衝突し合うことも，当然のことながらありえます．しかしそれでも，家族の中の役割を強く自覚し，それを心の中心にすえて成長し人格を形成していくのが，この家族共同体の原理であり，倫理です．いいかえれば，人格形成において，心の中に1つは家族から期待されるあるべき自分，もう1つは自分の内面的なありたい自分があり，たとえその2つが完全に対立しても，家族の倫理の働きによって，なんらかの形で共存できるようになることが目標とされます．また，家庭内役割ももつ生涯の成長過程を重視します[5]．

2 ● 五倫の道

一方，社会的には，儒教において君臣，父子，夫婦，長幼，朋友の間の「五倫の道」を確立し，その5つの倫理を教育して社会秩序を整えることとされてきました．家族を背景にして，個人の自意識の中に，男女，長幼により，それぞれの役割感や使命感が根ざしているのです．さらに，この5つの人間の筋道から，社会とまわりから与えられた役割を中心とする倫理感が生まれてきました．たとえば，物事を1人でできたという個人の誇りを標榜するよりも，与えられた役割をうまく成し遂げたという表現のほうが適切であり，美徳的な表現です．また，個人は生涯をかけてまわりから与えられた役割を遂行することで，自分の生命を充実させていきたいと思うのです．

事例20のような例は，東アジア文化圏ではおそらくめずらしくないでしょう．難病と知らされた患者は，最初は家族に迷惑をかけないことに気を配っており，その後，父親のあるべき姿を子どもたちに身をもって伝えたい心境に変わりました．自分のつらい気持ちをみせないようにし，なおかつまわりに感謝や謝りの気持ちをもつということは，自分の苦しみのみを意識するよりも，まわりの者の気持ちや子どもたちの成長を優先する家の倫理がよく働いた例といえましょう．

> **事例⑳　難病を宣告された50歳代日本人男性患者の生きがい**
>
> 余命2～5年と宣告されたその方は，最初は，家族に迷惑をかけて生きるより，むしろ死ぬほうがましと思いました．なぜなら，今の自分は何をしてもらう価値もなく，かえって妻と子どもたちの負担になる，むしろ家族のために自殺しようという気持ちになっていました．ところが，看護師の働きかけで積極的に治療を受けようと心に決め，病気ではあっても必死に生きる父親の姿を子どもたちにみせ，そこから言葉では言い尽くせない何か大切なものが伝えられると気づき，体調が悪いながらも，残りの命は仕事に全力を尽くし，いつも「ありがとう，ごめんな」と言い，亡くなるまで子どもたちの前で決して「つらい」と言いませんでした[6, p.111-136]．

D. 国際看護の基本は自文化を知ること

　われわれは，患者を一人ひとりの独立的な存在としてとらえ，彼らの苦しみ・寂しさなどの気持ちを大切にしたいと思います．しかし，そこで一人ひとりの患者を包む家族を切り離しては，その患者の精神状態や人格をみることはできないでしょう．なぜなら，誰しも家族倫理のもとで，それぞれに親，子女，兄弟などの立場にあり，あるいはそれらの役割を担って存在しています．いいかえれば，それぞれの患者は家族という生命共同体のなかで，家族のメンバー同士が相互依存のような役割を担い，おたがいに支え合いながら社会の柱となっていくことが必要なのです．

　看護行為自体は，人間の尊厳を守り，弱い立場の人々に手を差しのべ，健康を増進するなど，全世界にわたって共通する点をもっています．しかし同時に，それぞれの文化で独特な内容もあるはずです．グローバル時代に看護の国際協力や異文化間の看護に言及することは大事ですが，その前に，それぞれの文化・社会に根ざしている文化・文脈を認識することが大切です．本節では，東洋と西洋の違いを示す1つの例として，西洋の個人主義社会の視点からは各個人の独立性が欠けているようにみえるかもしれない東アジア文化圏の集団主義をあげ，そこではむしろ共同体のなかで相互扶助，つまり支え合う原理をよく生かしていることを述べました．実際の例として，東日本大震災発生時に被災者同士の支え合いは国際的に大きく評価されました．

　いわゆる国際看護とは，それぞれの文化・社会の特色を尊重したうえで構築していく共通性のある理想的な看護を目指すことを目標としています．そのためにも各自の文化の根底を認識することは，むしろ国際看護の基礎となるのです．

コラム
異文化体験―日本人と台湾人

　ある台湾駐在の日本人商社員は，台湾人と数年間接触した経験を次のように話しました．「人と接するときに，日本人はほとんどの場合，初対面から親切を表に出して始まるが，台湾人は必ずしもそうではない．最初は不親切な感じから，友好的かつ親密な関係へと発展していくことがよくある」と．このことがわかるようになるためには，まず日本と台湾の人間関係づくりのプロセスを理解する必要があります．つまり，はじめからメンバー全体との和合を前提，もしくは「オモテ」として認識し，それを契機としておいてから，あとになって個人的な関係の発展を「ウラ」として求めるプロセスというのが日本式です．それに対して，個人的な好き嫌い，もしくは目的を隠さずにあらかじめ感情を表出し，それから和合を理想として求めるというのが台湾式です．

学習課題

1．日本が属する東アジア文化圏の倫理の特徴およびそのよさは，どのようなものがありますか．
2．なぜ，国際看護の基礎は自文化を知ることなのですか．

▌文献▌

1)　Makino T, Tsai HY, Juan CY. Life consciousness of patients with hemodialysis. Paper presented in The Japan Academy of Nursing Science Second International Nursing Research Conference. September 28, 1995；Kobe.
2)　内閣府.「少子化社会に関する国際意識調査」(2016 年 3 月).（内閣府ウェブサイト：2020 年 5 月 22 日検索）
3)　蔡小瑛. カルチャーショックと自文化中心主義. 新しい国際理解教育を創造する. 水越敏行, 田中博之編. 京都：ミネルヴァ書房；1995.
4)　Tsai HY. The concept of "Mien Tzu" (face) in East Asian Societies：The case of Taiwanese and Japanese. Key Issues in Cross-cultural Psychology. Grad H, Blanco A, Georgas J. eds. Amsterdam：Swets & Zeitlinger；1996.
5)　蔡小瑛. データを見る視点と Good Nurse 研究：患者−看護師関係の日台比較から. 看護研究. 2011；44（7）：654-663.
6)　牧野智恵. フランクルと看護. フランクルを学ぶ人のために. 山田邦男編. 京都：世界思想社；2002.

③ コンパッション—思いやりの心

この節で学ぶこと

1. 看護における思いやりや共感，やさしさのもつ意味について理解する

　人の心は目に見えません．けれども私たちは心の存在を感じることがあります．看護の対象の多くは疾病によって心身に傷や痛みをもっていたり，乳幼児や老齢で他者からの援助なしでは生きることが困難な，弱く傷つきやすい，vulnerable（バルネラブル）と呼ばれる状態にあります．このような人々を癒し，助け，ケアする看護師の「心」にはどのような意味があるでしょうか．この vulnerable な状態にある人々は，健康な人よりも敏感に他者の心を感じとると考えられます．本節では看護場面における事例から，看護師が思いやりの心をもつことの意味と，思いやりや共感，やさしさと表現される看護師の心の倫理面について考えます．

A. 患者からみた看護師の心

　まず，患者がいちばん印象に残った看護師について語った2つの事例をみてみましょう．

事例㉑ いちばん印象的だった看護師

　その人は，朝「今日担当だから」とかならず挨拶にこられて，ときどき「いかがですか？」って様子をみにきてくれるんです．夜勤のときは，かならずベッドのところまできてくれます．夜勤の場合，ほかの看護師の方は，ドアを開けて，中に入らずに見て「あ，静かな感じだな」って思われるんでしょうね．そのまま次に行かれるのだけれども，私，眠れないときがありますけど，その方は，病室の中まできてくれました．それから，自分の任務が終わる時間になりますでしょ？　そうすると，終わりますってことは言わないけれど，「いかがですか？　何か変化はありますか？」って聞きにきてくれるんです．そういう方はまれでした．そういう行動をしてくださった方は1人でした．私がいちばん印象に深い方．だから，その方が今日は夜勤だからって挨拶にこられたときには，ほっとしますよね．とくにその方は，朝，挨拶と一緒に様子もみてくれて，たとえば「心臓のほうはどう？」って，細々したことも聞いてくれて．看護師らしい．心がある．患者の気持ちを汲んでくれる方だなって思いました．

　この患者は，入院中にときどき胸痛を自覚しますが，ナースコールを押すまでには至っ

ていませんでした．眠れないときがあっても黙っていました．がんの化学療法中のために
ベッドの中から1日中看護師たちを眺め，ただ1人だけ深夜のラウンドでベッドサイドま
で足を運んでくれる看護師がいることを知っています．この看護師は日中もできるだけ顔
をあわせる時間をとり，患者がなかなか自分からは言い出せない「細々したこと」も「心
臓のほうは？」と看護師のほうから聞くのです．患者は，「そういう方はまれでした．そう
いう行動をしてくださった方は1人でした」と述べています．

　1人の患者にとっては少しの時間ですが，実際何人もの受け持ち患者をもっている忙し
い看護師にとって，上記のような行動を実行に移すことは容易ではないはずです．患者は
そのことをちゃんと見抜いています．さらにこの患者の既往症である狭心症をこの看護師
がきちんと観察していることも感じとっています．だからこそ「印象深い」と言いました．
この看護師のよさを患者は，「看護師らしい．心がある」と述べています．

事例㉒ 心がこもった看護師

　告知を受けたときに「立派なお坊さんでも泣く人もいるんだから，中島さん，気にし
ないで大丈夫よ」って．要するに心がこもっているんですね．その方は自分の階段を上
がるよりも自分の仕事をみつけていきたいと．で，スキルアップしてストマの仕事を始
めた．僕はそういう人が立派な看護師だと思います．こちらは入院したばかりですか
ら，慰めの言葉にもならなかったのですが，そういう気持ちがいちばんうれしかったで
すね．そういう心がね．そのころは新人の看護師でしたけど，僕にとっては印象深い．
いちばんよい看護師というのは心がこもった看護師．「お坊さん」なんて，なかなかう
まいこと言うよね．だからそれでもなんとか私の心，気持ちを浮き立たせようと思って
してくれてるわけですよね．それが最高にいい．手順だけやってくれてもだめ，はっき
り言って看護師が流れ作業になったらおしまいですよ．

　この患者はがんの告知を受けたときに，患者に寄り添い「立派なお坊さんだって泣く人
もいるんだから，気にしないで大丈夫」と言った新人看護師に「心がこもっている」と
感じました．この看護師は，男性が泣くことに否定的な価値をもっていることを知ってい
ました．さらに，告知を受けた患者のつらさを十分に理解し，涙を流している患者に「泣
いても大丈夫」なのだと，悲しい気持ちを遠慮せずにあらわせるように言葉をかけました．
患者は「慰めの言葉にもならなかった」と感じたと言いながらも，「気持ちがいちばんうれ
しかった．そういう心が」と述べ，「印象深い」「最高にいい」「手順だけではだめだ」と
語っています．さらには，他者のためにみずからの技術を磨こうとしている看護師に対し
て，患者は「そういう人が立派な看護師だと思います」と敬意をあらわしています．この
看護師は患者が病気を受け入れ，それを乗り越えられるような態度で患者に接したと考え
られます．

　「心ここにあらざれば，見れども見えず，聞けども聞こえず，食せどもその味を知らず
（心不在焉，視而不見，聴而不聞，食而不知其味：「大学」2-7）」[1, p.51-52, p.109]といわれます
し，「忙」や「忘」の字は両方とも心と亡の組み合わせで「心が亡くなる」となります．こ
の患者は「看護師が流れ作業になったらおしまいですよ」と指摘していますが，それは忙

しい仕事を続けている看護師たちが，みな本来の心をどこかに忘れてきてしまい，手順だけの業務をこなしているように感じられたからではないでしょうか．

　上記の2つの例の看護師は，患者のそばにいるためにかならずしも長い時間をとったわけではありません．しかし，看護師の心が寄り添うことで患者へ真のケアが提供され，患者にとっての忘れられない看護師になりました．

B. コンパッション

1 ● コンパッションとは

　看護師のもつ心について，英語では**コンパッション** compassion という言葉がよく使われます．米国の医師ペルグリノ Pellegrino は多くの著作の中で，コンパッションは医療実践に欠くことのできない徳（☞p.26，徳の倫理）であると強調しています[2, p.79-83]．compassion はラテン語に由来し，「*com*（together）」＋「*pati*（to suffer）」で「一緒に苦しむ」となりますので，結局「他者の苦痛を共に感じること」が語源からきた意味と理解できると思います（The Oxford English Dictionary）．

　コンパッションは，日本語に訳される場合には，「共感，あわれみ，深い思いやり，同情」などの言葉がよく使われます．文献から，コンパッションは，① 他者に対する態度であり，とくに想像力をもって他者の状態を思いやること，② 他者のために積極的な配慮をなすこと，③ 多くは他者を助けたい，苦痛を取り除きたい，他者の尊厳を守りたいという欲求と結びついている，④ ある程度の強さをともなった情緒的反応で，持続性を含んでいる，などとあらわすことができます[2, p.79-83,　3, p.173-182,　4, p.38-40,]．

　病や傷をもつ人，また死にゆく人を目の前にして，看護師が人として「どんなにかつらいだろう，痛いだろう，悲しいだろう」と患者の身になって想像し，深く思いやり，患者と同じように苦痛を感じて，何かをしないではいられない，そのような心のことだと思います．

2 ● 惻隠の心

　『孟子』という古い中国の本の中に，「人は誰でも他者の苦痛や不幸を見過ごしにできないあわれみの心をもっているものだ」で始まる，上記のコンパッションと共通した意味合いの有名な一節があります（『孟子』公孫丑上[5, p.139-141]）．「誰にでも人をあわれむ心がある」となぜわかるのかを，孟子は「たとえばヨチヨチ歩きの小さな子どもが今にも井戸に落ちようとするのを見たら，誰しも思わずハッとして助けようとする．それはとっさにするもので，小さな子どもを助けたことで人からほめてもらおうなどと思ってするのではないだろう．その子を見捨てたら人から非難されるなどと考えてとる行動ではないだろう」と説明しています．そして「惻隠の心がなければ人に非ず（人ではない）」と言っています[5]．

　惻隠の心は，「敗者や弱者への愛情や共感，同情」などと説明されます．孟子は，「人の身体には生まれたときから両手・両足の四体があるのと同様に，人の苦痛や不幸を見過ごしにできないような心情も生来人に自然に備わっているものである．よって自然にした

がって努力すればそれを伸ばし育てることができる」と考えました．そしてすべての人々がそれを理解し充実させてゆけば，世界中がやすらかになっていくと考えました．

3 ● 思いやりに必要な想像力のために

　コンパッションとは，「とくに想像力をもって他者の状態を思いやること」でした．しかし悲惨な状況が日常的となり想像力がもはや羽ばたかなくなると，私たちは物事に心を動かされなくなってしまいかねません．あまりに忙しすぎる苛酷な業務環境の中では，思いやりや共感，やさしさのような心を忘れるべきではないと看護師に求め続けることがはたして倫理的かどうか，さらに患者はそのことを承知していて我慢を重ねている状況もあるかもしれません．患者によいケアを提供するためには，看護師が働きやすい環境を整えることも大変重要な要素です．チューディン Tschudin [6, p.65] は，もし施設や組織がスタッフに倫理的ふるまいを要求するのならば，組織の側も同じように倫理的対応をしなければいけないと指摘しています．

C. コンパッションの 2 つの側面

　徳には美徳と悪徳が存在することは，すでに学びましたが（☞p.26，徳の倫理），同じように思いやりや共感，やさしさという心にも 2 つの側面があります．ペルグリノは，コンパッションは「美徳と悪徳を同時に含んでいるようなもの」[2] と述べています．患者やその家族に寄り添い患者へ真のケアを提供するプラスの面がある一方で，思いやりが時にマイナスに働いて受け手の自尊心を傷つけてしまうことがあります．たとえば看護師を含む周囲の医療者たちが患者を「かわいそうな人」「一人ではできない人」として無意識にラベルをつけ，苦痛，障害，不幸のような苦境に関することのみに注意が向いてしまうことが考えられます．また，状況理解が表面的であるために看護師の思いやりの心がその場のものにとどまれば，結果としてケアの正しいゴールに向かわず誤った方向へ患者を導くことも起こりえます．思いやりや共感，やさしさはかならずしも知識，判断の適切さを必要とするものではありませんので，「その患者にとってよい（good）」を目指すものでなくても，情緒的な反応を示すことができるからです．

D. 思いやりの心をもち続ける

　真の思いやりの心は，本来，他者の幸福に積極的にかかわっているはずです．事例 21 の看護師の心は看護の知識をともなっていました．事例22の看護師はスキルアップしてストマの仕事を始めていました．看護においては看護師がケアの心を患者へ十分に働かせるには知識や知的理解も欠くことはできないのです．

　儒教における倫理的理想像である「君子」について，孟子は「君子がほかの人と異なるゆえんは，君子が心を存在させ続けていることにある」（『孟子』離婁下，第 28 章）[5] といっています．それほどに「心」をもち続けることは難しく，かつ重大な意味のあることなのです．

学習課題

1. あなたが今までに思いやりや共感，やさしさの心をもったときのことを思い出して，事例を参考に文章にしなさい．

2. 課題1を事例に使って，グループ内で思いやりや共感，やさしさの心のもつ2つの側面（プラス面とマイナス面）について，具体的に話し合いなさい．

文献

1) 金谷治. 大学・中庸. 東京：岩波書店；1998.
2) Pellegrino ED, Thomasma DC. The Virtues in Medical Practice, Oxford University Press；1993.
3) Blum L. Moral perception and particularity. Cambridge University Press；1994.
4) Beauchamp T, Childress J. Principles of Biomedical Ethics. 6th ed. Oxford University Press；2009.
5) 小林勝人. 孟子. 東京：岩波書店；1968
6) Tschudin V. Approaches to Ethics. Nursing Beyond Boundaries. Elsevier Science Limited；2003.

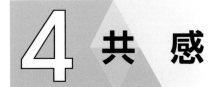

4　共　感

この節で学ぶこと

1．看護師に求められる患者とのよい関係の特徴を考える
2．共感とは何か，またその誤解について考える
3．日頃の自分の感情の受容について考える

　以前，筆者が参加した国際共同研究で，日本と東アジア諸国のたくさんの末期がんの患者に，長い闘病体験で「この人はいい看護師だなと思われた場面」を話してもらったことがあります．その研究でわかったことは，看護師が患者の「病い」だけでなく，「人」としての部分を中心にみることに，患者は最も感動を覚えてくれていた，ということです[1]．このことは，おそらくどの国の患者でも同様であろうと思われます．そこからいえるのは，看護師は日常，患者を一人の人間としてみるつもりであっても，患者の病いしかみていない，ということが少なからずあるだろう，ということです．

　この節では，業務優先の日々の中で忘れがちな，患者の気持ちの理解への鍵となる「共感」について考えます．

A. 看護師がもつ共感

　共感（エンパシー empathy）とは，相手の思考や感情など心の内的状態への気づき，また，その人についての代理的な感情的反応と定義されています[2, p.30]．

　たとえば，患者の感情的な発言を聞き，「あなたはそう思うのですね．しんどいですよね」と答えたとします．それは必ずしも患者と同じ意見である必要はないのですが，すると，患者には看護師に受け取ってもらっているという安心感が生まれ，看護師への信頼の気持ちを患者は抱きます．

　米国の臨床心理学者ロジャーズ Rogers は，心理相談の対象者を患者 patient ではなくクライエント（来談者：client）と称しました．そう考えたのは彼が最初で，彼は来談者中心療法 Client-Centered Therapy を創始しました．自分自身を受容した人間には変化と成長が生まれます．カウンセラーがクライエントを無条件に受容し，尊重することにより，クライエントは自分自身を受容し，尊重することを動機づけることができるのです[3, p.95]．

　同じように，看護学者トラベルビー Travelbee は，「患者」という言葉を使わず，看護師と患者の関係を「人間対人間」という考え方（概念）で，関係のあり方を説明しています．「患者」という言葉を使うと，主体性をもつ一人の人間からその主体性が離れていく恐れが

あるからです[4, p.180].

　看護師という対人援助職においては，自分と他者との違いを認識したうえで，共感的に，援助対象者を理解することが大切です．なぜなら，看護師自身と，他者である患者との違いを認識できないままであると，看護師は患者と自分の感情を同一視し，適切な援助行動がとれないのです．看護師には，患者を一人の個別性をもった人間としてみるセンスが必要であるのです．本項では一応患者という言葉を使いますが，相手は病気にかかっている一人の独自性をもつ人間であると意識しながら，述べていくことにします．

> **事例㉓　長い闘病生活をしていた患者が看護師に感じた人間愛**
>
> 　ある不治の病いにかかった陳さん（女性，50歳代）は，とても長い闘病生活を送っていました．病気はなかなか治らない状態で，落ち込んだりし，自分のことを役に立たない廃人だと思うこともありました．しかし，ある看護師に大切にされ，患者は救われました．その看護師のことについては「まるで，親のように無条件に守られた」と言っていました．そして，それが「人間愛」なのだと悟り，がんばって生きていこうと勇気づけられました．さらに，その愛を他の人に伝えるため，みずからボランティア活動を始め，死にゆく人を支えることで人々を感動させました（注：これは台湾の事例．台湾ではそのようなボランティアがいて，プロではない一般の人が病気をかかえながら死にゆく人を支えている[5]）．

　この例での共感は，看護師が行った看護行為自体というよりも，その背後に存在しています．共感は目には見えないものですが，患者との関係の中で看護師がある感情，たとえば患者の生き苦しさなどを体験する，その内的体験そのものが共感の源なのです．

　では，反対に，看護師から共感が覚えられなかった患者の場合はどうでしょうか．自分のことを廃人だと悲しんだり，孤独感をもったりするだけではなく，たとえ看護師との会話があったとしても，患者は心を閉ざし，その場から逃げ出したいと思うかもしれません．

B.　看護師の共感についての誤解

　患者をありのままに受け入れることが重要です．しかし，共感についてはさまざまな考察がみられる中で，誤解もあります．

1 ●　「共感 ＝ 患者の苦しみに同情すること」ではない
<small>イコール</small>

　共感とは，看護師が「患者の苦しみに"かわいそう"と感じることだ」という誤解があります．本来の共感は，患者の感情体験に単に巻き込まれるのではなく，より能動的に患者に感じ入る，つまり，看護師が共感的コミュニケーション活動を行うことです．

　これに対して同情は，たとえば，相手とともにひたすら泣く，というような，否定的な感情や気分に呼応するにすぎないものです．大多数の患者は，憐みをうけるのではなく，自分のおかれた苦境に近づいて，そこから乗り越えられるように導いてくれるようなかかわりを望んでいるのです．

2 ● 「共感 ＝患者の気持ちと一体のまま」ではない

　看護師が患者の気持ちを自分のことのように感じる，という共感的理解においては，患者の負の感情や気持ちが自分に移ってくるという，情動伝染のプロセスを体験するのは避けられないでしょう．そのときに自他の境目が弱まってしまうのは共感とはいえないのです[2, p.30-83]．また，それは「感情に巻き込まれない」というような，距離をおいた関心でもありません．共感とは，患者を一人の苦しんでいる人間として尊重し，その患者のおかれた状況を理解することなのです．

3 ● 「共感 ＝患者の価値観等を肯定すること」ではない

　看護師が患者に対して肯定的な感情が生じたときだけを，共感ととらえるという誤解があります．看護師も患者に対して腹が立ったり，嫌だと感じたりすることがありますが，そのようなときは，「あなたは今そう感じているのですね．つらい気持ちなのですね」と，相手の気持ちを汲んだ言葉をかけることで，患者との共感は可能です．患者の意見に賛同していなくても，または肯定的な感情をもっていなくても，共感することはできるのです．むしろ，ロジャーズの言うように，相手を肯定するか否定するかを超えた，「無条件の尊重」が大事であるのです．

4 ● 「共感さえあれば看護は可能」ではない

　看護は知識や技術をもって，患者の生活を支える学問です．すなわち，看護は，心身の状態をプラスの方向に引き上げる効果をもたらす活動です．患者との共感的な関係は看護活動の必要条件ですが，それで十分ということではありません．患者の苦しみをやわらげたいという根源的な願望があるという前提で，その苦しみをやわらげる看護業務のできる専門知識や技術などの能力が求められるのです．その根底的な願望とは「惻隠の心」（☞ p.63）ということができます．また，患者を工場の組み立てラインの部品のように扱ってしまっていないかを看護師は気づかなければならないのです[5]．

C. 共感的関係性の要素

　看護における共感は，患者との能動的なコミュニケーション活動といえます．そこで，共感的コミュニケーションのための要素を以下にあげます．

1 ● 自分の感情を受容すること

　看護現場における従来の価値判断では，感情と理性を別々のものとして切り離し，感情はより一段劣ったものとみなされがちでした．しかし今，共感を，人々の行動を変えることに活かそうとする動きが，企業の組織改革に取り入れる動きもあります[6]．人間は誰もが，何かモヤモヤしていてわけのわからない，心の奥底に隠されていて自分でも気づいていないような感情をもつことがあります．そうした感情は，患者との関係に対して，看護師の側ももつ可能性があります．このようなとき，看護師は自分の感情にどのような態度をとるべきでしょうか．答えは，そのときの自分の感情を決して軽視しないことなのです．

そして，自身の内心を自分でしっかりとケアすることが大事です．

　看護師は患者の感情と自分の感情とを混同せず，どこまでが自分に由来する感情で，どこからが患者に由来する感情かを，分けて考えなければなりません．つまり，「今の自分の感情は患者に対する共感なのか，それとも，自分自身だけの問題なのか」と整理するのです．患者の感情の動きを感じ取りながら，それが相手にとって何を意味するのかについて，丁寧に読み取っていくというきわめて知性的な作業が求められます．そして一方では，看護師である自分自身がどんな感情体験をしているのかということについての関心も払わなくてはいけません．たとえば，「自分は，モヤモヤとしたマイナス思考や感情を抱いたままになっている」ということに気づき，その原因を解決するといった，自分自身のケアをするのです．

コラム

自分への共感と他者への共感

　日常の親子や友人などとの人間関係に気になることがあったとき，誰にでもさまざまな感情が生じます．とくに，相手に対するマイナス感情や自己否定の感情が避けられないときには次の問いをしてみましょう．
・その感情が生じたとき，どんなことがあったか．
・その感情が生じたとき，体で何かを感じたか．
・その感情が生じたとき，何をしたくなったか，何をしたくなくなったか．
これらを問い，あえてその都度，自分の内心に向き合っていきます．すると，自分への共感ができるようになり，それが他者への共感につながるのです．これらの問いは，看護師が患者のケアでマイナス感情を抱いたときにも重要です．その感情に向き合おうとしなかったり抑圧しようとしたりすると，抑うつ，燃え尽き，あるいは慢性的な不満状態に陥りやすくなるとされているのです．

2● 共感の対象を理解すること

　患者とのよい関係について，トラベルビーは，「"それはただ偶然に起こること"ではなく，看護師が，患者，まわりの関連する人達と相互作用を営みながら，日々築き上げられる結果である」と述べています[4, p.173]．患者と初めて出会うと，その人を観察し，価値判断をするでしょう．そしてそのうちに，自分の価値判断に驚きと自分の無知を感じたり，自己反省することもあるでしょう．トラベルビーは，看護師は常に無判断であろうと努力しなければならないといいます[4, p.207]．

　しかし，無判断＝知識をもたないことではありません．むしろ，看護の対象を，個人のレベルだけではなく，その人にまつわる家族，集団，社会環境等まで，広く理解する必要があります．たとえば，家族歴，心身の健康を阻害するトラウマの体験，居住地の文化，経済的環境や性同一性等への理解が必要不可欠です．その習得には，普段から社会の出来事に関心を払い，自分の考えをもつようにする必要があります．それは単なる医療専門分野から与えられる知識としての常識とは異なります．そして，病状の変化だけに関心をもつのではなく，その変化に伴う患者の気持ちに寄り添って考え，理解を示すのです．また，場合によっては，看護師の個人的な体験を開示することも，患者との関係に役立つことがあるとされています．

3 ● 倫理の目標と共感 — 看護師として真の共感とは

　　共感は一方通行ではありません．共感のプロセスでは，助けを求めている患者も，看護師を同じように見ているのです．看護師の対応や視線の動き，表情，しぐさ，声のトーンなどを通して看護師を知り，またそれを通して，看護師の意図や気持ちをはかっているのです．患者は，看護師が共感し本当に自分のことをいたわっているのか，それともうわべだけの振る舞いなのか，病いを患っている自分のことを怖がったり嫌がったりしているのではないかなどと，鋭く見きわめているものです．

　　看護師の真摯な共感的心遣いにより，患者の苦しみはやわらぎ，癒されます．それが，看護師の共感的心遣いが本来目指すものであり，したがって看護師には，共感的な心遣いを通し，いたわりと思いやりのあらわれをはっきりと患者に伝えることが求められるのです．

　　一方で，看護師が専門職としての自分の共感的心遣いが患者に対して影響があったかどうかを確かめるプロセスで，前向きな感情がわき上がっている患者を見ると，専門職としての達成感，心からの喜びを体験します．ここに至って初めて患者と看護師の間によい連鎖が起こり感情の共有の場が生まれます．それは静的ではなく，スパイラルのように動的な感じです．そのような患者と看護師との関係は看護師自身の信念，価値観に結びつき，しみわたっていくものです[4, p.225]．逆の場合になると不信と不満の負の連鎖が起きます．このよい関係によって，事例23のように闘病体験を通して患者は人間として成長していき，看護師自身もキャリアや，個人の成長につながります．これは看護専門職としての真の共感といえ，看護実践において最も中核的なものだといえます．

　　トラベルビーの考えで説明すると，共感を超えて，「看護師は患者を援助したいと願うような行為」のステップに至り，そして看護師対患者の関係ではなく，「一人の人間対一人の人間」として知覚し合い，関係を結ぶのです[4, p.236]．失敗もあるかもしれませんが，看護師は生涯をかけて修練を積むのです．

　　アリストテレスは倫理の目標はわれわれが人としてよく生きることを助けることだ，と述べました．看護師の共感的なかかわりは，倫理の目標に近づくことでもあると考えられます．

学習課題

　1．なぜ，看護師は自分の感情を受容しなければならないのですか．
　2．看護における真の共感とは，どのようなものですか．

▎文献▎

1) 蔡小瑛．データを見る視点と Good Nurse 研究：患者–看護師関係の日台比較から．看護研究．2011；44（7）：654-663．
2) 角田豊．カウンセリングと共感体験：共感できない体験をどうとらえ直すか．東京：福村出版；1998．
3) Rogers, C. The Necessary and Sufficient Conditions of Therapeutic Personality Change. Journal of Consulting Psychology. 1957；21：95-103．
4) Travelbee, J. 1971/長谷川浩，藤枝知子訳．1974．人間対人間の看護．東京：医学書院．
5) 蔡小瑛．台湾の患者が求めているよい看護師：トラベルビー看護理論の視点による考察．日本看護倫理学会誌．2020；12（1）：61-66．
6) NHK．クローズアップ現代，人を動かす"共感力"．2013 年 7 月 25 日（木）放送．

5 道徳的感受性と道徳的レジリエンス

この節で学ぶこと

1. 道徳的感受性の意味を理解する
2. 看護実践における道徳的感受性の意義を考える
3. 道徳的感受性と倫理的感受性の違いを考える
4. 道徳的レジリエンスとその重要性を考える

A. 道徳的感受性

事例 24 眠らない患者

認知症の田中さんは夜 12 時をすぎても眠る気配がなく，病棟内を歩き回っています．A看護師は，「消灯時間はとっくに過ぎてるんです．睡眠薬を飲んでるし転んだら困るから寝てください」と田中さんを部屋に連れ戻して次の業務に取りかかりますが，田中さんは病室から出てきてしまいました．そのやり取りを見ていたB看護師は，田中さんの手を取り「もう真っ暗ですね」と言いながらベッドに戻ってベッドサイドに座ると，「ふぅ．今日も疲れちゃいましたね」と声をかけました．田中さんは，「そうだね．あんたも少しここで休んでおゆき」とB看護師の手を握りながら横になり，眠りにつきました．

A看護師もB看護師も，田中さんに睡眠の援助を提供しようとしている点では同じです．しかし，この2人には重要な違いがあります．それを考える鍵が，「道徳的感受性」という概念です．

1 ● 道徳的感受性とは

a. 定義

看護倫理学者のルッツェン Lützén らは，看護実践における道徳的感受性の重要性に早くから注目し，多くの文献を検討して，「道徳的感受性」を次のように定義しています[1]．

「道徳的感受性は，われわれが，『この人がよく生きるように（welfare）』と思って他者を気遣う時に体験する，相手に向ける純粋な関心である．また，単に相手の立場に立つということに留まらない潜在能力でもある[2]．」

b. 2人の看護師の違い

　事例24に登場する2人の看護師をこの定義に照らしてみると，「この人がよく生きるように（welfare）」という思いと，「相手に向ける純粋な関心」が感じられるのはB看護師です（welfareとは心身のよい状態のこと）．B看護師はまた，相手を気遣う声かけをしています．田中さんはこのB看護師のケアを受けて眠りにつくことができました．

　他方，A看護師の「消灯時間はとっくに過ぎてるんです．（中略）寝てください」という言葉からは，上記の定義による「道徳的感受性」は感じられません．A看護師の関心は田中さんのwelfareよりも，「消灯時間」という院内規則や「転んだら困る」という業務のほうに向いていました．

c. 道徳的感受性の要素

　看護師の道徳的感受性をとらえるため，ルッツェンらは「道徳的感受性質問紙MSQ」を開発し，それを用いた調査から，道徳的感受性は道徳的気づき，道徳的強さ，および道徳的責任感[1]という3つの要素からなることを明らかにしました．

　道徳的気づき sense of moral burden は，どうするのがよいかということには気づいているが，資源や権限がないためにそれができないと感じるストレスに似た感覚です．たとえば，看護師が多忙のため，「不安で心細いからそばにいてほしい」という患者のニーズにこたえられない時，看護師は患者に申し訳ないつらい気持ちを抱きます．

　道徳的強さ moral strength は，看護師が自分のためでなく他者である患者のために，患者の立場に立って行動する勇気と，行動を正当化するために議論する能力です．一方，「道徳的な弱さ」は，患者ではなく看護師である自分に関心が向き，自己防衛的な言動につながる可能性があります．たとえば冒頭のA看護師の「消灯時間」や「転んだら困る」などの言動は，患者ではなく自分や業務を防衛する気持ちのあらわれといえるでしょう．

　道徳的責任感 moral responsibility は，ルールと規則に従って働く道徳的責務，ルールや規則の目的を見抜く力，および，個々の患者の視点で何が道徳的問題なのかを知ろうとすることです．道徳的な問題を認識できない現象は，**道徳的盲目 moral blindness** という言葉で説明されます[3, p.94]．道徳的に盲目な看護師は，道徳的な問題に遭遇してもとくに問題は感じません．看護師がルールや規則に盲目的に従うと，道徳的盲目につながりやすいのです．冒頭のA看護師は，「就寝時間」の規則に従い，田中さんに就寝を促しました．就寝時間は共同生活の場である病院では必要な規則ですが，規則を優先する前にまず，田中さんがなぜ眠れないのかと，田中さんのニーズに目を向ける必要がありました．

　前田らは，ルッツェンらの質問紙[1]の日本での使用可能性を検討し，改訂道徳的感受性質問紙日本語版J-MSQを開発しています[2,4]．

2● 看護実践における道徳的感受性の意義

　道徳的感受性が欠けるとどうなるかについて，もう1つの事例で考えてみます．

事例 25　清拭を忘れられた患者

　入院中の伊藤さんは,「昨日, 看護師さんが体を拭いてくれるって言ってたんだけど忘れられちゃったみたい. でも, ただ寝ているだけで体も汚れていないし, まぁ, いいわ」と話した. それを聞いた C 看護師は,「そうだったんですね. でも伊藤さんの清拭は昨日の予定で, 今日は体を拭く日ではないですね」とだけ話して次の患者のもとに急いだ.

　C 看護師は, 患者の清拭の日は昨日だというルールに基づいて行動しています. もしあなたが伊藤さんならどう感じますか. 道徳的感受性を備えた看護師であればどう行動するでしょうか.

　① 伊藤さんの「清拭を忘れられた」という悲しい気持ちを察知し, 謝意を示す.

　② 伊藤さんは口では「…まぁ, いいわ」と言いながら,「看護師に昨日清拭してもらえなかった」と C 看護師に話したことに注目し, 伊藤さんに清拭のニーズがあると認識する.

　③ 患者ごとに清拭の実施日を決めているルールの目的を考える. そして, 目的は多数の患者に効率よく清拭を提供することにあるので, 目的が達成されていれば本日伊藤さんに清拭を提供することに問題はないと判断する.

　④ 業務を調整し, 伊藤さんに清拭する.

　看護師が道徳的感受性をもつことの重要性が, この例からもわかるでしょう. 道徳的感受性がなければ, 患者が求める本当のケアは始まらないのです.

3 ● 道徳的感受性 moral sensitivity と倫理的感受性 ethical sensitivity の違い

　この 2 つはしばしば同義語として用いられていますが, ルッツェンらは, これらは異なる概念であるとして倫理的感受性について次のように述べています[1].

　「倫理的感受性は, 倫理理論と倫理原則を知っているということにかかわる概念である. 倫理的問題の存在を認識し, その状況を解釈し, どの選択肢が実行可能であるかを決定するプロセスということもできる[2].」

　すなわち, ルッツェンらは, ① 倫理理論や倫理原則の知識が豊富で倫理的感受性はある, しかし道徳的感受性は欠けている人と, ② 倫理の知識はなくとも道徳的感受性はもっている人がいることを示唆しているようです. 現に筆者は, 臨地実習などにおける患者を気遣う学生たちの行動から, 倫理の知識はまだまだだが, 彼らには道徳的感受性があると, ② の存在を実感しています. イエーガー Jaeger は,「道徳的感受性は育み伸ばすことも悪くすることもできる. したがって, 教育者も倫理的意思決定に責任をもつ立場の者も無視することはできない」[5]と述べています. 学生たちの道徳的感受性を育み伸ばすか, だめにするか, その大きな部分を教育・臨床が担っていると痛感します.

　① に関連してミッチェル Mitchell は, 日々の看護実践とはかけ離れた倫理的問題を「ネオン倫理」と呼び, そういう華やかな倫理に注目が集まる昨今を次のように危惧しています.「私たちは, 日常の, 日々の倫理にもっと目を向けることが必要だと思います. 看護師

と患者，その家族は，決して派手ではないけれど，"ネオン倫理"にみられるのと同じくらい大切な意思決定に直面しているのです[6]」．マスコミ等の脚光を浴びて派手なネオン倫理の裏には，患者や家族がよく生きるようにと考え，相手を気遣って働いている看護師がいることを忘れてはなりません．

B. 道徳的レジリエンス

1 ● 道徳的レジリエンスとは

　道徳的気づきで感じるような，正しいとわかっていても正しいと思う行動がとれずに抱くつらい気持ちは，**道徳的苦悩 moral distress** といわれます（☞p.136）．道徳的感受性を身につけた看護師は道徳的苦悩に直面し，つらく苦しい気持ちを抱く機会に数多く遭遇するでしょう．

　ルッツェンらは，道徳的強さについて次のように述べています．「道徳的強さは価値の対立のある状況で倫理的に振る舞うという行動として表出されるだけでなく，レジリエンス resilience と忍耐 endurance を示すという意味でも"強さ"である．（中略）また，道徳的強さは，不幸な状況から看護師が回復するのを助けたり自分自身を守る力といった個人の属性ということもできる[1]」．レジリエンスは，外力によって変形したものが元に戻ろうとする力で，回復力，立ち直る力とも訳されます．つまり，道徳的強さには，回復力や立ち直る力と忍耐が関係していることをルッツェンらは示唆しているのです．

　道徳的レジリエンス moral resilience は，「どのような状況であっても人生には意味があるという独特の感覚として定義される概念[7]」で，「恐ろしい出来事にすら実存的な意味を見出す個人的・文化的な方略[7]」です．道徳的レジリエンスをもつ人は，道徳的苦悩を伴う経験を，①興味深く価値がある，②たとえ逃れられないような困難でも自分がコントロールできる部分がある，③価値があり，やりがいがあり，学び，成長するための機会を与えてくれる，と意味づけます．看護師が道徳的苦悩に直面したとき，つらい，苦しいとただネガティブにとらえるのではなく，その苦悩に意味を見出すことで，つらい状況から回復し，つらい苦しい気持ちへの忍耐力を獲得でき，成長していくことができるのです．

2 ● 道徳的感受性と道徳的レジリエンスの関係

　道徳的感受性と道徳的レジリエンス，および道徳的苦悩について，看護での英語文献を検索すると，道徳的苦悩の初出は1987年，道徳的感受性は1992年，道徳的レジリエンスは2008年です．ここから，道徳的レジリエンスは比較的新しく注目されるようになった概念であることがわかります（**図Ⅲ-1**）．3つの概念の文献数はどれも増加傾向を示していますが，なかでも，道徳的苦悩の2000年代以降の文献数増加が顕著です．看護師はさまざまな道徳的苦悩に直面しながらも，よりよい看護を提供するために，つらく苦しいだけでなくその経験をも自身の糧にするために，近年は道徳的レジリエンスに目を向け始めているという経過を，この図から読みとることができるでしょう．

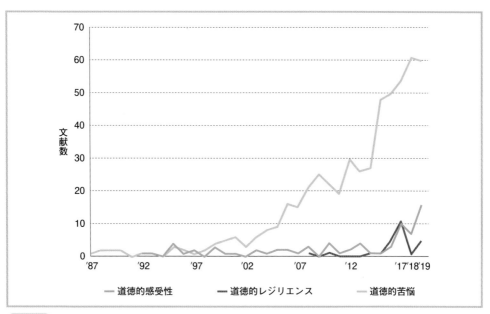

図Ⅲ-1　道徳的感受性，道徳的レジリエンス，道徳的苦悩の文献数の推移
CINAHL with Full Text にて，検索語 moral sensitivity, moral distress, moral resilience で検索
（条件：学術専門誌，学術誌サブセット：Nursing）．（検索日：2020 年 1 月 1 日）

学習課題

1．看護師にはなぜ道徳的感受性が必要でしょうか．
2．看護師にはなぜ道徳的レジリエンスが必要でしょうか．
3．道徳的苦悩に直面した時，看護師はどのように対処できるでしょうか．

文献

1) Lützén K, Dahlqvist V, Eriksson S, et al. Developing the concept of moral sensitivity in health care practice. Nursing Ethics. 2006；13（2）：187-196.
2) 前田樹海，小西恵美子，八尋道子ほか．道徳的感受性質問紙日本語版 2018（J-MSQ 2018）：下位概念「道徳的責任感」を見直して．日本看護倫理学会誌．2019；11（1）：100-102.
3) Johnstone MJ. Bioethics. A Nursing Perspective. 6th ed. Australia；Elsevier；2016.
4) 前田樹海，小西恵美子．改訂道徳的感受性質問紙日本語版（J-MSQ）の開発と検証：第 1 報．日本看護倫理学会誌．2012；4（1）：32-37.
5) Jaeger SM. Teaching health care ethics：the importance of moral sensitivity for moral reasoning. Nursing Philosophy. 2001；2（2）：131-142.
6) Mitchell C，小西恵美子，宮内信治．Challenges to ethical nursing practice 倫理的な看護実践が試されるとき．日本看護倫理学会誌．2017；9（1）：67-78.
7) Lützén K, Ewalds-Kvist B. Moral Distress and its Interconnection with Moral Sensitivity and Moral Resilience：Viewed from the Philosophy of Viktor E. Frankl. Journal of Bioethical Inquiry. 2013；10（3）：317-324.

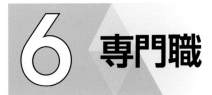

6　専門職

この節で学ぶこと

1．専門職の意味を理解する
2．専門職と倫理とのかかわりを理解する
3．看護師個人の信条と専門職の義務とのバランスについて考える
4．ケアによって受ける可能性のある危険と看護師の職業上の義務とのバランス
　について考える

A. 専門職とは

　専門職 profession のプロフェス profess には「宣言する」という意味があります．古典的には，専門職は聖職者，法律家，医師に限られ，それらの人が職業につくときに，公衆の前で「私は終生学び，職を通して社会に奉仕する」と「宣言」したそうです．この，「終生学ぶ」「社会に奉仕する」「宣言する」は専門職の本質をあらわしており，専門職とは，その職業が果たす社会的な役割と，その職業に従事する人の資質にかかわる概念です．

1 ● 専門職の規準

　現在，さまざまな職種がみずからを専門職としていますが，本来の専門職は，次の6つの規準のすべてを満たす職業とされています[1, p.12]．

　① 特定の技術，能力，規範にかかわる学問基盤をもっている
　② その職業のメンバーは，基礎となる一般教養の上に専門的な教育を受ける
　② 特定の専門的なサービスを提供する
　④ 自律性をもって意思決定し実践する
　⑤ 専門職組織をもっている
　⑥ 倫理綱領を示す

　現在の看護はこれらすべての規準を満たしており，専門職として確立されています．

2 ● 専門職と倫理とのかかわり

　ジェイムトン Jameton は，専門職に不可欠な要素として，専門的能力，社会的価値，職業の自律をあげ，それゆえに専門職と倫理とは密接にかかわりあうと述べています[2, p.18]．

a. 専門的能力

　専門職者 professional は，他の職種ではできない特定の能力を備え，他のどの人々よりも優れた仕事を提供すると期待されています．たとえば看護は，基礎教育の基準の制定，国家試験による資格制度，資格取得後の継続教育などにより，看護職者の能力と質を保証しています．

b. 社会的価値

　専門職は価値あるものの提供を通して社会に貢献します．価値あるものとは，健康，文化的な生活，公平な法の裁き，教育，安全などであり，それらは基本的人権として憲法に保障されています．

c. 職業の自律

　専門職は自治組織をもち，その職業の重要方針をみずから定め，また自己規制します．看護協会は，看護の自治組織です．看護協会は 47 都道府県に組織され，その全国組織が日本看護協会（JNA）です．国際看護師協会（ICN）は，世界各国の看護協会を構成員とする自治組織です．

B. 看護は専門職か？

　看護は専門職といえるのかと議論された時代があります．その理由の 1 つは，看護の機能は人間に生来備わったもので，看護固有のものではないという主張です．これは，病気を治すキュア cure に重きをおき，ケア care を軽視する考え方で，「看護が医学に従属する」という時代をつくりました[2, p.36]．

　看護はキュアとケアの両方の機能を果たしており，それはおそらく医学も同じでしょう．しかし，ケアに重きをおく程度は，看護のほうが医学よりもはるかに上です．医学には，治せない疾患が数多くあり限界がありますが，看護ケアには限界がありません．患者を助けるために，看護ができることは常にあり，その援助は，医学が見放したあとも続くのです[3, 4, p.46]．

C. 看護師の職業意識と倫理

　看護師がみずからの職業をどうとらえているかは，その人の看護実践における倫理に深く関係します．

a. 職業意識

　各人の職業意識はその人の行為にあらわれます．たとえば，「人が好き」「人の役に立ちたい」などの気持ちで看護する看護師は，その気持ちが看護行為にあらわれます．一方，お金を稼ぐためだけの目的で働いている看護師がいたとすると，またその気持ちが当人の看護行為にあらわれます．看護師の職業意識は実践にあらわれ，それが看護の受け手に伝わるのです．

b. 職業倫理

　専門職は社会の人々に奉仕する責任があるので，看護師が日々研鑽し，専門知識・技術

を高める努力を怠らないことは職業倫理の一環として不可欠です.

患者が期待する「よい看護師」の職業意識

　入院経験をもつがん患者から,「よい(よくない)」看護師について語ってもらう研究が行われ, 患者たちは「人として」と「プロとして」の2つの側面で「よい看護師」について語りました[5].
　「プロとして」には, ①「専門職としての能力」と②「プロ意識」の2つがありました. ①の「専門職としての能力」とは, 専門知識, 技術, 観察力, 洞察力などを指しており, 患者が信頼してまかせる以上, 看護師は当然これらの能力でこたえてほしいと患者たちは語っていました. ②の「プロ意識」については, 患者は「夜学に通って, いつも研鑽していて立派だった」「責任感のある人だった」「仕事にプライドがあった」などと語り, 看護師の行為の奥にある職業意識を患者は敏感に感じとっていることがわかりました.

D.　看護師個人の信条と専門職としての義務

　社会通念として, 専門職につく人は私生活でも道徳的によい人であると期待されており, そのことを自覚していない看護師はいないでしょう. しかし, 時に, 看護師が個人としてもっている価値観や信条が, 職業上の義務と対立することがあります.
　たとえば, 宗教などの理由から, 人工妊娠中絶は非倫理的だという信念をもつ看護師がいたとします. その看護師が医師から中絶の介助を要請されたとき, 自己の信念を捨てて中絶に関与しなければいけないのでしょうか.
　職業上の義務は個人の信条を捨て去ることまでは要請していない, というのが倫理的な考え方とされています[2, p.18]. 自分の信条から, あるケアを引き受けることはできないと思ったときは, 患者の安全を確保したうえで, 他者にケアを委譲してよいと, 倫理綱領や看護協会の声明に明記している国もあります. ただし, ケアの委譲はケアの放棄ではなく, 患者の安全を途切れさせてはなりません.

E.　専門職の義務とケアに伴うリスク

　看護師は, 感染症患者の看護などをとおし, ある程度の危険を受ける可能性があります. 米国看護師協会(ANA)は,「看護師は患者をケアする義務がある. 個人的な気持ちや偏見, 好き嫌い, 都合などを理由に患者を見捨てる自由はない」と声明しています[6,7]. リスクには, 身体的な害のほか, 心理面やスピリチュアルな面(宗教や信念等)に対する害を含み, 重要な社会資源である看護師は, これらの害に対し自身を大切にしなくてはなりません.
　ANAは,「ある状況では, 害のリスクがケアの責任を上回ることがある. たとえば, 免疫機能が落ちている看護師は特定の感染症患者のケアを拒否することは正当化されよう」と, ケアを拒否する権利を認め, その場合は,「客観的かつ科学的に健全な根拠に基づいてリスクを評価し, ケアを道徳的義務として行うか, または道徳的選択肢として行うかを判

断する」ことを求めています．この「道徳的選択肢」とは，通常容認されているリスクの程度を超える可能性のある業務が必要になった場合には，管理者はスタッフに十分説明し，そのうえで，業務は同意した看護師に限定する措置が必要，という意味です．この時，ケアの拒否を選択した看護師は，患者の安全確保を最優先に，他の看護師が確実にケアを代行できるよう，措置をとっておかなくてはなりません[4, p.22]．

学習課題

１．専門職と倫理とはなぜ密接な関係にあるのか考察しなさい．
２．看護が社会の人々に提供する価値あるものにはどのようなものがあるか述べなさい．

▊ 文献 ▊
1) デービス AJ，太田勝正．看護とは何か─看護の原点と看護倫理．東京：照林社；1999．
2) Jameton A. Nursing practice. The ethical issues. Englewood Cliffs：Prentice-Hall；1984.
3) デービス AJ．ターミナルケアにおける看護倫理─米国の現状から．看護教育．1996；37（1）：27-32．
4) 小西恵美子．看護倫理を考える言葉．東京：日本看護協会出版会；2018．
5) 小西恵美子，和泉成子．患者からみた「よい看護師」─その探求と意義．生命倫理．2006；17（1）：46-51．
6) 小西恵美子．危険性と看護ケアの責任ということについて．看護．1996；48（15）：64-68．
7) American Nurses Association. Position Statement on Risk and Responsibility in Providing Nursing Care. 2015.

7 対象者を中心とした看護

この節で学ぶこと

1．対象者を中心とした看護の意味と重要性を理解する
2．教育が看護師の意識に与える影響を理解する

A. 対象者を中心とした看護と生活モデル

　　今では，看護職者の大多数が働いている病院・診療所でのケア対象者は「患者」と呼ばれています．それには1950年前後から病院のあり方が大きく変わったことが関係します．

　　それまでの医療は，訪問医療，つまりホームケアを中心とした医療であり，病人の生活環境に近づくことによって，病人を，身体面のみならず全人的にとらえることができました．その時代，医療者は協働の姿勢をもって，病人のほか，家族など病人と関係のある人々とさまざまな意思決定を行っていました．

　　その後，顕微鏡や放射線など技術設備の登場で，病人は，徐々に何らかの主体性を失い，病院の設備などの都合に合わせなければならないという状況になりました．また，その移り変わりによって，「一人の人間としての医療者」対「一人の人間としての病人」の関係は，「集団組織としての病院」対「一個人としての病人」の関係へと変化し，「患者」というステレオタイプ（固定観念）ができました．そして，病院は医師を中心に厳然とし，医療資源をにぎる者としての姿をあらわし，医療の主導権をもつことになりました．

　　しかし今は，高齢の病人になっても社会に生きたい，生活したいという人が増えてきて，在宅医療が浸透してきています．これからは，病院以外でも医療ケアを提供していくニーズが戻ってくる時代になっていきます．看護師は，ケア対象者を何かの疾患による肉体的または精神的欠損をもつ「患者」ではなく，「一人の人間」，つまり「一人の生活者」ととらえて，その人の生活場面を理解しなければなりません．また，病人と医療施設との，さらには家族とのつなぎ役，つまり，「一人の人間としての医療者」対「一人の人間としての病人」という関係で，これらの人々と協働していくことが求められます．

　　在宅医療では，「病人」の代わりに「利用者」と呼ぶことで，医療におけるケア対象者の主体性が取り戻されます．勘違いしてはいけないのは，それが医療をビジネス化し，ケア対象者イコール「消費者」というとらえ方をしているのではないということです．

　　病院・診療所で呼ばれている「患者」は医学モデルに由来する言葉です．すなわち病気を患う人とみなすことによって患者の病状に注目して病気の原因を探ることを重視し，本人の自立，もしくは自助などが軽視されてしまっているのです．

一方，生活モデルでは，対象者の問題を当人の個人的な病理としてとらえるのではなく，周りの人や，物，場所，組織，情報，価値といった生態系（エコシステム）の要素の中の相互作用の結果としてとらえます．そして，人間と環境との相関関係と，それを基盤として展開される人間の日常生活の現実に視点を置いた社会福祉援助を行います．これからの医療は医学モデルだけではなく，生活モデルとバランスのとれた自立支援が必要とされます．つまり，現在は医療・看護の受け手は入院生活に限らず，地域や在宅でケアを受ける人々が増えてきているため，これからは「患者中心の看護」ではなく，「対象者中心の看護」が求められます．

B. 対象者を中心とした看護の働き

以下は1990年頃の実話です．

> **事例 26** 往診医についてくるだけの看護師
>
> 前田家では，母親が寝たきりになり息子一家が看病していた．町の医師が，中年のM看護師をつれて毎週往診にきた．M看護師は医師の指示どおりに，バイタルをとり医師に報告し，医師の診察を手伝い，決まりきった仕事をした．前田家では，褥瘡の防ぎ方，オムツやベッドにかかるお金のことなど，困っていることがたくさんあった．しかし，M看護師は医師以外には関心を示さず，診察が終わると医師とともに帰っていった．

看病の日々を送る前田家にとって，往診の医師の温かさが頼りでした．M看護師については，「ただついてくるだけだった．とくに何も言わなかった」と前田夫人は語り，「けど一度，おばあちゃんの便が詰まって困ったことがあった．Mさんが近所だったので電話をかけたらきてくれて，指で便をとってくれた．そのときは本当にありがたかった」とつけ加えました．看病で出費がかさみ，結局，前田氏は「これは社会が間違ってるんじゃないか」と考え，一人で市役所に相談に行きました．そしてそこで，オムツ代の補助やベッドの貸し出しなど，介護を支援する制度があることを知ったのです．

この事例のM看護師は，もっぱら医師のために働く「医師中心の看護師」だったことがわかります．もし，対象者中心の看護師だったなら，たとえば次のような働きをして前田家の支援ができたはずです．

① 病人の身体的な問題だけでなく，医療・福祉制度の知識をもち，前田家に情報を与える．
　→そういう情報がなければ，家族は介護に精一杯で社会から孤立してしまう．
② 前田家に，他の支援専門家の情報を教えたり，専門機関に連絡をとるなどにより，ケアが途切れず一貫してなされるように調整する．
③ 電話などで前田家の介護生活が順調かを確かめ，フォローする．看護師がいつも気にかけてくれていることは，介護の日々の家族に大きな支えとなる．

　　看護師が医師だけをみていたのでは，患者・家族が生活していくうえで本当に困っていることを助けることはできません．なぜなら，医師の役割は病気の治療であり，看護師の役割は病人と家族がきちんと生活していけるように手をさしのべることだからです．

C. 看護教育

1 ● 何に価値をおく教育か

　　看護師の行動は，その人が受けた看護教育を反映します．その教育が何に価値をおいていたかにより，看護師の意識は大きな影響を受けるのです．初期の看護教育は「医学モデル」といわれ，多くの場合，医師に都合よい補助者を育てることに価値をおいていました．こういった歴史は，世界中の看護で共通しています．

　　事例26のM看護師は，そのような初期の看護教育を受けた人でした．前田家にとっては，医師に「ただついてくるだけ」の看護師ではありましたが，それでも，ある日「おばあちゃんの摘便」をしてもらってありがたかったことは，今でも前田家の記憶に残っています．この看護師がもっと後の生活モデルの教育を受けていたなら，さらに大きな支援を前田家に提供していたことでしょう．

2 ● 「医学モデル」の弊害

　　これまでの看護教育は，「医学モデル」の考えの弊害からなかなか抜け出せません．看護の対象を患者と呼び，その人を「患った者」という観点でとらえるので，看護師を含む医療者は，医師を中心に指導的，教育的，管理的になりがちです．患者は本来，主体性をもつ一人の人間ですが，「患った者」として扱われることで，その人がもつ健康を取り戻す強さ（ストレングス strength）や主体性がしばしば軽視されてしまいます．病気はその人の人生のすべてではなく一部です．高齢化社会の今，その人の価値観や生き方を大切に，肯定的，支援的なかかわりが必要です．

3 ● 途上国の看護

　　ある途上国で2005年前後の数年間，その国で長く続いていた医師中心の看護教育を，対象者中心の看護教育に転換するための支援プロジェクトに参加したことがあります．その国の看護師の倫理綱領には，「看護管理者は医師に報告し，その指示を仰ぐ」とありました．そこでは，看護師の仕事は注射などのいわゆる診療の補助が主で，清拭などの生活面のケアはほとんどしていませんでした．点滴では，刺入部を絆創膏で固定しないので，患者はベッドに横たわったまま，点滴終了まで身動きができません．ケアが対象者中心ではないのです．このような環境に，対象者中心の看護の考え方と技術を根づかせるのは大変なことです．しかし，支援プロジェクトの根気強い働きかけにより，看護師や行政の意識が変わり始めました．

　　このプロジェクトで，看護倫理について，看護師が医師から「患者のケアについて口出しするな」と言われた事例を話し合ったことがあります．現地の看護師たちは，はじめ，なぜそれが倫理的な問題なのかわからなかったそうです．まさに，「看護は何をするのか」

と「看護とは何か」の両方をふまえないと倫理的問題がみえないのです（☞p.11，看護倫理の基礎）．しかし数年後，「この事例の意味がわかる」「医学と看護は違う」と，看護師たちは語りました．世界の看護師が「対象者中心の看護」を合言葉に協力し合い，手をつなぐ大切さを思いました．

D.　日常の実践での対象者中心の看護の点検

看護師はいろいろな指示を対象者に与えます．たとえば，注射では「よくもんでください」とか，検査のあとなどでは「安静が必要です」などと伝えます．しかし，なぜそれが必要なのかをわかりやすく伝えているでしょうか．看護師のどんな小さな言葉にも，そこに対象者中心の姿勢があるかないかで相手が受けとる看護の意味が違うのです．

学習課題

1．看護の対象には，病人のほか，健康人，地域や産業現場の人々などがあります．そこで，病人のイメージをもつ「患者」に代わる語として考えられる語をいくつかあげ，それらについて話し合いなさい．
2．対象者中心の看護はどのような要因で促進され，または阻まれるか考察しなさい．

8 患者の尊厳

この節で学ぶこと

1. 尊厳の概念と主な構成要素について理解する
2. 患者の尊厳を守るために，患者の尊厳への思いを評価する必要があることを理解する

　尊厳は，世界人権宣言（1948年12月10日第3回国連総会採択）の第1条に，「すべての人間は，生れながらにして自由であり，かつ，尊厳と権利とについて平等である」と示されるように，最も重要な人間の権利の1つです．看護においてもその重要性は認識されており，国際看護師協会（ICN）の2021年「ICN看護師の倫理綱領」の前文に，「看護には，文化的権利，生存と選択の権利，尊厳を保つ権利，そして敬意のこもった対応を受ける権利などの人権を尊重することが，その本質として備わっている」と示されるとともに，日本看護協会の「看護職の倫理綱領」，米国看護師協会の「倫理綱領」，英国王立看護協会の「専門職としての規範」など，看護において患者の尊厳を守ることの大切さについての記述は枚挙にいとまがありません．

　しかし，「尊厳」と一口に言っても，人によって理解はさまざまです．看護・ケアの観点から患者の尊厳について振り返ってみたいと思います．

A. 看護・ケアにおける尊厳

　ケアにおける尊厳のあり方については，ここ20年ぐらいの間に社会の関心が大きく高まり，研究も増えてきています．その中で，尊厳あるケアが達成されれば，患者は自身の価値とともに，快適で，自身の話に耳を傾けてくれるケアを実感できることが示されています[1, p.84-93]．これは，患者の家族や看護師にも実感されるもののようです．その一方で，看護の日常性の中で尊厳を守るということは困難なことでもある[2]など，臨床現場で患者の尊厳を守ることの難しさも指摘されています．その理由として，「尊厳」とは尊厳が損なわれたときにより深く理解される言葉であり，尊厳のない状況を作り出している側にはわかりづらいものであることが示されています[3,4]．そのような状況の中で，多くの看護師は，精一杯に患者に対する尊厳あるケアを提供できるように努力しているのだと思います．しかし，尊厳のどの部分がどの程度守られているのか，損なわれているのかをきちんと把握できないまま，患者の尊厳を守るための看護を押し進めることは難しいでしょう．患者の尊厳の状態を可視化する（客観的にとらえる）ためのツールや方法が必要なのです．

B. 患者の尊厳を構成する要素

　尊厳 dignity は，ラテン語の「dignus」と「dignitas」に由来します．「dignus」には，価値のあるものという意味，「dignitas」には，メリットという意味があります．尊厳の概念分析を行った Griffin-Heslin は，人としての尊重，自律性，エンパワメント，およびコミュニケーションの 4 つを尊厳の中心概念としてとらえました[5]．尊厳のとらえ方を看護師と患者の 2 つの視点からとらえた Walsh K らは，看護師の立場から，身体的なプライバシーの保護，気持ちへの配慮，ゆとり，人としての尊重，患者の擁護を，また，患者の立場から，不必要な露出の保護，ゆとり，人としての尊重，十分な配慮と自律性などを尊厳の構成要素として示しました[6]．一方で Matiti らは，尊厳が守られるときの核となる 6 つの要素として，プライバシー，秘密の保護，コミュニケーションと必要な情報の提供，ケアの選択と参加，患者への敬意，および，礼儀正しさと心づかいを示し[7]，また，Anderberg らは文献検討により，個別性あるケア，自律性の回復，患者への敬意，患者の擁護，および，傾聴の 5 つが尊厳が守られているときに認められることを示しています[8]．

　このように，調査方法や対象者（患者かどうか，疾病の状態など）によって，尊厳を構成する要素，ならびに尊厳が守られるときの特徴に違いが生じていますが，これは尊厳がもともと非常に大きく複雑な概念だからです*．したがって，患者の尊厳のすべてを知ることは本質的に困難ですが，私たちは，患者が何を望んでいるのか，日常看護における尊厳への配慮にどの程度満足できているのかを知る必要があります．言うまでもなくそれは，このままの看護でよいのか，あるいは，どのような点にどのような改善が必要かを知り，改善していくためです．そのような看護を実現するのに必要となる患者の尊厳を評価するためのツールについて，次にみてみたいと思います．

C. 尊厳の評価尺度

　尊厳の状態を探る研究の多くは質的研究により行われてきていました．そのため，ツール（尺度）を用いた尊厳の評価は，まだ十分に発展していません．その中で，終末期の患者の尊厳について，症状に由来する苦悩，自身の存在にかかわる苦悩，他者への依存，心の安らぎの 4 つの因子からなる 25 項目の尺度で評価する the Patient Dignity Inventory (PDI)[9] や，入院患者ではなく地域で暮らす高齢者の尊厳について，他者との関係性に基づく自尊心，自身への敬意をもった振る舞い，他者への敬意ある振る舞いの 3 つの要素からとらえる Jacelen らによる the attributed dignity scale[10] が，発表されました．しかし，これらは，評価の対象が限定されており，一般の入院患者の尊厳の評価には使えません．

　このような状況の中で，太田らが開発した患者尊厳尺度国際版（IPDS）[11]は，一般の入院患者に対して，尊厳への期待と尊厳についての満足度を測定できる画期的な尺度です．前述の Griffin-Heslin や Walsh K らの概念をもとに開発されたもので，尊厳への期待につい

---

*たとえば，「地球」の全体像をとらえようとするとき，地上から見るものと宇宙から見えるものは違います．また，日本でみるものとアフリカで見るものも違います．しかし，そのどれも間違ってはいません．視点の違いで，真実はいろんな見え方をするものです．

ては，人としての尊重（物あつかいしない），思いと時間の尊重，プライバシーの尊重，そして，自律性の尊重の4因子16項目で構成されています．一方の尊厳についての満足度については，同じ4因子構造の18項目で構成されています．この日本語版が患者尊厳尺度日本語版J-PDSとして開発され，さらに，その短縮版（尊厳への期待：3因子12項目，尊厳についての満足度：3因子12項目）も開発されています[12]．コラムにこの短縮版を示しますので，ご活用ください．

コラム

患者尊厳尺度日本語版（J-PDS）短縮版[12]

　太田らの患者尊厳尺度国際版（IPDS）をもとにして開発された患者尊厳尺度日本語版（J-PDS）の短縮版を紹介します（表Ⅲ-1）．

　尊厳への期待を3因子12項目，尊厳についての満足度について3因子12項目でとらえることのできる尺度です．これを日常看護の中で使用すれば，患者が尊厳についてどのようなことを期待し，また，どのようなことに十分な満足が得られていないのか，得られているのかを看護師は適宜，具体的に知ることができます．見えなかった，あるいは見えにくかった患者の尊厳への思いをこのように可視化することは，看護の質の大きな改善につながるものと期待します．たとえば，ある看護上の改善を行う前後で尺度に答えてもらったり，病棟間で比較したりすることで，患者の尊厳に影響する要因も明らかになるかもしれません．

　なお，この短縮版の使用にあたっては，適切な引用を明記すれば，改めて開発者（森，太田ら）に許可を求める必要はありませんので，どんどんご活用ください．

学習課題

1. 臨地実習や看護実践を振り返り，患者の尊厳に目を向けた看護がどの程度行われていたかを考察しなさい．
2. 尊厳が損なわれている看護の場面に遭遇したとき，実習学生や実践看護師としてどのようにすればよいかを考えなさい．
3. 上記に関して，それを実現するうえでの課題と困難について考えなさい．
4. 患者の尊厳への思い（期待と満足度）を臨地実習や看護実践の中で把握する方法について，コラムに示したJ-PDS以外の方法を考えなさい．
5. コラムに示したJ-PDSの活用法について考えなさい．

文献

1) Transvåg O, Synnes O, McSherry W. Stories of dignity within healthcare：research, narratives and theories. Keswick, UK：M & K Update；2016.
2) 片田範子．日常性の中で尊厳を守る看護倫理．日本看護科学学会誌．2012；32（2）：84-86.
3) Calnan M, Badcott D, Woolhead G. Dignity under threat? A study of the experiences of older people in the United Kingdom. Int J Health Serv. 2006；36：355-375.
4) Hov R, Hedelin B, Athlin E. Nursing care for patients on the edge of life in nursing homes：obstacles are overshadowing opportunities. Int J Older People Nurs. 2013；8：50-60.
5) Griffin-Heslin. An analysis of the concept dignity. Accident And Emergency Nursing. 2005；13：251-257.
6) Walsh K, Kowanko I. Nurses' and patients' perceptions of dignity. International Journal of Nursing Practice. 2002；8：143-151.
7) Matiti MR, Trorey GM. Patients' expectations of the maintenance of their dignity. Journal of Clinical Nursing. 2008；17：2709-2717.

表Ⅲ-1　患者尊厳尺度日本語版 短縮版©

以下の文章は，病院における医師と看護師の態度に対する患者さん自身の期待と満足度を尋ねるものです．ご自身の経験に基づいて，期待について「全く強くない」から「非常に強い」の5段階，そして，満足度については，「全く満足していない」から「非常に満足している」の5段階のそれぞれ当てはまる番号に○印を付けて下さい．

		期待の程度					満足度				
		全く強くない	あまり強くない	どちらでもない	ある程度強い	非常に強い	全く満足していない	あまり満足していない	どちらでもない	ある程度満足している	非常に満足している
Item 1	私を物（もの）ではなく，血の通った一人の人間として私の治療やケアを行う	1	2	3	4	5	1	2	3	4	5
Item 2	私と目と目を合わせて話をする	1	2	3	4	5	1	2	3	4	5
Item 3	私を人間として尊重する	1	2	3	4	5	1	2	3	4	5
Item 4	しっかりと私の話を聞く	1	2	3	4	5	1	2	3	4	5
Item 5	いつも丁寧な言葉を使う	1	2	3	4	5	1	2	3	4	5
Item 6	私だけではなく家族に対しても丁寧である	1	2	3	4	5	1	2	3	4	5
Item 7	私自身の治療方針を決める過程に私を参加させてくれる	1	2	3	4	5	1	2	3	4	5
Item 8	私が自分の治療を決められるように，選択肢をいくつか提示をする	1	2	3	4	5	1	2	3	4	5
Item 9	年齢，人種，国籍によって患者を差別しない	1	2	3	4	5	1	2	3	4	5
Item 10	どの患者も平等に扱う	1	2	3	4	5	1	2	3	4	5
Item 11	日々の治療やケアの中で私の要望や期待を優先する	1	2	3	4	5	1	2	3	4	5
Item 12	私のペースに合わせて治療やケアをする	1	2	3	4	5	1	2	3	4	5
Item 13	治療や看護ケアの間，プライバシーを保つためにベッドサイドのカーテンをひくかドアを閉める	1	2	3	4	5	1	2	3	4	5
Item 14	ドアやベッドサイドのカーテンを開ける前に私の許可を得る	1	2	3	4	5	1	2	3	4	5
Item 15	治療や看護ケアの間，かけものや衣服で私を覆って露出を防ぐ	1	2	3	4	5	1	2	3	4	5
Item 16	私の個人情報を守る	1	2	3	4	5	1	2	3	4	5
Item 17	私に関することは他人に聞こえないように個人的に話す	1	2	3	4	5	1	2	3	4	5

注1）期待の程度について，第1因子：人間性と礼節の尊重は，Item 1，3，4，5，6の合計点，第2因子：公平性・自律性の尊重は，Item 7，8，9，10の合計点，そして，第3因子：プライバシーの尊重は，Item 13，14，16の合計点により算定する．網掛けの項目は尺度としては算入しない．

注2）満足度について，第1因子：人間性と礼節の尊重は，Item 1，2，4，5の合計点，第2因子：自律性と思いの尊重は，Item 7，8，11，12の合計点，そして，第3因子：プライバシーの尊重は，Item 14，15，16，17の合計点により算定する．網掛けの項目は尺度としては算入しない．

注3）適切な引用を明記すれば，この尺度の使用に際して改めて許可を求める必要はありません．

8） Anderberg P, Lepp M, Berglund A, et al. Preserving dignity in caring for older adults：a concept analysis. Journal of Advanced Nursing. 2007；59：635-643.

9） Chochinov H, Hassard T, McClement S, et al. The Patient Dignity Inventory：A Novel Way of Measuring Dignity-Related Distress in Palliative Care. Journal of Pain and Symptom Management. 2008；36：559-571.

10） Jacelon CS, Dixon J, Knafl KA. Development of the attributed dignity scale. Res Gerontol Nurs. 2009；2：202-213.

11） Ota K, Maeda J, Gallagher A, et al. Development of the Inpatient Dignity Scale Through Studies in Japan, Singapore, and the United Kingdom, Asian Nursing Research. 2019；13：76-85.

12） 森　智子，太田勝正. 患者尊厳測定尺度日本版（J-PDS）短縮版の開発. 日本看護倫理学会誌. 2019；11：75-82.

9 看護アドボカシー

この節で学ぶこと

1．アドボカシーの概念と必要性を理解する
2．看護アドボカシーにおける看護師の役割を理解する
3．看護アドボカシーのモデルを理解し，アドボカシーの実践に必要なことを知る

A．アドボカシーとは

　アドボカシー advocacy の辞書的意味は「弁護する，支援する」ことです．アドボケイト advocate はアドボカシーをする人のことで，法的には自分自身で表現できない人の代わりに基本的人権を守る人という意味です[1, p.49-50]．

　看護におけるアドボカシーは，看護師が患者のためにアドボケイトの役割をもつことであり，1970 年代からまず米国で発展しました．その背景は主に 2 つあり，1 つは，1960 年代に激しさを増した消費者運動の一環として，十分な説明のない医療や，望まない治療の実施，医療ミスに対する不満が高まり，患者の権利を主張する風潮が生まれたことです．

　2 つ目は，看護師の「補助的で従順な女性」という従来からの立場を転換し，看護の自律と専門性を確立する機運が高まったことでした[2]．クーゼ Kuhse は，看護師は長時間患者のケアにあたっており，物理的にも人間関係の面からも，医師よりも個々の患者と親密に結びついており，患者の個別的なニーズや価値観を察知する能力が培われていると考えられると述べています[3, p.256]．この「医療チームの中で特別な位置にある」という認識の中から，患者の健康上の利益を擁護することが看護師の職業上・道徳上の義務であるという主張が生まれ，「看護師は患者の代弁者」という考えとなったのです．

　1973 年の ICN 倫理綱領は，「看護師の第一義的責任は，看護を必要とする人々に対するものである」とし，それまでの医師への服従を断ち切りました．1985 年，米国看護師協会（ANA）の看護師規約は「クライエントの擁護者としてのナースは，ヘルスケアシステムのメンバーによる不適格，非倫理的，または不法な行為に対し，またはクライエントの権利，利益を害する他人による行動に対して，注意を怠らず，適切な行動をとらねばならない」としています[4, p.433]．日本看護協会の「看護職の倫理綱領」にも看護職は「人々の権利の擁護者として行動する」と明記され，アドボカシーは看護師の重要な倫理的役割となっています[5]．

　近年は，看護専門職の役割として「professional advocacy」の概念が提唱され，個人のニーズだけでなく社会の健康ニーズや政策も含む広範な概念とされています[6]．2021 年に改訂

されたICN倫理綱領においても，「看護師の専門職としての第一義的な責任は，個人，家族，地域社会，集団のいずれかを問わず，看護ケアやサービスを現在または将来必要とする人々（以下，「患者」または「ケアを必要とする人々」という）に対して存在する」と明記されており，看護師が責任を持つ対象が地域社会や集団，そして未来を見据えて認識することの必要を示しています[7]．

B. 看護アドボカシーの必要性

なぜ看護アドボカシーが重要なのか，事例をもとに考えていきましょう．

> **事例㉗ 2年目の看護師が意を決して行ったアドボカシー**
>
> 青木氏（72歳の男性）の退院の日，介護施設に移る青木氏のストレッチャーを押していた2年目の担当看護師Sは意を決して言った．「青木さん，本当は家に帰りたかったのよね，訪問看護を使いながらね」．青木氏は力なく，「仕方ないよ」とつぶやき，さびしく笑顔を見せた．手続きのために立ち会っていた長男は「えっ！おやじ本当なのか？　家に帰りたいのか？」と驚いた．脳梗塞のため，半身麻痺となり，胃瘻もある青木氏の退院は，医師の判断と1回きりの長男との面談で決定されていた．青木氏は2年前に妻を亡くし，一人暮しであったが，住み慣れた自宅で，妻の遺影に語りかけることで精神的平穏を保っており，在宅療養を望んでいた．看護師Sは，患者の意思を支え切れなかったことを悔やんだ．カンファレンスで発言し患者の希望を述べたが，若い看護師の意見は主任看護師の「それは無理よ」という反対の意見で取り上げられなかった．しかし，看護師Sの言葉は長男の心に残り，その後長男は青木氏の真意を確かめ，友人であった訪問看護師に相談したことで，在宅療養に切り替えた．（このケースにかかわった訪問看護師の話）

1●看護アドボカシーの発生

医療では，疾病への恐怖や痛みなどの患者の苦悩は，人間の尊厳が奪われるほどの根源的な問題となります．カーティンCurtainは，①自律の侵害，②行動の自由の喪失，③自己選択能力の低下，④見知らぬ人の中におかれること，の4つの傷をあげ，逃れることのできない疾病や死は法や権威では解決できないと述べ，看護師は敏感にこの傷を感知し，人権や患者のニーズを尊重し，支援する環境づくりをする立場にあるとして，ヒューマンアドボカシー理論[8]を提起しています．

またマリックMallikは，看護実践において患者と看護師に対立する第三者によってアドボカシーの必要が生じたとき，どのような実践が行われているのかを「患者擁護の看護モデル」として図にまとめています[9]（**図Ⅲ-2**）．すなわち，人権侵害に対する恐れや傷つきやすさという患者の脆弱性に，看護師は敏感なアドボカシー感覚をもって，患者の戸惑いや困難が生じている葛藤状況を受け止めます．看護師は患者との関係や倫理的に正しいという判断，および法的知識などを用いて，アドボカシーが必要と見定めます．患者は通常受け身的であり，看護師は直接・間接的な方法を用いながら，代弁やエンパワメントなど

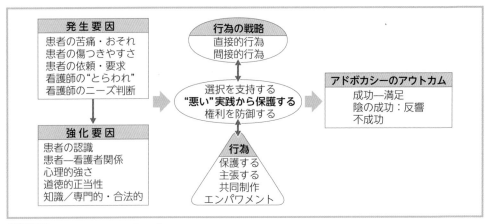

図Ⅲ-2　患者擁護の看護モデル

[Mallik M. Advocacy in Nursing：Perceptions of practicing nurses. Journal of Clinical Nursing. 1997；6：311より作成]

の行為で患者・家族の選択を支援し，不適切な実践から患者を守るのです[9].

2 ● 看護師の役割

a. 意思決定支援

　上記の事例のように，疾病により身体的な機能障害を持ち，弱い立場となった人々は，自分が望むことを得ようとする時，自分の代わりに語ってくれる人（代弁者）を必要とします．しかし，青木氏の意思は反映されず，医師と家族の話し合いで療養の場が決定されていました．妻との思い出深い自宅での療養ができず，精神的安寧（あんねい）が得られない状況で，青木氏は自己決定の権利を奪われ，QOLの低い生活を送ることになるでしょう．退院支援は近年，日本の医療施設では看護師の重要な役割になっていますが，在宅療養の可能性が十分検討されずに，医師と家族の都合が優先されている現状が少なくありません．

b. 代弁する役割

　看護師Sは青木氏の思いを代弁しており，カンファレンスでもその立場で発言しましたが，患者が意思決定に参加することなく，施設への入所が決まりました．青木氏には長男の仕事や家族関係を気遣う様子もみられます．また，医療チームの倫理観に差があることも読み取れます．医師の支配的な意見や看護管理者の強い声に押され，公正な倫理的判断が崩れてしまう危険もあります．

c. 限定的・間接的アドボカシー

　しかし，退院の日の看護師Sの患者への思いやりをこめた言葉が，長男の心を動かし，訪問看護の利用という情報提供が親子の絆を蘇らせるきっかけとなりました．この時点で看護師Sは控えめな「和の精神」を用いて家族へ本人の意思を伝え，日本的なアプローチでアドボカシーを実践したのです．

　日本文化の特徴である「和」は「同調」と混同されやすいこと（☞p.51，和）や，「おまかせ」「事なかれ主義」となって，積極的にアドボカシーを実践しにくい雰囲気をつくることもあります．このような環境の中でも，自分にできる範囲で行動することは「限定的な

アドボカシー」[10]と呼ばれます．看護師Sの行為は限定的で間接的なアドボカシーにあたるでしょう．その行動は一見するとささやかですが，患者とその家族にとっては非常に大事な支援になりました．

C. 看護アドボカシーを理解するモデル

看護アドボカシーモデルは，① 患者の個別的アドボカシーと，② 社会的・専門職的アドボカシーに大別されます．

①の患者の個別的アドボカシーには，権利擁護モデル（看護師は患者の権利を尊重し，権利侵害から守る），価値による決定モデル（看護師は患者が自分の価値観を認識し，自己決定ができるように支援する），および人間尊重モデル（看護師は患者の尊厳や権利を尊重する）があります．

ガドウ Gadow は，患者が「自分たちの自己決定の自由を真に行使するために，看護師によって支援 assist されなければならない[11, p.41]」としています．コーンク Kohnke[12]は，アドボカシー行為の2要素をあげ，1)情報提供：患者の権利が何かを伝え，必要な情報をもっているかを最善を尽くして確認する，2)支援：積極的に「あなたには権利がある」と患者を支持する，患者の決定を妨害しない行動をすると述べています．

事例の看護師Sは，青木氏の在宅療養の希望を傾聴し，自己決定を支えようとする「価値による決定モデル」を実践していますが，訪問看護の情報提供やカンファレンスでの発言は，「知る権利」や「自己決定権」を守る「権利擁護モデル」です．さらに，十分に意思や判断を表現できない青木氏を支援する「人間尊重モデル」も含んでいます．各モデルの使い方は個別的ではなく，同時にあるいは連続的に用いられます[13, p7]．

次に，②の社会的・専門職的アドボカシーは，社会全体の利益のために実践する擁護の考え方で，ナイチンゲール Nightingale が行った近代看護と看護教育の改革，サンガー Sanger による女性の健康を守る産児制限指導などが評価されています．

グレイス Grace は，社会的・専門職的アドボカシーは健康に関する職業の目標に近づく行動であり，特定個人を擁護する狭い意味だけでなく，その問題を生じさせている社会状況を変える努力を含む必要があると述べています[6]．

D. 看護アドボカシーの実践に向けて

看護アドボカシーでは，その理念の理解だけでなく，「いかに行動して実現させるか」ということが必要です．アドボカシーを実践する看護師には，① 患者の尊厳と権利を尊重した行動をする，② 患者・家族に知る権利があることを知らせ，情報提供と支援をすることにより，患者・家族をエンパワメントする，および，③ 患者の尊厳や権利の侵害に対しては，患者を代弁し守るという行動が求められます．

調査[10]によれば，看護アドボカシーの促進には「患者と看護師の密接な関係」と「看護師の責任感」が大きく寄与し，この中から患者の繊細な状況やニーズへの気づきが生まれ，それが患者擁護につながるとしています．一方，阻害因子には，看護師がアドボカシーの

必要に気づいても行動できずにいる「パワーレス」や「看護管理者の支援がない」「医師主導」などがあがっています．また，看護アドボカシーの「知識と技術」には教育が大きく影響することもわかっており，これに関してわが国では，手術室認定看護師らによるアドボカシーの実践プロセスの分析が報告されています[14]．命にかかわる自己決定の重要な場で認定教育課程を経た看護師らによる「知識と技術」に基づく擁護活動が明解に示されています．

　アドボカシーは，看護師個人の活動にとどまらず，医療チーム全体で，患者の最善の利益を求めていく行動でありプロセスです．看護師が一人で問題を抱え込むのではなく，アドボカシーの適切な方法を検討し，倫理的な医療環境（モラルスペース[15, p.98]）を作っていくことが大事です．

　医療における倫理意識の高まりの中で，患者のニーズをキャッチする看護の役割の重要性がますます高まっています．看護師がアドボカシーの役割を認識することは患者の最善の利益につながるのです．

学習課題

1. 予後が思わしくないがん患者から「本当のことを知りたい」と言われた場合，アドボケイトとしての看護師はどのような行動をとればよいか，また，その理由を話し合いなさい．
2. 点滴ルートを抜去する危険のために認知症患者が大きなミトンで手を拘束されています．アドボケイトとしての看護師はどのような行動をとればよいか，また，その理由を考えなさい．

▋文献▋

1) フライ ST，ジョンストン MJ. 2008/片田範子，山本あい子訳. 2010. 看護実践の倫理. 第3版. 東京：日本看護協会出版会.
2) Jean J. 1979/小玉香津子監. 患者の代弁―もう一つの看護の役割. INR. 1995；18（5）：64-68.
3) クーゼ H. 1997/竹内徹，村上弥生訳. ケアリング―看護婦・女性・倫理. 東京：メディカ出版；2000.
4) Nelson ML. 1990/尾崎フサ子，早川和生監訳. マラヤ・スナイダー編著. 1999. Advocacy：看護独自の介入. 東京：メディカ出版.
5) 日本看護協会. 看護職の倫理綱領. 2021.
6) Grace J. Professional advocacy：widening the scope of accountability. Nursing Philosophy. 2001；2：151-162.
7) 国際看護師協会（ICN）/日本看護協会訳. ICN看護師の倫理綱領（2021年版）. 2022.
8) Curtain L. The nurse as advocate：A philosophical foundation for nursing. Advances in Nursing Science. 1979；3：1-10.
9) Mallik M. Advocacy in Nursing：perceptions of practicing nurses. Journal of Clinical Nursing. 1997；6：303-313.
10) Negarandeh R, Oskouie F, Ahmadi F, et al. Patient advocacy：barriers and facilitators. BMC Nursing. 2006 Mar；5（3）：1-8.
11) Gadow S. Existential advocacy：A philosophical foundation of nursing. 1980. Murphy CP, Hunter H. eds. Ethical problems in the nurse―patient relationship. Boston：Allyn & Bacon；1983.
12) Kohnke M. The nurse as advocate. American Journal of Nursing. November；2038-2039：1980.
13) 石川洋子. アドボカシーは看護者の役割か. 医学哲学 医学倫理. 2010；28：1-9.
14) 中村裕美，白鳥孝子. 術前訪問における手術室看護師の患者擁護実践. 日本赤十字豊田看護大学紀要. 2016；63-71.
15) ドゥーリー D，マッカーシー J. 2005/坂川雅子訳. 2006. 看護倫理 1. 東京：みすず書房.

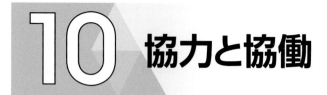

10 協力と協働

この節で学ぶこと

1. 看護と他職種との関係の，今日までの足取りを理解する
2. チーム医療で重要な「協力」と「協働」の意味を理解し，倫理的な協働実践について考える
3. チーム医療における看護師の役割を考える

A. 協力と協働の意味

　看護師はチームで実践しており，看護師が共に働く他分野の医療者や他の看護師は「**共働者 co-workers**」と総称されます．共働者との関係が倫理的によいとはどのようなことでしょうか．本項では，ICN 倫理綱領と WHO の文書から，とくに他分野の共働者との関係に注目します．

1 ●「ICN 看護師の倫理綱領」における「服従➡協力➡協働」

　国際看護師協会（ICN）の倫理綱領は，1953 年の初版以来，看護師と「共働者」との関係を記述し続けており，そこからは，「服従から協力，そして協働」という変遷を読み取ることができます．この変遷の大きな要因が，看護学の発展でした[1, p.55]．

・初期の看護は独自の学問基盤をもっておらず，看護師は医師に「服従」して働いた．
・その後，看護はみずからの学問基盤を有する専門職として，医学から分離した．
・共働者との関係は，2005 年の綱領までは「**協力関係 cooperative relationship**」[2]であったが，2012 年の綱領で「**協働関係 collaborative relationship**」に変わった[3]*．

　協力と協働はどう違うのか，また，ICN はなぜ「協働」に変えたのかについて，看護倫理史学者ファウラー Fowler は次のように述べています[1]．

①「協力」と「協働」は意味は近いですが同義語ではありません．
②「協力」では，複数の個人や組織が共通の目標のもとに調和的に共に働きます．
③「協働」でも協力が大事ですが，重要なことは，どの構成員も対等 equal で，独立し，知識は互いに重なり合いながら，それぞれ独自の知識基盤を有していることです．
④ ICN の言葉はそれが書かれた時代を反映しています．今の医療は，各専門職それぞれが独自の専門知識と技術をもち，かつ，互いに「対等」の関係でなければならないという

---

*ICN 倫理綱領における「協力」から「協働」への変遷は，公式日本語訳ではなく，文献 2，3 の英語原文で確認することが大切です．

意味をこめて，ICN は「協力」から「協働」に変えたのです．

2 ● WHO が提唱する「協働」

　WHO は，「専門職連携教育および連携医療のための行動の枠組み」(2010 年)[4]において「IPE」および「IPW」という概念を提唱し，チーム医療における多職種の連携*と協働の重要性を強調しています．

・IPE（inter-professional education, **専門職連携教育**）とは，チーム医療の重要性を伝えることを目指した教育法で，複数の専門分野の学生が互いに学習し合うこと．
・IPW（inter-professional work, **専門職連携協働**）とは，健康の改善と医療システムの強化を目指し，異なる専門分野の複数の医療者が患者・家族・介護者・コミュニティと連携・協働して，最高品質のケアを提供すること．

　そして WHO は，現実の医療では，本来の「協働」が実践されているといえないと，次のように指摘しています——多くの医療者は，他の医療者とともに働いているというだけで，協働して医療を提供していると思い込んでいるが，それは本来の協働ではない．協働の重要な意義は，創造性と相乗効果，つまり，新しいアイデアが生まれ，1 ＋ 1 が 2 になる以上の成果がもたらされる，ということにあるのだ[4]．

B. 医療現場における協働

1 ● チーム医療

　現在，医療現場には医師，看護師，薬剤師，理学療法士（PT），作業療法士（OT），メディカルソーシャルワーカー（MSW）など多くの専門職が働いています．**チーム医療**とは，一人の患者に複数の専門職がそれぞれの専門性を最大限に発揮し，協働して治療やケアを提供することです．

　チーム医療の実践について細田は，異なる『知識』と『情報』をもつ者同士が，その『知識』と『情報』に基づいて，フォーマル／インフォーマルに，自由にコミュニケートし合う中で最適な医療を見つけていく営みである，と述べています[5, p.117]．多職種合同カンファレンスなどを形骸化させないために，おたがいが自分の領域の専門性を生かしたコミュニケーションや話し合いができなければなりません．そのために自分の領域の専門性とは何かを追求し，アイデンティティをもつこと，そしておたがいに理解し尊敬し合うことが協働において大切です．

　医療現場では特定の役割を果たすために，緩和ケアチームや NST（nutrition support team）など，複数の専門チームが存在し介入することが当たり前になっています．しかし看護師は，必ずしもそうした専門チームの介入を待つだけではなく，この患者にとってどの専門職種にコンサルトすべきかを考え，行動します．たとえば嚥下機能が低下し経口摂取が困難になったケースでは，まず言語聴覚士に，また，食事摂取量が増えずなかなか栄養状態

---

*連携とは，複数のグループや組織が協力し合うこと．たとえば，看護のある学会は他分野の学会と「連携」協定を結んでいる．今後はその連携から，ある課題を協働で探求する「多職種協働研究」が生まれることが期待されている．

が改善しないケースではまず栄養士に相談します．これは，看護師と他職種との協働関係に立ったチーム医療の実践といえるでしょう．

2 ● チーム医療における看護師の役割

　看護の専門性について，1つ明らかなのは，看護師はどの医療現場でも，診断・治療にかかわる業務から患者の療養生活支援まで，幅広い業務を担っているということです．そのことが，「**チーム医療のキーパーソンとしての看護師**」という期待につながっています．

　たとえば経口摂取が困難になった患者について看護師は，医学的な視点，リハビリの視点，栄養士や薬剤師の視点などを統合して摂取機能の評価や栄養状態の把握などを行います．同時に，食に対する患者の価値観や心理・社会的影響を探究し続けます．さらに，24時間切れ目なく患者とかかわる中で，患者の反応を常にキャッチできるという看護の強みを生かして情報を収集し，他職種に情報を提供するという役割を担っています．つまり，「チーム医療のキーパーソンとしての看護師」とは，思いきり広い守備範囲を生かして患者とかかわり，患者の多様なニーズに対して各専門職が有する専門的な知識やスキルが適切にマッチするように調整する役割がある，ということを指しているのです．

3 ● 看護職間の協力，協働

　看護師が「チーム医療のキーパーソン」であるためには，その前提に，看護師同志の協力，協働がなくてはなりません．デービス Davis は「協働の基本は尊敬と信頼を基本とした**同僚関係**である．（中略）看護職者間の同僚関係が悪ければ，我々自身の実践を統制している能力，言い換えれば，専門職者として信頼に足る実践を果たす立場が損なわれる」と述べています[6]．

C. 地域における協働

1 ● 多職種協働・地域連携と倫理的課題

　わが国では，住み慣れた地域で自分らしい生活を最期まで送りたいと願う人を支援するために，「**地域包括ケアシステム**」があります．関係機関が連携し，多職種協働により在宅医療・介護を一体的に提供する制度で，訪問診療，訪問看護，訪問リハビリテーション，食事・排泄・入浴などの介護，買い物や掃除などの生活支援サービスが提供されるようになってきています．

　規模の大きな医療機関には「**地域連携室**」というような部署があり，地域の医療機関や訪問看護，訪問介護，訪問リハビリテーションを行う多くの介護事業所と協働しています．藤田さんの事例を通じ具体的にみていきましょう．

> **事例 ㉘ 終末期にある人の自宅での看取り**
>
> 　89歳男性の藤田さんは末期がんで，入院中は受け持ち看護師に「家に帰りたい，自宅で死にたい」と言っていました．しかし，同居する長男夫婦は「それは無理」と藤田さんに言いました．なぜなら，藤田さんには胃瘻による経管栄養，点滴静脈注射，マスクによる酸素吸入，1時間ごとの痰の吸引が必要で，主治医からは「余命は数日から1週間程度で，自宅に帰る途中に息を引き取る可能性もある」と説明を受けており，長男夫婦は「自宅に帰るのはとても無理，こんなに色々な医療行為は自宅ではできない」と考えていたからです．それを知った受け持ち看護師は，院内の地域連携室の看護師に連絡しました．地域連携室の看護師は，藤田さんの自宅近くの訪問看護ステーションの看護師，病棟の受け持ち看護師と主治医，そして藤田さんの長男夫婦に集まってもらい，自身も加わって藤田さんの支援方法を模索する話し合いをしました．その結果，長男夫婦は，訪問看護師や地域の医師によって必要な医療は自宅でも受けられ，機械器具の貸与なども受けられることを知りました．また，困った時は訪問看護ステーションから看護師がすぐに駆けつけてくれることも知りました．長男夫婦の不安は和らぎ，藤田さんはすぐに退院し，自宅で家族とともに過ごしました．退院して3週間後に藤田さんは旅立ち，人生の最後を穏やかに過ごした父親の看取りができたことに，長男夫婦はとても満足しました．

　この事例は，対象者が自分らしい暮らしを送るのに，看護の力が大きいこと，および多職種の協働が大切であることを示していますが，他方では，倫理的課題を生み出す可能性も示唆しています．対象者が「自宅で死を迎えたい」と希望したとしても，藤田さんの長男夫婦のように，「それは無理」と答える家族はめずらしくありません．このような時，看護師が「介護する家族が無理と言っている以上，退院は難しい」と判断した場合を考えてみてください．生じる倫理的課題は容易に想像できると思います．

　倫理的課題を生まないためには，「無理だ」と述べる家族の言葉の奥に，どのようなことがあるのか，問題がどこにあるのかを明確にしていく必要があります．多くの問題は看護の力だけでは解決しません．所属する機関の他部署の看護師や他職種，地域にある事業所の多職種と協働することで解決に向かっていくことを知っておきましょう．また，看護師は，地域にある事業所の人たちとのつながりを日頃から作っておくことも大切なことです．

2●最良のケアを決定するために

　一口に協働といっても，地域では容易にはいきません．すべての部署が同一の建物や敷地内にある病院とは異なり，地域では，関係者が頻繁に集まって会議を開くことが難しく，対象者や家族の希望，看護や支援の目標などを専門職同士で十分に共有できないことがあるのです．そのため，A項でWHOが指摘しているように，各職種がたがいにつながるのではなく，自職の職務のみを全うするという問題が生じやすいのです．

　多職種が共通の目標に向かうためには，かかわるすべての職種が目標を確かめ合い，情報を共有し，意見を出し合う必要があります．ある程度の意見交換は電話やメールでできますが，最も大切なことは，多職種が実際に顔をつき合せわることです．そのため地域包

括ケアシステムでは,「**地域ケア会議**」や「**サービス担当者会議**」を開催するようになっています.

多職種のチームでサービスを提供する際には,それぞれの職種がもつ職業上の価値観や,専門職者が個人としてもつ価値観など,多様な価値観がケアやサービスに反映されます.したがって,地域ケア会議やサービス担当者会議を通じ,各専門職はそれぞれの価値観を率直に述べながら話し合うことが大切です.倫理的問題が生じた場合にも,そのような話し合いがよりよい対処につながります.これらの会議は,その意味でも重要な議論の場です.

ここで1つの課題があります.それは,「各職種の守備範囲を意識するあまり,思うように意見交換できない」など,他職種と働くうえで困難を感じている看護職者が少なくない[7]ことです.日本社会には「和」や「遠慮」などの風土があり,中には対立を避けたい人や,発言や提案をあきらめてしまう人もいるでしょう.しかし,看護師が最優先にすべきは,他職種への配慮や遠慮ではなく,対象者の最善です.看護師として他職種にしっかりと意見を述べることが,真の「協働」につながるのです.それが,対象者の意思決定や看護ケアの選択を倫理的なものにし,対象者や家族のQOLを向上させます.真の協働は,デービスが「複数の個人や組織が知識を共有し,共に学び合うことをとおして創造的なものになる」[6]と述べているように,お互いの職種を創造的に発展させ,1+1が2になる以上の成果を生むことができるのです.

学習課題

1. 本文中で取り上げた「経口摂取が困難になった患者」に対して,看護師として自分がチーム医療のキーパーソンとしての役割を果たすためには,具体的にどのような行動をとったらよいか話し合いなさい.
2. 病院や地域での実習体験をとおし,そこでのチーム医療の様子やあなたが抱いた感想や問題点を話し合いなさい.

▌**文献**▌

1) 小西恵美子. 看護倫理を考える言葉. 東京:日本看護協会出版会;2018.
2) International Council of Nurses (ICN). The Code of Ethics for Nurses. Geneva, Switzerland:2005.
3) International Council of Nurses (ICN). The Code of Ethics for Nurses. Geneva, Switzerland:2012.
4) World Health Organization (WHO). 2010/三重大学訳. 2014. 専門職連携教育および連携医療のための行動の枠組み. 三重大学.
5) 細田満和子.「チーム医療」とは何か　医療とケアに生かす社会学からのアプローチ. 東京:日本看護協会出版会;2013.
6) アン・デービス. 実践・研究・教育の協働における倫理—学問の発展とより良い看護ケアのために. 日本看護倫理学会誌. 2010:2(1);50-62.
7) 成瀬和子,宇多みどり. 在宅ケアにおける多職種連携の困難と課題. 神戸市看護大学紀要. 2018;22:9-15.

11 パターナリズム

この節で学ぶこと

1．医療におけるパターナリズムの特徴を理解する
2．パターナリズムの問題点と医療者の役割を理解する

A. パターナリズムとは

　　パターナリズム paternalism とは，他者に対して父親のように振る舞うことです．伝統的な父親は，子どもたちにとって最もよいと思われることを，彼らに代わって決めていました．この構造が医療に持ち込まれ，「患者さんのため」という大義名分と，医療者は専門的知識と洞察力をもって患者にとって最善を尽くす人だということを前提として，患者の意思を確かめることなく，医療者（とくに医師）がさまざまな決定をしてきました．

　　パターナリズムには，「権力をもつ者，または行為させる者」と「権力をもたない者，または行為させられる者」というそれぞれ異なる立場をもつ2者が存在し，さらに世間から切り離された「特殊な環境条件であること」の3つの影響因子が存在するといわれています．医療現場には「医師（医療者）–患者–病院」というパターナリズムの発生・成立の3条件のすべてがそろっています．そのため，パターナリズムを払拭することは非常に難しいといえるでしょう．

B. 医療におけるパターナリズム

　　社会の権利意識の高まりにより，従来のパターナリズムを基盤とした患者–医療者関係は大きく変化しました．しかし，医療におけるパターナリズムは，医療者として患者を守りたいという使命感や利他的行動の一端でもあるため，全否定することはできません．さらに何らかの理由で患者が自己決定ができない場合もあるなど医療現場特有の事情があるため，医療におけるパターナリズムをしっかり理解しておくことが必要です．ドゥーリー Dooley らによる医療におけるパターナリズムのランキングは「強いパターナリズム」[1, p.48]「弱いパターナリズム」[1, p.46]「同意のあるパターナリズム」[1, p.93]の3つです．

1● 強いパターナリズム

　　これは，自分で意思決定できる人に，患者のためという理由で医療者が決めたり，自由を制限したりすることです．たとえば，① 本人に知らせず，相談もせずに本人の命や健康

にかかわる重要なことを決める，②（医師の回診などで）患者の目の前で患者のことを話題にし，患者をないがしろにするなどは，強いパターナリズムの例です．

　強いパターナリズムは，実質的な自己判断ができる患者の自由を本人のためという理由で制限するので，強力な理由がないかぎり，正当化されません．近年は，インフォームド・コンセントの浸透に伴い，こうした強いパターナリズムからの脱却の動きが強まっています．

2●弱いパターナリズム

　これは，自律性がなかったり，それを失って他者に依存していたりする患者（たとえば，乳児や幼児，昏睡状態，認知症，せん妄，恐怖に怯えているなどの状態の患者）の危害を防ぎ，患者を守るために，医療者，あるいは状況により医療者のほかに家族等も交えての決定に従わせるものです．たとえば，①手術直後の患者のベッド柵を立てる，②意識を失っている患者に点滴チューブを引き抜くのを防ぐ処置をとる，③緊急時に，本人に許可を得ないで応急処置を施す，などは弱いパターナリズムの例です．事実上自律性を失い，生活全般にわたって他者からの保護が必要な状況であるため，弱いパターナリズムは倫理的に容認されています．

　ただし，弱いパターナリズムの行使に際しては，患者の判断能力を注意深くアセスメントし，そのエビデンスを記録しておくことが必要です．アッペルバウム Appelbaum らは，意思決定能力欠如に対する基準はなく，医療上の意思決定に参加する患者の能力との間に温度差があることに対して「一般的に意思決定能力に欠けるとみなされている患者であっても，もし十分な時間とエネルギーが与えられれば，医療上の意思決定を行うことができる」[2, p.101]と述べています．すなわち，認知症の患者だから，精神疾患だから，子どもだからなどの理由だけでは，意思決定能力がないという根拠にはならないのです．弱いパターナリズムを正しく行使し，また，そのような状況で患者の自己決定権を尊重するために看護の果たすべき役割は多くあり，大変重要なのです．

3●同意のあるパターナリズム

　たとえば，患者が自分の診断結果を知りたくないという意思（＝知る権利の放棄）をはっきり示し，医療者に治療などの決定権を託すなど，医療者がパターナリズムを行使することに明白な同意を与えている場合が，同意のあるパターナリズムです．ただしこれは，明白な同意が必要な医療的介入や，患者の理解がなければ治療を実施できないなどの場合には問題が起きる可能性があります．

C.　弱いパターナリズムと看護

　インフォームド・コンセントや自己決定という言葉が当たり前のように使われている現在は，パターナリズムについての議論が，医師による「強いパターナリズム」から，意思決定能力がはっきりしない患者への「弱いパターナリズム」にシフトしつつあります．臨床現場では，認知症患者やせん妄状態の患者に対する治療方針や急変時の蘇生処置の有無

などの意思決定を家族に託したり，終末期患者の治療方針を医師が「これ以上できることはないので，今後は在宅かホスピスでの療養を薦めます」と家族に告げ，療養の場の決定のみを家族に委ねたりするなどの例がしばしば発生します．

　患者に意思決定能力がない場合には，① 代理判断，② 事前指示，③ 最善利益の判断のいずれかに基づいて，本人に代わって患者の価値観や考え方をよく知っている人物によって行います[1]．しかしその際には，本当に患者本人に意思決定能力がないのか，家族は本当に患者の意思を尊重して決めているのか，家族の決定に医師や看護師はどうかかわっているのかなど，非常に多くの問題があることを認識する必要があります．

- **代理判断**：「患者が意思決定できるとしたらこういう選択をするだろう」を基準に，患者を熟知する代理人が決める．患者が元気なときにどんなことを言っていたかが重要である．
- **事前指示**：リビング・ウィルなどの事前指示（☞ p.151）に基づいて決める．
- **最善利益**：患者にとって適当な代理人がいない場合に，何が患者の最善の利益になるかを基準に，本人をよく知る関係者が集まり治療方針を決める．

事例 ㉙ 意思決定への看護介入

　50歳，男性の林さんは仕事中に突然倒れ，救急搬送されてきました．診断は脳幹出血で意識レベルは JCS（ジャパンコーマスケール）で300 でした．林さんは妻と高校生の娘2人の4人暮らし．両親は他界し，実兄が遠方にいました．入院後3週間経過した時点で，医師より家族に「脳死ではないが意識はなく，今後も意識レベルの改善はまず不可能」と説明があり，胃瘻造設か末梢点滴かの選択が家族に委ねられました．妻はどうしたらよいかわからず泣いており，その妻に対し実兄は「娘たちとよく相談して決めればいい」と話しています．看護師は妻の話を傾聴し「本人だったらどう考えただろうか」と考えて，「苦しいけど家族が決めなければならない．われわれはその決定を受け止めます」と伝えました．

　このような状況では，ほとんどの場合，治療方針の決定は家族に委ねられます．しかし，家族は突然起きた危機的状況に大きなショックを受けています．通常は否認や衝撃，怒りなど，悲嘆の心理過程が示されますが，この事例のように治療方針の決定を迫られている家族は，そのような感情を封印して，意思決定を優先せざるをえない状況におかれています．しかし，「どうしたらよいかわからず泣いている妻」に，果たして妥当な意思決定ができるのでしょうか．また，もしこのような状態の家族に「わからないことを聞いてください」や「いつでも相談にのります」と伝えたとしても，思考停止の状態に陥っている家族にとっては，そうした言葉は耳に届いていない可能性もありえます．

　看護師は家族の意思決定を優先させるのではなく，まずは家族の乱れた感情に寄り添い，家族が悲嘆の心理反応を表出できるようにかかわることが必要でしょう．そして，「本人だったらどう考えただろうか」の部分へのより具体的なかかわりとして，たとえば「奥様にとって林さんはどんなご主人だったのですか」や「子どもさんたちにとってどんなお

父様だったのですか」または「お兄さんにとってどんな弟さんで，どんな幼少時代を過ごされましたか」などを問うことも必要です．

このようなケースでは，医療者の価値観が家族の意思決定に影響を与えてしまう危険を避け，家族の自律を尊重するために，看護師は「傾聴」「見守る」というかかわりを重視しがちですが，家族が代理人として患者本人の意思を尊重した決定をしていけるためには，看護師にはもっと一歩踏み込んだ看護介入が必要なのです．たとえば，元気だったころの患者はどんなことを言っていたか，家族が思い出せるように促すことができます．また，家族は危機的状況下で動揺しているうえ，代理判断を委ねられて精神的負担も背負っています．看護師はこれらのことに積極的にかかわっていくことが大事なのです．

D. 医療状況の変化におけるパターナリズムの新たな課題と医療者の役割

1 ● 医療状況の変化におけるパターナリズムの新たな課題

現在の医療現場では，入院期間の短縮やクリニカルパスに沿った医療・看護の実践が当たり前になっています．また電子カルテの導入等IT化による現場の効率化が進み，患者に直接接することなくカルテ上だけで医療者が必要と思う情報を入手し，アセスメントし，方向性を決めることも可能になっています．こうした医療現場の環境の変化が新たなパターナリズム発生の引き金になっている可能性があります．

> **事例㉚　患者・家族と医療者の温度差**
>
> 70歳，男性の山本さんははじめての化学療法が昨日予定どおり終了しました．山本さんには，治療開始翌日頃から顔面，胸腹部，背部に薬剤性と思われる湿疹が出現していましたが，それ以外の副作用やADLの低下などはみられませんでした．そのため医師から「明日の採血結果に問題がなければ退院です．次の治療は外来で大丈夫でしょう」と言われました．看護師からも「早く退院できてよかったですね．山本さんはサポートしてくださるご家族もいらっしゃるのでとくに心配はないと思われますが，それでもお家に帰るにあたって何か不安なことはないですか」と聞かれました．しかし，山本さん自身は昨日治療が終了したばかりであったこと，さらにその薬の副作用と思われる湿疹が出現している状態であるにもかかわらず，そのことには一切触れずに退院を言い渡されて戸惑っていました．また家族も「せめてこの湿疹がよくなるまで入院していたほうがいいのではないか」と言っており，患者・家族ともに早期の退院に難色を示していました．

医療者にとってこの発疹の出現は想定内であり，かつ生命にかかわる重篤な副作用ではないため，退院の判断に影響するものではなかったのでしょう．しかし，はじめて治療を経験した山本氏や家族にとっては，投与された薬によって出現したものである以上，どんな副作用であっても大きな不安材料であったと思います．さらに山本氏は治療が終了したばかりのタイミングで退院と言われたことに，戸惑いを感じており，患者と医療者との間

に温度差が生じているようです.

2● 退院をめぐる家族の受け入れ状況

　退院をめぐっては，家族がもう少し動けるようになるまで入院させておいてほしいなどさまざまな理由で退院を拒むなど，家族の強い意向で退院を先延ばしせざるをえない状況が起きることがあります．医学的には退院可能な状態であるため，社会的視点の公正の原則に反するのではないか，また患者本人が退院を望んでいる場合には，患者本人の意思を尊重していないことになり，患者の意思を第一に考える看護師は，退院を拒む家族に対して否定的な感情を抱くこともあります．一方，退院に強い抵抗を示す家族には，家族自身に強い不安があったり，患者との人間関係のもつれのために感情的に受け入れを拒んだり，自分たちの生活が困窮していたりなどさまざまな事情を抱え，それが退院を拒む理由と関連しているかもしれません.

　家に帰りたいという患者の意思に家族も寄り添い，スムーズに退院に向かうためには，入院直後から退院を見据え，在宅支援に必要なヒト（人材）・モノ（物品）・カネ（経済）などの情報提供や家族の心痛を先に察したかかわりなど，家族が十分な心の準備をするためのサポートが大切です．家族形態も多様化し，それぞれの家族が抱えている問題も複雑になっており，多職種チームでの対応が必要となります．このように看護師は家族の心情に配慮しつつ，なお，限られた医療資源を公平に分配する役割も担っているのです.

3● 医療者の役割

　電子カルテ導入によって医療者が患者情報を効率的に管理し，多職種間での情報共有が容易になりました．また，クリニカルパスは医療行為の標準化に寄与し，効率のよい安全な検査や治療が可能になりました．しかし，これらのツールは活用の仕方によっては，医療者主導となり，患者個人の状況への配慮が軽視されてしまう危険があること，つまり新たなパターナリズムを生む温床になっている可能性があることを医療者は意識する必要があると思います.

　一方近年，患者や家族は従来のお任せ医療から積極的に医療にかかわっていこうとする立場に変わってきました[3, p.130-137]．医療者は，そうした患者や家族を「医療チーム」の一員に加え，彼らと共に協働的パートナーシップを実現すること[4, p.28-29]で，医療におけるパターナリズムの問題は解決の方向に向かうでしょう.

学習課題

1．自分の行動や思考を振り返り，パターナリスティックなかかわりだと感じることはありますか．また，それはどんなことですか.
2．入院期間の短縮やIT化が進む現代の医療状況の中で生じる新たな倫理的問題について話し合いなさい.

‖ 文献 ‖

1) ドゥーリー D, マッカーシー J. 2005/坂川雅子訳. 2006. 看護倫理 1. 東京：みすず書房.
2) アッペルバウム PS, リッズ CW, マイセル A. 1986/杉山弘行訳. 1994. インフォームドコンセント―臨床の現場での法律と倫理. 東京：文光堂.
3) 細田満和子. チーム医療とは何か―医療とケアに生かす社会学からのアプローチ. 東京：日本看護協会出版会；2013.
4) ゴッドリーブ LN, フィーリー N, ダルトン C. 2005/吉本照子監訳. 酒井郁子, 杉田由加里訳. 協働的パートナーシップによるケア―援助関係におけるバランス. 東京：エルゼビアジャパン；2007.

12 個人の権利

この節で学ぶこと

1．権利の意義と重要性を理解する
2．医療・看護における患者の権利の意義を理解する
3．権利と義務の関係を正しく理解する

A. 権利の意味と意義

1● 権利に関する誤解

誤解 1「権利は利己的な主張である」

　権利は空気に似たところがあって，自分の権利が満たされているときにはその存在を感じることがなく，何か困った状況に直面した時に，はじめてその存在に気づくという面があります．そのため権利の要求は，時にクレームという形をとることがあります．その要求のなかには，とても権利とはいえないようなものまであるために，医療現場でもさまざまな物議をかもしています．そんなことから，権利の意義は理解しつつも，利己主義と同一視し批判する見方が生まれてしまうのかもしれません．

　しかし，気をつけなくてはならないのは，当の本人には切実な要求が，事情の違う他人には，その切実さや必要性が理解できないこともあるということです．それが権利であるかどうかは，話を聞き，倫理的に考えなければ判断できないことがあります．そのためにも，権利とはどのようなものなのかを正しく理解する必要があります．

　「権利の主張」はさまざまですが，それが権利として成立するには，実はいくつかの条件があり，必ずしも「権利の主張」イコール権利ではありません．権利と「権利の主張」を区別して考える必要があります．

2● 権利とは

　権利という言葉の定義は，必ずしも容易ではないのですが，ここでは，アナス Annas の表現を引用するのが適当と思われます．アナスはその著書『患者の権利』で，「あることに関する権利とは，それに対する要求が正当であることを意味する」と述べています[1, p.12]．

　英語で権利は right(s) です．right とは，正当ということです．権利とは，ある事柄が正当であるという意味を含む言葉です．たとえば，個人情報保護法によって患者の自己情報コントロール権が法の保護を受けるようになったように，法律上の権利として確立されるなど，社会が正当性を認めてはじめて権利の概念が社会的に意味をもつようになります．

そして，何が正当であるかは，人々のおかれた個人的事情や，社会の状況などの要因により異なります．しかし，人間が人間らしく，健康で幸福に生きるために必要な要求は，200年以上も前から「人権」として大切にされてきたのです．

　一般に，個人の権利を制限する根拠は，法の規定を別とすれば，他者の権利を侵害する場合に限られると考えられています[2]．憲法13条は「すべて国民は，個人として尊重される．生命，自由及び幸福追求に対する国民の権利については，公共の福祉に反しない限り，立法その他の国政のうえで，最大の尊重を必要とする」と述べていますが，この公共の福祉とは，他者の権利も自分の権利と同等に尊重される，ということなのです．他者の権利を踏みにじるような要求は正当化されませんから，権利が利己主義に直結するものではない，ということもおわかりでしょう．

B. 権利と義務の関係

誤解2「権利には義務を伴う」

　もう1つの誤解について話をしましょう．権利について日本でしばしばみられる最大の誤解が「一定の義務を果たした者だけが権利を行使できる」というものです．

　権利は何かの義務を果たしたごほうびに，恩恵として与えられるものではありません．権利と義務は独立したものです．重要なことは，権利を享受する人は，その権利の実現に義務を負う人と向き合う関係にある，ということです．権利はいくら主張しても，主張だけでは意味をもちません．主張が正当と認められ，誰かが義務を負うことが妥当とされたとき，はじめて権利が力を発揮することになります．そして逆に，たとえば乳児のように，まったく言葉で主張しなくても，義務を負う人がいれば（乳児に対しては通常は親ですが），権利は形になり，力をもつのです．

　権利が実態として機能し，なんらかの効力を発するためには，誰かが義務を負わなくてはなりません．その義務は，親子の関係のように自発的なものを基本としますが，法による義務づけが行われれば，より強固なものとなり，このような権利を「法的権利」といいます．

　たしかに，「権利は義務を伴う」のです．しかし，その意味はまったく異なります．権利とは，人と人との関係性の中で生まれ，人と人との関係性の中で価値をもつものです．ある個人の権利は，他の個人，そして多くの場合，社会の義務に支えられています．

　では，医療・看護における患者の権利は，どのようにして実現されるでしょうか？　もうおわかりですね．医療者が，患者に対して義務を果たしたとき，はじめて患者の権利は命を宿すのです．ですから，看護師としての判断や行動の規範である看護倫理で，患者の権利が重要な意義をもつことも，当然のこととして理解できるでしょう．

C. 権利の性格

　権利の主体と，その人に向き合う（義務を負う）個人あるいは社会との関係から，権利には2つのタイプがあることが知られています（図Ⅲ-3）．

機会の権利 ── ▶ 他者に何かを請求することが正当とされる権利
　　　　　　　　ただし，必ずしも実現できない場合がある
　　　　　　　　（例）生きる権利，移植を受ける権利

拒否の権利 ── ▶ 本人が望まないことを拒否することが正当とされる権利
　　　　　　　　（例）インフォームド・コンセントの原理

図Ⅲ-3　権利の2つのタイプと特徴

1 ● 機会の権利

　1つは，**機会の権利** positive rights と呼ばれるもので，他者に何事かを要求することが正当とされる権利です．たとえば医療においては，安全で適切な治療を求める権利や，格差社会の中で低所得者も適正な医療を受ける権利，障害のある人が医療の場で個々の特性に応じた**合理的配慮**を求める権利など，これらの多くは要求，請求の形をとります．

　「機会の権利」の特徴の1つは，その要求には必ずしも実現できない場合があることです．たとえば，基本的人権として「生きる権利」は広く社会に承認されていますが，残念ながら，どのような病気になっても必ず助けるという義務を社会は負うことができません．医療者にとっても，患者のために診療やケアに専門職としてのベストを尽くすことは義務ですが，結果として必ず命を救ったり，病気を完治させたりすることは約束できないのです．

コラム

医療における合理的配慮とは？

　障害者権利条約は，障害のある人に合理的配慮を提供しないことは差別になると規定しており，わが国も，障害者基本法および障害者差別解消法で，合理的配慮の提供を社会に求めている．合理的配慮とは，個人の特性を不利益にするような社会のあり方（社会的障壁）が障害を生むという「障害の社会モデル」に基づく概念で，日常生活上のさまざまな場面で個々に生じる障壁を取り除くための調整・配慮をさす．医療における合理的配慮は，たとえば視覚障害や聴覚障害のある患者が窓口で困らないような対応，知的障害のある患者への説明上の配慮，診療過程における発達障害者の特性理解と視覚支援などが考えられる．

2 ● 拒否の権利

　これに対して，権利として認められれば，原則として制限されてはならない権利が，**拒否の権利** negative rights です．「拒否の権利」は，文字どおり，本人が望まないことを拒否することが正当とされる権利です．

　医療で重要なインフォームド・コンセントの原理は，この「拒否の権利」を原点としています．インフォームド・コンセントの原理は，患者の同意がない医療行為は不正であるという考え方を起源としていて，患者は基本的に，あらゆる医療行為を拒否する自由を保障されるということであり，そこから，あらゆる医療行為に先立って患者の自発的同意が

必要であるという原則が確立されました．延命治療の拒否も，インフォームド・コンセントの延長線上にあると考えられています．このような「拒否の権利」は，その拒否が明白に特定の他者の生命にかかわるなどの限定的な場合を除き，制限を受けるべきものではありません．

3 ● 権利の制限

すでに述べたように，人の権利を制限する根拠は，法の規定を別とすれば，他者の権利を侵害する場合に限られます．一般に，他者の行為に干渉するのに，その行為が合理的であるかどうかは，干渉の根拠とはなりません．たとえば，成人が自分の個室で喫煙しているとき，たとえ喫煙がどれほどその人の健康を害するとしても，健康を害することを理由に喫煙という行動の自由を制限することはできません．公共の場所での喫煙が禁止されているのは，公共の場所には子どもや非喫煙者が存在し，喫煙がその子どもや非喫煙者の健康など，不特定多数の人々のもろもろの権利を侵害する危険が大きいためなのです．

「ある者にはあることを行う『権利 right』がある，と我々が言うほとんどの場合，その言葉の意味するところは，彼がそれを行なうことに干渉することは不正であること，あるいは少なくとも干渉を正当化するためには何らかの根拠が要求される，ということである．」[3, p.249-250]

D. 医療・看護における権利の意義

「患者中心の医療・看護」とは，患者の権利が十分に尊重され，実現される医療・看護でなくてはなりません．そのため国際看護師協会（ICN）は，その倫理綱領において，看護の本質が患者の人権尊重と不可分なものであることを述べています．

1 ●「ICN 看護師の倫理綱領」が尊重する患者の権利

「看護には，文化的権利，生存と選択の権利，尊厳を保つ権利，そして敬意のこもった対応を受ける権利などの人権を尊重することが，その本質として備わっている．看護ケアは，年齢，皮膚の色，文化，民族，障害や疾病，ジェンダー，性的指向，国籍，政治，言語，人種，宗教的・精神的信条，法的・経済的・社会的地位を尊重するものであり，これらを理由に制約されるものではない．」（「2021 年 ICN 看護師の倫理綱領」前文）[4]．

これらの権利の意義に関連して，ICN は所信声明「看護師と人権」（1998 年採択，2011年改訂）で次のように述べています．

「ICN は，財政，政治，地理的条件，人種または宗教にかかわらず，入手可能で，価格が妥当で，文化的に容認できる保健医療は，すべての個人にとっての権利であると考えている．この中には，ケアを受けること・受けないことを選択する権利，治療や栄養を拒否する権利，敬意をもって遇される権利，強制・強要された避妊手術を免れる等のインフォームド・コンセントの権利，守秘に関する権利，尊厳のある死を迎えることや痛み，拷問，その他の残酷で非人道的または品位を傷つける治療を免れるなど，尊厳の権利が含まれる．」

　　あまり耳慣れない言葉，文化的権利については，もう少し説明を続けましょう．同じく所信声明「文化的・言語的コンピテンス」（2007 年採択，2013 年改訂）で，ICN は「病気であることや，特定の疾病および関連する症状に対するクライエントのとらえ方は，その患者が根底に持っている文化的価値観や信条と強い関係がある．これらの要素への反応や，看護師との関わり方は，こうした価値観及び信条に左右され，提供されるケアの理解や受容に影響を及ぼすことがある」「文化はその人のアイデンティティの重要な一部分であり，文化を理解し尊重したコミュニケーションは，クライエントと治療関係を形成する上で欠かすことのできないツールである」としたうえで，「看護師は，常に，あらゆる場所において，人々の健康の権利を保護し，尊重し，積極的に推進する義務がある．看護師は，この分野について，とくに女性，子ども，高齢者，難民および偏見を受けるグループといった脆弱なグループに関して，注意を払う必要がある」と規定しています．

　　このように，ケアは一人ひとりが大切にしていることを尊重したうえに成り立ちます．アナスは，権利について次のように表現しました．

　　「権利は個人の人格を保護し，個人個人がもつ価値観を守ってくれる．権利は，人々がとり替えがきく無生物のように扱われることを防ぎ，かけがえのない人間として扱うよう要求する．」[1, p.4]

　　看護の理念と見事に一致すると思いませんか？

学習課題

1．医療・看護において患者の権利はどのような意義をもつか述べなさい．
2．患者の権利にはどのようなものがあるか調べなさい．
3．権利と義務の関係について述べなさい．

引用文献

1)　アナス G／上原鳴夫，赤津晴子訳．患者の権利．東京：日本評論社；1992.
2)　加藤尚武．応用倫理学のすすめ．東京：丸善；1994.
3)　ドゥウォーキン R. 1977／木下毅，小林公，野坂泰司訳．権利論．増補改訂版．東京：木鐸社；2003
4)　国際看護師協会（ICN）／日本看護協会訳．ICN 看護師の倫理綱領（2021 年版）．2022.

参考文献

患者の権利について詳しく知りたい方は
・患者の権利オンブズマン編．Q&A 医療・福祉と患者の権利．第 2 版．東京：明石書店；2009
・池永満．新　患者の権利　医療に心と人権を．福岡：九州大学出版会；2013

13 看護職の責任—倫理的責任と法的責任

この節で学ぶこと

1. 看護職が負うべき責任の性質を理解する
2. 医療事故と法的責任の関係を理解する

A. 責任とは

　人は社会の中で任務や義務を負って生きており，自分の行為には責任をもたなくてはなりません．責任について，広辞苑第7版は，① 人が引き受けてなすべき任務，および，② 政治・道徳・法律などの観点から非難されるべき責・科，の2つの意味を示しています．すなわち，責任には，これからあることをなしていく責任と，なした結果に責任をもつ，という2つの意味があります．

　責任についてはさらに，後述するように法的責任と倫理的責任を考える必要があります．

B. レスポンシビリティとアカウンタビリティ

　レスポンシビリティ responsibility は，これからあることを引き受けるという意味の責任です．これに対してアカウンタビリティ accountability（説明責任または結果責任）は，すでに行った行為の結果に対する責任，またはそれを説明する責任のことです．

　看護理論家トラベルビー Travelbee の『人間対人間の看護』[2, p.5]の中に，「聞いてください看護婦さん」というルース・ジョンストン Ruth Johnston の詩があります．下はその冒頭の一説で，そこに登場する看護師の責任について考えてみましょう．

　聞いてください看護婦さん
　ひもじくても，わたしは，自分で食事ができません．
　あなたは，手の届かぬ床頭台の上に，
　わたしのお盆を置いたまま，去りました．
　その上，看護のカンファレンスで，わたしの栄養不足を，議論したのです．（原訳のまま，以下略）

　看護師は配膳をすることで責任（レスポンシビリティ）を果たしたと思っているようであり，看護の知識を使って栄養面を気にかけてもいます．しかし，患者は依然，食べることができないままであり，本当に食べることができているか確認する，援助が必要ならど

んなことをすべきか考え，実行するなどの食事の世話にかかわるアカウンタビリティを果たしているとはいえません．この看護師は，看護師の倫理的責任を十分に果たしてはおらず，もしこの患者が空腹のままであることについて患者本人や家族などが訴えれば，療養上の世話に関わる法的責任も問われることになるでしょう．

C. 倫理的責任と法的責任

「法的責任」は，法の定めや罰則に基づく強制力をもつ責任のことです．これに対し，法ほどの強制力はないが，人として，あるいは専門職として果たすことが求められる責任が「倫理的責任」です．

1 ● 看護師の倫理的責任

国際看護師協会（ICN）は 2021 年倫理綱領で，「看護師の専門職としての第一義的な責任は，看護ケアやサービスを現在または将来必要とする人々に対して存在する」と述べて，看護師が「誰に」責任を負うのかを明確に示しています（☞p.252，付録 1）．さらに，看護の基本的な責任として，「健康を増進し，疾病を予防し，健康を回復し，苦痛の緩和と尊厳ある死を推奨する」という 4 つをあげ，「何に対して」責任を負うのかを示しています．法的な強制力がなくとも，看護師の行為は倫理的にどうなのか，ということを考えなくてはなりません．そのことについては，本書の全体にわたって述べられています．

看護師が倫理的責任を果たしているかは，ケアを必要とする人々やその家族，所属組織，社会によって問われるでしょう．それ以前に重要なことは，その看護師が自分に問うことです．「私は看護師として倫理的に責任を果たしているか」と自問し，また，ケアをする自分の姿勢と行動を自問することです．

2 ● 看護師の法的責任

保健師助産師看護師法に基づく責任

看護職の法的な規範は，保健師助産師看護師法（以下，保助看法）で定められています．看護職には 3 種類ありますが，ここではその中の看護師について述べることとします．看護師の業務は，「傷病者若しくはじょく婦」に対する「療養上の世話」と「診療の補助」とされ（第 5 条），第 37 条に業務の範囲が定められています．

（1）療養上の世話

「療養上の世話」は，看護職の知識と技術を土台に自律して判断し，行為することのできる業務です．これには，患者を観察すること，食事・清潔・排泄・体位変換などの援助があります．看護師は，患者の病態を理解して安全安楽に援助することに責任をもちます．療養上の世話を怠ったために褥瘡ができた患者に対し看護師の責任が問われた判例もあります．

ただし，「療養上の世話」が治療に影響を及ぼすことがあります．患者が，清拭や排泄介助を行ってもよい状態かどうか，みずからの判断に自信がもてない場合には，看護師は主治医に相談するべきです．医師との協働（☞p.94）は患者のよりよいケアのために必要な

ことです．しかしそのとき，看護師はみずからの看護の知識を使って考えることをせずに，医師に，「どうしたらよいですか」と，単純にたずねたり指示を求めたりする行為はどうでしょうか．看護師が担う判断を，はじめから丸投げして医師に判断してもらうのは，看護師の責任ある行動ではありません．「療養上の世話」は看護師の責任であるとともに義務であり，看護師はケアの方針と結果を患者に説明する立場にあります．患者にとって最善の「療養上の世話」を担うことに責任をもつ看護師としての知識と判断が不可欠です．これが基本であり，そのうえで，他職種とのコミュニケーションや協働があるのです．

(2) 診療の補助

これには，「採血」「注射」「傷の処置」「心電図モニター装着」など診療にかかわる多数の行為があります．これらは看護師の業務ですが，「保健師，助産師，看護師又は准看護師は，主治の医師又は歯科医師の指示があった場合を除くほか，診療機械を使用し，医薬品を授与し，医薬品について指示をし，その他医師又は歯科医師が行うのでなければ衛生上危害を生ずるおそれのある行為をしてはならない．」（保助看法第37条）という禁止事項があります．「ただし，臨時応急の手当をし，又は助産師がへその緒を切り，浣腸を施しその他助産師の業務に当然に付随する行為をする場合は，この限りでない」との除外状況が加えられています．

医師の指示がなくては実施できない「診療の補助」にかかわる看護師の責任を考えてみましょう．採血等は，看護師は医師の指示を受けて患者に直接的にそれらの行為をします．看護師が行った行為にはもちろんその看護師の責任が伴います．また，医師の指示が誤っていた場合も実施した看護師の責任のあり方が問われます．医師が誤った注射薬の量を指示し，看護師がそれをそのまま実施した場合，指示を出した医師の責任は当然ですが，その間違いに気づかずに実施した看護師も責任を負うことになります．診療の補助行為において，看護師は，医師の指示について，患者に安全かどうかを確認し判断し，そのうえで行為しなくてはなりません．その過程全般に，知識・技術をもつ専門職としての看護師の責任が問われているのです．

(3) 看護師の業務範囲の拡大と責任のあり方

禁止事項を掲げた保助看法が2013年に改正され，第37条の2として「特定行為に係る看護師の研修制度」が追加されました．診療の補助行為のうち，看護師の判断と技術が高度とされる38行為が**特定行為**として指定され，医師不在の場でもあらかじめ手順書があれば，研修を受けた看護師が独自に判断し迅速に患者に行為することができるようになりました．特定行為の例として「気管カニューレの交換」「脱水時の補液調整」「栄養補給」等があります．研修を受けた看護師が，在宅等で医師と連携をとりながら，患者の状況を判断して特定行為を行えば，苦痛をもった患者に迅速に対応することができるようになります．医師との連携は不可欠ですが，医師不在の場で，難易度の高い診療の補助行為を知識・技術をもった看護師が判断し安全に速やかに行うことは，患者のためによいことです．このような活動はこれまで以上に看護の業務範囲が拡大したことを意味します[3]．それに伴い，看護師の責任の範囲も大きくなっているのです．

D. 看護教育の高度化と倫理的な責任

　　看護師国家資格取得後に，さらに大学院などで学んで認定看護師や高度実践看護師などの資格を取得する看護師が多くなっています．これらの高度な資格をもつ看護師の責任は，一般看護師の責任と異なるのでしょうか．

　　責任は役割の上に生じます．高度実践の教育を受けた看護師も一般看護師も自分に与えられた役割に責任をもち，患者ケアを行います．もし，高度実践の教育を受けた看護師の役割が広がれば，それに応じて責任も広がります．たとえば，医師がいない日に気管カニューレの交換を行うことを，高度実践の教育を受けた看護師が引き受けた場合，当然その看護師は実践に責任をもちます．加えて，「患者の気管カニューレの挿入が私には安全にできない」，と判断した場合には，速やかにそれができる人に依頼しなくてはなりません．患者の安全のためには，より適切にその実践ができる教育を受けた他の看護師や医師にかわってやってもらう責任が，その看護師にあるのです．

　　高度化する看護教育では，新たな役割に生じる倫理的な責任を引き受けるだけの判断と実践能力を，看護師は身につけなければなりません．

E. 医療事故と法的責任

　　医療行為は患者への侵襲を伴うことが少なくないうえに，その本質として多くの場合に不可逆的な結果を生むものですが，生じた結果はすべて患者が引き受けなくてはなりません．ですから，患者にとって最善の結果をもたらすよう，医療者は1つひとつの行為を注意深く行う義務，すなわち**注意義務**を負っています．そして，もし注意義務を怠ったために患者に被害を与えた場合には，法的な責任を問われることになります．

　　診療や看護の過程の中で，患者になんらかの被害が生じたことを「**医療事故**」といいます．医療事故は，**不可抗力**によって誰にも防ぎえなかったものと，医療者の**過失**によって引き起こされたものに大別されます．このとき過失とは，専門職として果たすべき注意義務を怠ったこと，つまり防げたはずなのに防げなかった（防がなかった）ことをいいます．

　　看護師など医療者が事故防止のために果たすべき注意義務のうち，最も基本的なものは，「**結果予見義務**」と「**結果回避義務**」です．前者は，患者の状態や行われる診療行為の特性から，これから患者の身に起こるであろうことをあらかじめ予測する義務であり，後者は，結果の予見をもとに，起こりうる事態を回避する義務をいいます．ですから，過去にまったく報告がない未知の副作用だとか，事前の検査では発見できない特異体質など，事前に予測することができない事態により事故が生じた場合には，不可抗力であって過失ではないということになります．

　　一般に医療事故をめぐる裁判は，事故に際して，医療者の過失，すなわち注意義務違反があったかどうか，そして生じた結果と過失の間に**因果関係**があるかをめぐって争われますが，過失があった場合の責任の問われ方により，民事訴訟と刑事訴訟に区別されます．

1 ● 民事責任

　民事訴訟とは，私人である当事者間，つまり被害者側（原告）と加害者側（被告）の間で，医療事故の場合は主として**損害賠償**の責任の有無について争われる訴訟です．責任の有無が過失の有無と直接関係することから，医療行為における過失の有無を争う訴訟という意味で「**医療過誤訴訟**」とも呼ばれます．日本では，医療事故をめぐって年間約1,000件の民事訴訟が提起されています．

　看護師がかかわる事故の類型はきわめて多岐にわたっており，その分析も進んでいますが[4-6]，頻度として多いものは，「与薬・注射」「転倒・転落」「輸液などのライン管理」の3種類といわれています．

　業務の態様としては，「診療の補助」に分類される事案が多いのですが，転落事故など患者管理にかかわる「療養上の世話」に関する事案も少なくありません．看護のあり方そのものが問われた事案として有名なものに，脳出血で寝たきりになった高齢患者の褥瘡予防に対する病院の姿勢が問われた「褥瘡裁判」（1984年2月23日名古屋地裁判決）があります[7, p.122-123]．

　なお，民事訴訟の場合，看護師が被告となった事例はないようです．というのも，診療は，医療機関と患者の契約にもとづいて行われるため，訴訟においては，看護師の使用者である病院や，医師が被告として訴えられます．病院が敗訴した場合に，その原因をつくった看護師が病院から賠償請求されることも可能性としては存在しますが，実際には病院や開業医は医療事故賠償責任保険に加入しており，賠償請求も不要となっています．

2 ● 刑事責任

　発生した医療事故が重大であったり，注意義務違反の程度が悪質であると考えられた場合に，国家が刑罰をもって罰するために刑事訴訟が提起されることがあります．この場合は被害者ではなく，国家（検察）と加害者の間で裁判が争われます．

　故意に患者を傷つけるのは論外としても（そのときは傷害罪や殺人罪），過失のために患者を傷つけたり，死亡させたりした場合に，看護という業務に起因した傷害ということで，（その是非はともかく）「**業務上過失致死傷**」の罪が適用されることがあります．厚生労働省が2001年に医療安全対策検討会議を立ち上げ，「患者安全推進年」を宣言した1つの契機となった事件に，1999年の横浜市大病院の患者取り違えがあります．この事件は刑事事件として起訴され，取り違えに直接かかわった看護師2名が，医師4名とともに業務上過失傷害の罪で罰金刑を受けています（2003年3月25日東京高裁判決・確定）．

3 ● 行政責任

　事故を起こしたとき，民事責任・刑事責任のほかに行政責任を問われることがあります．交通事故を例にとって説明しましょう．交通事故を起こしても，通常は自賠責保険に入っていて，保険会社が手続きを代行してくれますので，当人は意識しないままに手続きが進行しますが，現実には被害者への損害賠償が行われています．これが「民事責任」です．そして被害が甚大であったり，運転者の過失が悪質と判断された場合には，検察から起訴されて，時には刑務所に収監されるなどの罰を受けます．これが「刑事責任」です．そし

て，事故原因がスピード過多などの交通ルール違反である場合には，運転免許の一時停止や取り消しの処分を受けます．これが「行政責任」で，免許のような資格，身分に関する処分です．ですから，医療の場合においても同様に，行政処分を受けることがあります．

　保助看法には欠格事由として，「罰金以上の刑に処せられた者」「業務に関し犯罪又は不正の行為があった者」が規定され（9条），これらに該当する場合などには，戒告，3年以内の業務停止あるいは免許の取り消しが行われます（14条）．医療事故に関して適用される事例は多くありませんが，該当するケースは医道審議会で審議され，処分が行われる可能性があります．また，いったん失った免許の再交付を受けるためには教育研修を受けることが義務づけられています（15条の2）．

学習課題

1. 看護師の倫理的責任とはどのような性質のものですか．
2. 法律に規定された看護師の業務への責任のあり方を述べなさい．
3. 医療事故防止のために，看護師はどのような責任を負っているか．調べなさい．
4. 医療事故を起こしたときに問われる責任にはどのようなものがあるか．種類別に述べなさい．

▌ 文献 ▌

1) 品川哲彦．第11章 責任．香川知昌，樫則章編．生命倫理の基本概念．東京：丸善出版；2012.
2) Joyce Travelbee. 1971/長谷川浩　藤枝知子訳．1974.　人間対人間の看護．東京：医学書院．
3) 小野美喜．看護の役割拡大の礎（いしずえ）となる倫理　法改正による「特定行為に係る看護師の研修制度」の創設と倫理的問題・対応．日本看護倫理学会誌．2018；10（1）：88-89.
4) 川村治子．ヒヤリハット11,000事例によるエラーマップ完全本．東京：医学書院；2003.
5) 深谷翼．判例に学ぶ看護事故の法的責任．東京：日本看護協会出版会；2001.
6) 荒井俊行，井上智子，高瀬浩造ほか．裁判例から読み解く看護師の法的責任．東京：日本看護協会出版会；2010.
7) 唄孝一，宇都木伸，平林勝政編．医療過誤判例百選．第2版．東京：有斐閣；1996.

14 インフォームド・コンセント

この節で学ぶこと

1. インフォームド・コンセントの発展の経緯を理解する
2. インフォームド・コンセントの概念を理解する
3. 日本におけるインフォームド・コンセントのあり方を考える
4. インフォームド・コンセントにおける看護師の役割を考える

A. インフォームド・コンセントの生まれた背景

1 ● 概略

　インフォームド・コンセント informed consent という用語がわが国で知られるようになったのは1980年代後半以降のことです. この用語がカタカナ言葉であることからもわかるとおり, インフォームド・コンセントの考え方は欧米から伝わってきましたが, 欧米でも昔からインフォームド・コンセントが定着していたわけではなく, 医師が患者によかれと判断して医療を行う**パターナリズム**が長く医療を支配していた歴史があります.

　米国では, 20世紀初頭頃から患者の権利や患者の自己決定にかかわる種々の裁判が行われ, インフォームド・コンセントの考え方が次第に確立していきます.

2 ● インフォームド・コンセントの発展に関与した裁判

a. 患者の同意に基づく医療提供の原則の確立

　右耳のポリープ手術中の精密検査で深刻な病変が左耳にも見つかったため, 勝手に左耳の手術が行われたとして患者が医師を訴えた裁判 (モーア裁判, 1905年) では, 執刀医が暴行傷害罪で敗訴しました.

　また, 腹部検査のために入院した患者が, 自分の承諾を得ずに麻酔中に腫瘍の切除手術が行われたとして, 病院を訴えた裁判 (シュレンドルフ裁判, 1914年) では, 「成人に達し, 健全な精神をもつすべての人間は, 自分自身の身体に対して何がなされるべきかを決定する権利がある. したがって, 患者の同意なしに手術をする主治医は暴行を犯すことになり, その損害への責任を負う」[1, p.101-107] という考え方が示されました.

　これらの判例に共通するのは, 医療の提供は, パターナリズムではなく, 患者本人の同意を必要とする自律尊重原則を基盤としてなされるべきだという考え方です. これらの裁判を通じて, **自己決定権 right of self-determination** という言葉がはじめて登場し, 患者の権利としての自己決定という考え方が確立していきます.

b. 医学研究における情報開示と本人の同意の原則

　　第二次世界大戦のドイツの戦犯を裁いた国際軍事裁判（**ニュルンベルク裁判**）の中で，ナチス・ドイツによるユダヤ人らに対する非人道的人体実験に対する裁判の後，人間を対象とした医学研究を行う際に遵守すべき 10 項目の基本原則を定めた**ニュルンベルク綱領**（1947 年）が示されました．

　　この綱領では，医学研究において，そのリスクや影響を含めた十分な情報提供を行い，被験者が理解し，かつ自由選択できる状況下で，被験者からの自発的同意を得ることを絶対要件としており，インフォームド・コンセントの理念を世界的に広めました．

c. インフォームド・コンセントという用語の誕生

　　動脈硬化の検査のため，大動脈に造影剤を注入して X 線撮影を行うという当時最新の技術を用いて動脈造影を行った結果，下肢麻痺となった米国の男性が起こした裁判（サルゴ裁判，1957 年）の判決で，医師には，危険性の説明にはインフォームド・コンセントに必要な事実を全て開示する必要があるとしました[2]．ここで判例史上はじめて，インフォームド・コンセントという用語が使用されました．

B. インフォームド・コンセントの構成要件

　　では，インフォームド・コンセントの構成要件とは何でしょう．ビーチャム Beauchamp とチルドレス Childress によれば次の 7 つとされています[3, p.122-123]．

前提となる要素（Preconditions）
　（1）Competence：理解と決定のための患者の「能力」
　（2）Voluntariness：意思決定を行うさいの患者の「自発性」

情報にかかわる要素（Information elements）
　（3）Disclosure：患者の判断材料となる情報の「開示」
　（4）Recommendation：医療者による治療計画の「推薦」
　（5）Understanding：（3）（4）に対する患者の「理解」

同意にかかわる要素（Consent elements）
　（6）Decision：治療計画に同意もしくは拒否するという患者の「決定」
　（7）Authorization：選択した治療計画に対する患者から医療者への「権限委譲」

　　これらの要件から次のことがわかります．まず，①インフォームド・コンセントは医療者が患者の同意をとりつけるイベントなのではなく，患者が主体的かつ自発的に自分の治療について決めることができるように支援するプロセスであること，②医療者が一方的に患者を言いくるめるのではなく，患者と医療者の双方向的なコミュニケーションによって成立すること．そして，③「権限委譲」という表現が示すとおり，患者主体の理念で貫かれているということです．

C. 日本におけるインフォームド・コンセント

1 ● 輸血拒否事例

　わが国でインフォームド・コンセントが広く知られる契機となったのは，エホバの証人という宗教の信者による輸血拒否事例です．一連の輸血拒否事例の中で，1992 年に信者である患者に肝臓腫瘍の摘出手術を施行し，輸血の方針に関し事前の説明をせずに術中に輸血をした医師が不法行為責任を問われた裁判では，2000 年に最高裁判所で原告の勝訴が確定しました．

　この判決の中で「輸血を伴う医療行為を拒否するとの明確な意思を有している場合，このような意思決定をする権利は，人格権の一内容として尊重されなければならない」[4]との理由が明記されています．たとえ医師側が患者によかれと思って実施した行為でも，患者の意思を無視した医療処置は不法行為にあたるという，まさにインフォームド・コンセントの理念にかなう司法判断だったわけです．

2 ● 医療法改正

　1997 年の改正医療法では，「医師，歯科医師，薬剤師，看護師その他の医療の担い手は，医療を提供するにあたり，適切な説明を行い，医療を受ける者の理解を得るよう努めなければならない」（医療法第 1 条の 4 第 2 項）という条文が追加されました．

　この改正で，医療現場におけるインフォームド・コンセントの実践が法的に位置づけられました．この条文が示すとおり，インフォームド・コンセントの実践は，医師だけでなく，看護師を含む医療職員が一丸となって推進しなくてはなりません．

3 ● インフォームド・コンセントの訳語

　1990 年には，日本医師会が「インフォームド・コンセント」に「説明と同意」との訳語をあて，これが現在でも一般的な訳語として知られています．一方，2003 年に国立国語研究所の外来語委員会が「納得診療」との訳語をあてました．

　まず，原語の informed consent は，患者が，意思決定にとって必要十分な情報を知らされた上で，自分が受ける治療やケアに同意するという，患者主語の用語です．患者がインフォームド・コンセントするのであって，医療者側がインフォームド・コンセントするのではありません．また，前述したように，インフォームド・コンセントは，患者と医療職がおたがいのコミュニケーションを通じて，最終的に患者自身が治療やケアを決定していくプロセスであり，その意味においては同意よりも承諾，あるいはコミュニケーションに重きを置くなら合意という訳語のほうがふさわしいかもしれません．医師会や国語研究所の示したいずれの訳語にしても，患者主体，コミュニケーションプロセスという重要な概念を想起させるにはほど遠く，インフォームド・コンセントの理念を誤解させる懸念があります．

D. インフォームド・コンセントにおける看護師の役割

　インフォームド・コンセントが，主として医師による医学的処置に対する医療過誤裁判の中で発展してきたものとはいえ，看護師が無関係ではいられないことは，これまで述べてきたとおりです．では，インフォームド・コンセントにおける看護師の役割にはどのようなものがあるでしょうか．

1 ● 看護ケアのインフォームド・コンセント

　国際看護師協会（ICN）の 2021 年倫理綱領は，「看護師は，個人や家族がケアや治療に同意する上で，理解可能かつ正確で十分な情報を，最適な時期に，患者の文化的・言語的・認知的・身体的ニーズや精神的状態に適した方法で確実に得られるよう努める」と述べています（☞p.252，付録 1）．ここで「ケアや治療」と記されているように，看護師は，自分が行うケアに対してもインフォームド・コンセントが必要であることを忘れてはなりません．事例 31 をみましょう．

事例 ㉛ 足浴のインフォームド・コンセント：患者に大切な情報は？

　私は内科病棟 3 年目の看護師です．朝のミーティングで，病棟実習にきていた看護学生の男性 N さんから足浴を経験させてほしいという申し出があったので，私が担当している 1 型糖尿病のコントロール目的で入院中の 17 歳女性清水さんの足浴をしてもらうことにしました．自分で入浴できる方なのですが，入浴日は来週までこないこと，午前中は検査もなく時間の融通がきくこと，歳が近く共通の話題も多いと考えたこと，体動制限や感覚障害もなく，学生が一人で足浴しても大丈夫と判断しました．

　採血や検温を終え，9 時 30 分ごろ，清水さんの部屋に行き，「看護学生の実習の一環で足浴をさせてほしいんだけど，いい？」とたずねると，清水さんは一瞬躊躇した様子でしたが，「いいですよ」という返事をもらいました．足浴に必要な物品の準備を手伝い，学生と一緒に訪室しました．学生は，ときどき詰まりながらも手順を説明し，「トイレは大丈夫ですか」などと声がけしながら物品を配置しているのを見て，一人で任せられると判断し，「じゃあ，私はほかの患者さんのケアがあるのであとよろしく」と言って，部屋を出ました．

　急変の対応などもあり，昼近くにステーションに戻ると，主任から「ちょっと」と手まねきされカンファレンスルームによばれました．さきほどたまたま清水さんの部屋を訪れたときに，清水さんから「足洗うのになんで 40 分も時間がかかるんですか」「10時から親が面会にくるのにすごい恥ずかしかった」「学生が男性なんて聞いてなかったし」と言われたそうです．私はすぐに清水さんに謝りましたが，今日一日清水さんに接するのがとてもおっくうでした．

　この事例では，看護学生 N さんの，足浴を経験したいという申し出に応じて，看護師の「私」は学生一人で対応できそうな患者からケアの承諾を得ました．しかしその際に，学生が男性であること，学生が一人で足浴を行うこと，多少手ぎわが悪いかもしれないことなど，患者がケアを承諾するかどうかの判断に必要なことを，患者に知らせていません．ま

た，トイレ以外の相手の都合についても情報収集が必要でした．そう考えると，看護師が日常行うケアについてもインフォームド・コンセントが必要な場面が数多いことに気づきます．清水さんに謝った看護師がその日一日清水さんに接するのがおっくうだったのはなぜでしょう．謝ってもわだかまりが残ったのは，ケアの提供者であると同時に後進の育成者でもある自分との葛藤かもしれませんね．

2 ● 真の同意と紙の同意

同意には，**真の同意** real consent と**紙の同意** paper consent があります[5, p.187-189]．前者は自律的な権限の委譲ですが，後者は制度上必要な同意の形式であり，必ずしも意味のある権限委譲ということではありません[6, p.89-92]．

インフォームド・コンセントは，患者の自己決定を基盤に置く理念ですが，その一方で，医療訴訟に伴って発展してきた概念でもあるので，医師が医療訴訟を回避，もしくは有利に進めるために，患者から同意書をとりつけることも数多く行われてきました．つまり，紙の同意です．「真の同意」をしていないことが判明した場合には，患者の自己決定を支援する橋渡し，あるいは患者の代弁者となって，患者の自己決定権を擁護することは，看護師の重要な役割です．

> **事例 32** **紙の同意の弊害**
>
> 私は外科病棟 10 年目の看護師です．今日は手術も少なかったので，午前中，外来のヘルプにいきました．そこへ訪れたのが，5 年前に肺がんの手術を受けた 59 歳男性の中島さん．おなかのしこりが気になるのでみてほしいとのことで受診された方でした．触診をした医師は，「これはすぐに検査だ」と指示を出しました．検査の結果，「がんの腹腔内転移が認められます．手術以外に治療の方法はありません．手術しないとすぐに腸が詰まってたいへんなことになりますよ」との説明がなされ，すぐに入院の手続きがとられました．いきがかり上，病棟では私がプライマリーナースとなりました．病歴聴取のさい，中島さんは「これまで 5 年間，食事や生活習慣の見直しをして，再発に気をつけていたのに本当に運が悪い」「難しい手術なんですかね．成功率はどのくらいなんだろう」「ぶっちゃけ手術は避けたいが，承諾書にサインしてしまったし，それしか方法がないのだったら仕方がない」などと語っていました．

この事例では，患者は，医師から手術に関する説明を受け，承諾書に署名をしているものの，実際には，手術以外の選択肢については知らされておらず，当の手術についてもあまり理解していません．つまり，手術という治療法に同意するには，患者のもっている情報も理解もあまりにも少ないことがみてとれるわけです．この場合の承諾は，まさに「紙の同意」と考えるべきものです．では，患者が「真の同意」に至るためには医療者側からどういうアプローチが必要だったのでしょう．

3 ● 真の同意を得るための看護師の役割

ジェイムトン Jameton[5, p.187-189]は，このような問題を回避する 1 つの方法として，看護師

が真の同意と紙の同意の両方をとりつける役割を担うことをあげています．インフォームド・コンセントは，患者による自己決定を可能にするための「患者教育プロセス」とみなすこともできます．患者教育という視点でインフォームド・コンセントをとらえれば，医療職の中では，コミュニケーションの教育を受け，スキルを身につけている看護師が適任であるとの考え方が示されています．

　また，対象者のよりよい理解と意思決定のためには，繰り返し時間をかけてかかわるほうが，また，ストレス状態よりもリラックスしていたほうが効果的です．これは，別の言い方をすれば，イベントモデルとプロセスモデルという分類[7, p.169]で表現されますが，一時的なかかわりの中で紙の同意をとるというイベントモデルよりも，継続的な教育活動やコミュニケーション活動の中で真の同意を得るというプロセスモデルのほうが，インフォームド・コンセントの理念を具現化するのに優れた方法です．

　この観点からも，医療職者の中で患者といちばん長い時間を過ごすことのできる看護師が，真の同意を得ていく職種として最も適しているということができます．もちろん，以上のことを実現していくためには，看護師がスキルを身につけた上で，病院の制度や社会的なコンセンサスを得ていく必要もありますが，今後看護師が患者の真の同意を得るために積極的な役割を果たすべきであることは間違いないでしょう．

4 ● 自己決定が困難な場合の看護師のかかわり

　インフォームド・コンセントは患者本人の自己決定に基盤を置くので，患者が自分で決める能力 competence があることが前提です．では，意識レベルが下がっていたり重度の認知症等のために，自己決定能力が欠如している場合はどうしたらよいでしょうか．

a. 家族等，本人をよく知る者がいる場合

　あくまでも本人の意思を尊重することを基本としつつ，本人にとって何が最善なのかを考えることが重要です．たとえば，「人生の最終段階における医療・ケアの決定プロセスに関するガイドライン[8]」は，本人の意思が確認できない場合の手順を次のように述べています．

　① 本人が元気であった頃に言っていたことなどから家族等が本人の意思が推定できる場合は，その推定意思を尊重する．

　② 本人の意思を推定できない場合には，本人にとって何が最善であるかについて，本人を代弁できる家族等と十分に話し合い，本人にとって最善の方針をとる．

b. 家族等がいない，もしくは判断を医療・ケアチームに委ねられた場合

　患者をよく知る家族等がおらず代理判断ができない場合や，患者が自己決定能力を有しているときに決めておいたリビング・ウィルが確認できない場合，あるいは，自己決定能力があっても，自分に対するケアや治療について「医療者におまかせする」という選択を行った患者の場合（同意のあるパターナリズム，☞p.99）は，医療・ケアチームが意思決定することになります．その際にも予想される結果が患者の幸福を高めるか否かの観点から本人にとって何が最善なのかをよく考えることが重要です．なお，差し迫った生命の危険がある緊急の場合には，インフォームド・コンセントを得ずに治療を行うことは正当な行為として認められています[9, p.169-173]．ただし，弱いパターナリズム（☞p.99）の項で示

したように，十分な時間とエネルギーをかければ本人の意思を引き出せるケースを考慮することも必要です.

　一方で，自律尊重原則に固執してしまうと，ともすればインフォームド・コンセントが目的化してしまい，本来尊重すべき「本人にとっての最善」が損なわれる可能性があることにも注意が必要です. それは，本人に自己決定能力がある場合にもあてはまります. たとえば，患者が「その検査は受けたくない」といった場合，実はそれは患者の「表面的な自己決定」であるのに，看護師がそれを患者の「自己決定」だと勘違いしてその後のかかわりを怠ると，患者の「表面的な自己決定」の背後にある別の重要な原因を見逃す可能性もあるのです[10, p.19-21]. つまり，本人が自己決定できる場合もそうでない場合も常に，本人にとっての真の最善を見出すためのかかわりや思考が看護師には必要とされているのです.

学習課題

1．事例31で，あなたが担当看護師だったらどのような情報を患者に提供しようと考えますか. また，看護学生の立場ならどうですか.
2．事例31で，看護師が清水さんに謝ったあとも清水さんに接するのがおっくうだった理由について，自由に討論しなさい.
3．事例32のように，患者が真の同意に至っていないと感じた場合，あなただったらどのようなアクションをとりますか.

▌文献▐
1) フェイドン R, ビーチャム T. 1986/酒井忠昭, 秦 洋一 訳. 1994. インフォームド・コンセント―患者の選択. 東京：みすず書房.
2) 岡本珠代. インフォームド・コンセントの50年. 人間と科学：県立広島大学保健福祉学部誌. 2010；10（1）：1-8.
3) Beauchamp TL, Childress JF. Principles of Biomedical Ethics. 8th ed. London；Oxford University Press；2019.
4) 最高裁判所判例. 平成一〇年（オ）第一〇八一号，第一〇八二号，平成一二年二月二九日第三小法廷判決.
5) Jameton A. Nursing Practice：The Ethical Issues. Englewood Clifts；Prentice-Hall；1984.
6) ビーチャム TL, チルドレス JF. 1989/永安幸正, 立木教夫監訳, 1997. 生命医学倫理. 東京：成文堂.
7) Appelbaum PS, Lidz CW, Meisel A. 1987/杉山弘行 訳. 1994. インフォームドコンセント―臨床の現場での法律と倫理. 東京：文光堂.
8) 厚生労働省. 人生の最終段階における医療・ケアの決定プロセスに関するガイドライン（改訂）. 2018.
9) ドローレス・ドゥーリー, ジョーン・マッカーシー. 2005/坂川雅子訳. 2006. 看護倫理 1. 東京：みすず書房.
10) 小西恵美子. 看護倫理を考える言葉. 東京：日本看護協会出版会；2018.

15 情報プライバシーと守秘義務

この節で学ぶこと

1. 看護職に課せられた守秘義務を法的側面と倫理的側面の両面から理解する
2. プライバシーとはどのようなものかを理解する
3. 守秘義務とプライバシーの権利との違いについて理解する
4. 改定個人情報保護法における患者情報の取り扱いについて概要を理解する

A. 守秘義務

1 ● 守秘義務とは何か

　守秘義務とは一般的に，職務上知り得た人の秘密を正当な理由なく外にもらしてはいけないという法律上の義務あるいは倫理的な責務のことをいいます.

a. 法律的側面

　法律上の義務として，私たち保健師，看護師または准看護師については，保健師助産師看護師法（以下，保助看法）第42条の2に，「正当な理由がなく，その業務上知り得た人の秘密を漏らしてはならない. 保健師，看護師又は准看護師でなくなった後においても，同様とする」と法律上の義務が，そして，同第44条の3には違反した場合の罰則が示されています. なお，助産師については，医師，薬剤師などと同様に，刑法第134条に法律上の義務と罰則が明示されています. この他にも，国家公務員，地方公務員，弁護士，税理士，電気通信事業者など，住民やサービスの利用者などの個人情報を取り扱う多くの職種に対して法律で守秘義務が定められています.

b. 倫理的側面

　一方の倫理面では，"専門職"であるための要件の1つとして求められる「倫理綱領」に，職業倫理上の責務としての守秘義務が含まれます. そして，看護師については日本看護協会の「看護職の倫理綱領」（☞p.255，付録2）の中に，「対象となる人々の秘密を保持し，取得した個人情報は適正に取り扱う」として，また，医師については日本医師会から示された「医師の職業倫理指針—平成28年10月」[1]の中に，薬剤師については，日本薬剤師会の薬剤師綱領[2]の中に，守秘義務に関する具体的な要求が示されています.

　このように，守秘義務には法律で定められたものと，倫理的な要求に基づくものの2つがあることをしっかりと理解してください.

2 ● 医療者の倫理的責務としての守秘義務の歴史

　ここで簡単に，医療者に課せられた倫理的責務としての守秘義務の歴史を振り返っておきます．

a. ヒポクラテスの誓い〜ナイチンゲール誓詞

　看護における守秘義務の歴史は，1893 年に米国の Harper Hospital の附属看護学校リストラ・グレッター Lystra Gretter 校長がナイチンゲール Nightingale の偉業をたたえてつくったとされる「ナイチンゲール誓詞」にまで遡ることができます．

　このナイチンゲール誓詞は，「ヒポクラテスの誓い」をもとにしています．ヒポクラテスの誓いには，医師に対する守秘義務，患者に害をなさないこと，金儲けのために医術を使わないことなどが示され，戦後の世界医師会のジュネーブ宣言（1948 年）やヘルシンキ宣言（1964 年）などにその精神が引き継がれ，2000 年以上に渡って医の倫理の基礎となってきました．

b. ICN 倫理綱領

　看護師の倫理に関する国際的な綱領がはじめて採択されたのは，1953 年の国際看護師協会（ICN）大会においてのことです．その第 5 項に，「看護師は自分たちに委ねられたすべての個人的情報を秘密にしておかなければならない」と示されています．その後，ICN の倫理綱領は数回の改訂を経て，2021 年版が最新のものとなっています（☞p.252，付録 1）．その中の「1. 看護師と患者またはケアやサービスを必要とする人々」という項の 4 つ目に「看護師は，個人情報を守秘し，個人情報の合法的な収集や利用，アクセス，伝達，保存，開示において，患者のプライバシー，秘密性および利益を尊重する」と守秘義務に関することが示されており，これは前述の日本看護協会の「看護職の倫理綱領」の中にも具体的に示されています．

3 ● 医療現場における守秘義務とその要件

　私たちは，日常看護を通じて，また，看護学生の場合は臨地実習を通じて，患者に関する多くの情報を得ています．その情報には，通常は人には教えない，あるいは知られたくない病気に関すること，心の悩みに関すること，あるいは，家族との関係における問題などさまざまなことが含まれています．そのほかにも，ふだんは他人にみせることのない自身の皮膚の健全性（褥瘡など）や ADL の状態（排泄介助に関することなども含めて）に関することなど，看護師や看護学生自身が観察したり，評価した多くの情報があります．それらの情報の一部は，口頭あるいは記録の形で主治医や受け持ち以外の看護師などにも伝えられます．さて，このような他の医療者への情報提供は，守秘義務の違反でしょうか？もちろん，答えは「No」，守秘義務の違反ではありません．では，守秘義務とは「何を」「誰に」伝える（漏らす）ことを禁じているのでしょうか？

a. 守秘義務が禁じる「何を」

　守秘義務の要件の 1 つは，「何を」漏らす（伝える）かということです．守秘義務は，人の秘密を正当な理由なく，外（他人）にもらすことを禁じているのです．ただし，秘密といっても特別なことだけが対象になるのではなく，単に「人に知られていないこと」という程度のことを指しますので，家に帰って自分の家族などに「今度，A さんという人が，うちの病院に入院した」などと入院患者の名前を教えるだけでも，守秘義務の違反になります．

　一方，非常に詳細な患者情報でも，誰のものかわからないように適切に処理（匿名化という．ただし，氏名を消しただけで，ほかの情報を組み合わせて容易に個人が特定できるようになっている場合は，本当の意味で匿名化されているとはいえない）された情報については，守秘義務の対象にはなりません．その例として，医師らが学会などで発表する「症例報告」があります．非常に詳細な検査結果や治療法，病気の経過などが報告されますが，その症例そのものは具体的に誰のものかがわからないようにしてあります．誰のことかわからなければ，その情報を他人が知っても，直接，迷惑や被害を受ける人はいませんので，守秘義務上の問題は生じません．ただし，そもそも研究のために患者情報を利用することについては，十分な倫理上の配慮と事前の研究倫理審査が必要だということを忘れないでください（☞詳細は p.239，看護研究における倫理）．このように，守秘義務の対象となる情報かどうかは，情報の詳しさや量ではなく，その個人を特定できる情報を含んでいるかどうかが決め手になります．

b. 守秘義務が禁じる「誰に」

　守秘義務のもう1つの要件は，「誰に」もらす（伝える）かということです．病院の例では，その患者の医療や看護とは無関係の人（他の患者，売店の店員や出入り業者など）に，自分が業務上あるいは実習などを通じて知り得たその患者の情報をもらせば，守秘義務違反になります．しかし，病院によっては，その患者の医療・看護に直接かかわらなくてもすべての医師，看護師，その他の医療専門職が，必要があれば電子カルテなどを通じて患者の情報を入手できるようになっているところがあります．また，記録の管理や会計事務などを担当している事務職員は，患者のさまざまな情報をみながら仕事をしています．このような情報の閲覧や提供は，病院における当然の機能の一部であり，守秘義務違反にあたらないとみなされます．

　一方，臨地実習の場合，たとえばカンファレンスのために同じ実習グループの仲間に情報を伝えることは，基本的に守秘義務上の問題はないと考えられますが（配付資料を匿名化したり，取り扱いに最善の注意をはらうことはもちろん必要です），別のグループの友だちに話をしてしまった場合などは，守秘義務の違反を問われるでしょう．

　このように，守秘義務を考える際には，情報をとどめておく範囲がどこまでかということがポイントになります．しかし，守秘義務違反に該当しないからといって，院内の誰にでも情報を伝えてよいかというと，そうではありません．患者の個人情報の適切な取り扱いという観点，あるいはプライバシーに対する配慮という観点からの問題があります．守秘義務がきちんと守られていても，結果的にその患者の情報を知っている可能性のある範囲は，意外に広いことに気づいたと思います．だからこそ，今日，患者のプライバシー，とくに**情報プライバシー**に対する配慮が強く求められるのです．守秘義務とプライバシーの関係を**図Ⅲ-4**に示します．両者の違いをしっかりと理解することが必要です．

　以上をまとめると次のようになります．

① 守秘義務は，看護職にとって法的義務であり，倫理的責務である．

② 看護学生には，法的な守秘義務は直接課せられていないが，規程類の遵守が求められるとともに，倫理的な責務がある．

③ 守秘義務を守っていても，プライバシーの侵害は生じる可能性がある．

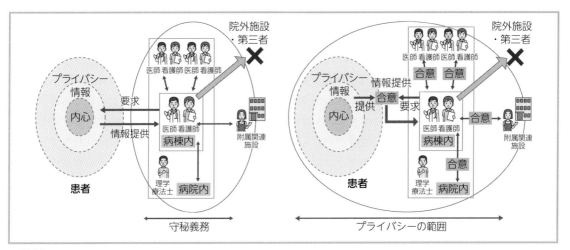

図Ⅲ-4 守秘義務とプライバシーの違い
守秘義務は，知り得た情報を第三者に漏出することについて問われるのに対して，プライバシー，とくに自己情報コントロール権は，患者から情報を得るときだけでなく，その情報を必要とする医療関係者と共有するときにも（患者の了解を得ることなどが）問われる問題です．そのために，右の図には情報提供の際の「合意」だけでなく，提供された情報を関係者と共有する際にも（両矢印で図示された部分），「合意」というプロセスを加えてあります．

④ 守秘義務だけでなく，患者のプライバシーの保護についての積極的な取り組みが看護職（看護学生を含む）に求められる．

B. プライバシー

1 ● プライバシーとは何か

ここでプライバシーの概念を振り返ってみましょう．まず，プライバシーの侵害とはどのようなことでしょうか．古典的な概念としては，プロッサー Prosser によるプライバシーの侵害の4つの類型が知られています[3, p.158].

① 1人でいたいこと，あるいは私事への侵入
② 恥ずかしい事実の公開
③ 誤解を与えるような情報の流布
④ 名前などの利益目的の盗用

その後，情報化社会の到来とともに，プライバシーに関する概念も変化しています．その中で片桐は，プライバシーを「それがおかされることによって不快感がもたらされる自分の領域」だと定義し，その領域として3つを示しています[4, p.71-75].

① パーソナルな空間
② 個人情報
③ 所持物

最初に示されたパーソナルな空間という要素は，以前からプライバシーの主要な要素と

して位置づけられています．2番目の個人情報（私的な情報）という要素は，入院患者を例にすると，① 氏名，住所，電話番号，生年月日などの個人の特定にかかわる情報，② 診断名，検査結果，処置や看護の経過などの医療情報，③ 職業，学歴，嗜好などの患者個人の背景に関する情報，④ 家族構成やキーパーソン，家族の既往歴などの情報が含まれ，患者からの情報収集の際に，それらがプライバシーに関する情報であることを私たちはきちんと意識しなければなりません．3番目の所持物は，たとえば，身につけているものや思い出の品などが該当し，他者がそれらに好奇の関心を寄せたり，みだりに触れたりすることは，かならずしも愉快なことではありません．したがって，プライバシーを構成する要素の1つとなっています．

2 ● プライバシーの生まれた背景

　プライバシーという言葉や概念は昔からあるものですが，プライバシーが権利としてきちんと提唱されたのは，今から100年あまり前の1890年の米国です．当時，イエロージャーナルといわれる新聞に，有名人の個人の秘密や無断で撮られた写真などが掲載され，多くの人々が迷惑を被っていました．しかし，プライバシーがまだ権利として認められておらず，プライバシーの侵害を取り締まる法律は存在していませんでした．そこにあらわれたのが，ウォーレン Warren とブランダイス Brandeis という2人の法律家で，そのような不快で迷惑な他者の侵入から自分たちを守る権利，すなわち「そっとしておいてもらう権利」が人にはもともとあることを論文としてまとめ，発表したのが最初です．その後の裁判でこのプライバシーの権利が認められ，法的権利として確立していきました．

　医療において患者のプライバシーの権利が明確に示されたのは，海外では，1972年のベス・イルラエル病院（現ベス・イスラエル・ディーコネス医療センター）の「患者としての貴方の権利」と，同じく1972年に米国病院協会が発表した「患者の権利章典」まで遡ることができます．わが国では，1984年に患者の権利宣言全国起草委員会が示した「患者の権利宣言案」まで遡ることができます．医療以外に目を向ければ，1974年の米国のプライバシー法や，わが国の個人情報保護法の基礎となった1980年のOECD（経済協力開発機構）の理事会勧告「プライバシー保護と個人データの国際流通についてのガイドライン」などがあり，このガイドラインの中に，自分の情報の収集や利用などについての本人の権利，すなわち自己情報コントロール権が示されています．

3 ● 自己情報コントロール権

　ひと昔前は，自己情報コントロール権に基づいて「患者から情報を得る際には，患者に対して利用目的などを説明して同意を得る必要がある」と主張しても，医療者からあまり賛同を得ることはできませんでした．医療・看護においては，いかに多くの情報を収集し，それをチーム医療の中で共有，活用し，医療・看護の安全と質の向上をはかるかに最大の関心が寄せられていたからです．

　しかし今日，それではいけないと医療者の多くが気づくようになりました．たとえば「あなただけに話したことを，なぜ，ほかの看護師も知っているのか」と，患者から苦情を言われた経験のある看護師もいると思います．また，入院時の情報収集などの際に「なぜ，

そんなことまで聞くのか．そんなことに答える必要があるのか」などと，患者から異議や疑問を提示された経験のある看護師も増えていると思います．患者のプライバシーについての意識は，確実に高まってきています．患者のプライバシーへの配慮がなければ，看護も医療も適切に進めることのできない時代になってきたといえるでしょう．その中でも，自分の情報の提供や利用に関する権利に関する「自己情報コントロール権」を中心とする情報プライバシーの権利について，私たちはきちんと守っていくことが求められます．

C. 個人情報保護法

1● 個人情報保護法とガイダンスの主な内容

　2003 年 5 月に「個人情報の保護に関する法律」（通称，個人情報保護法）が公布され，2005 年 4 月に全面施行されました（2015 年 9 月改正）．この法は，OECD の理事会勧告（1980 年）に示された基本原則（OECD 8 原則と呼ばれ，個人情報保護に関する世界的な基本原則になっている）をもとにつくられています．以下にその原則を示します．

① 目的明確化の原則：個人データの収集目的を明確にし，データ利用は収集目的に合致するべきである

② 利用制限の原則：データ主体（個人情報の持ち主）の同意がある場合や法律の規定による場合を除いては，収集したデータを目的以外に利用してはならない

③ 収集制限の原則：個人データは，適法・公正な手段により，かつ情報主体に通知または同意を得て収集されるべきである

④ データ内容の原則：収集する個人データは，利用目的に沿ったもので，かつ，正確・完全・最新であるべきである

⑤ その他：安全保護の原則，公開の原則，個人参加の原則，責任の原則

　ただし，医療・介護などの施設における個人情報の取り扱いについては，患者情報という高度なプライバシーにかかわる情報が含まれるなど，一般企業が扱う個人情報と同じように規制するには無理があります．そこで，法の施行に先だって「医療・介護関係事業者における個人情報の適切な取り扱いのためのガイドライン」（2017 年 5 月に「医療・介護関係事業者における個人情報の適切な取り扱いのためのガイダンス」として改定）が通知されました．その中で，**要配慮個人情報**という新たな概念が示され，患者情報の収集や取り扱いにいっそうの注意が必要となりました．概要を**表Ⅲ-2**に示します．

2● 個人情報保護を取りまく最近の話題

a. 個人情報の第三者提供の例外

　個人情報保護法には，第三者提供の制限についての規定があります．しかし，法令に基づく場合などには，例外として本人の同意なく第三者に個人情報を提供してもよいことが示されています．しかし，このような例外（本人の同意を得なくても第三者提供が許される事例）を正しく理解していないために，児童や高齢者の虐待防止の機会を逸してしまったり，また，災害時の家族からの安否確認の問い合わせをむげに断ってしまったりする悲

表Ⅲ-2　**医療・介護関係事業者における個人情報の適切な取り扱いのためのガイダンス**（[2017年4月14日
個人情報委員会，厚生労働省] をもとに作成）

1. 医療分野は，個人情報の取り扱いについて，特に適正な取り扱いが厳格に求められる分野の一つであり，各医療機関等における積極的な取り組みが求められている．また，介護分野においても，多数の利用者やその家族について，他人が容易には知り得ないような個人情報を詳細に知りうる立場にあるため，医療分野と同様に個人情報の適正な取り扱いが求められている．

2. 個人情報保護法では「個人情報」を，生存する個人に関する情報であって，（1）その情報に含まれる氏名，生年月日その他の記述等により，特定の個人を識別できるもの（他の情報と容易に照合でき特定できるものを含む），もしくは，（2）個人識別符号（DNA配列，保険証記号など）が含まれるものと定義している．

   → ただし，ガイダンスには，患者・利用者が死亡した後においても，保存している当該患者・利用者の情報の漏えい，滅失またはき損等の防止のために，個人情報と同等の安全管理措置を講じることが求められている．

3. 要配慮個人情報とは，本人の人種，信条，社会的身分，病歴，犯罪の経歴，犯罪により害を被った事実その他本人に対する不当な差別，偏見その他の不利益が生じないように，その取り扱いに特に配慮を要する情報であり，診療録や介護関係記録等に記載された病歴，病状，診断結果，診療経過等が該当する．法令に基づく場合等以外は，その取得および第三者への提供に際して本人の同意が必要になる．

   → ただし，患者が医療機関の受付等で，問診票に患者自身の身体状況や病状などを記載し，保険証とともに受診を申し出る場合などは，自己の要配慮個人情報を含めた個人情報を医療機関等に取得されることを前提としていると考えられるため，当該情報を取得することについて本人の同意があったものとみなされる．

   → 一方，従来はオプトアウト opt out*の手続きによる第三者への提供が認められていたが，要配慮個人情報はこのオプトアウトが認められなくなった．

*オプトアウトとは，あらかじめ提示，掲示した内容や措置に対して，本人からの拒否や不同意の意思表示がなければ，その内容に同意した，その措置を了承したとみなす考え方，対処の仕方です．「当院の個人情報の取扱い方針」などが病院の玄関に掲示されていた理由の一つは，このオプトアウトによるものです．

表Ⅲ-3　**第三者提供の例外について**

（1）法令に基づく場合
・児童虐待の防止等に関する法律に基づく児童虐待に係る通告，など

（2）人の生命，身体又は財産の保護のために必要がある場合であって，本人の同意を得ることが困難であるとき
・高齢者虐待の解決のための関係機関への情報提供
・大規模災害や事故などにおける，安否情報の回答（家族等からの問い合わせへの回答など），ならびに，患者の治療のための既往歴や治療歴についての家族からの情報収集，など

（3）公衆衛生の向上又は児童の健全な育成の推進のために特に必要がある場合であって，本人の同意を得ることが困難であるとき
・感染症の予防のための調査に応じるとき
・児童虐待事例についての関係機関との情報交換
・児童虐待防止や民生委員，児童委員などへの情報提供，など

（4）国の機関若しくは地方公共団体又はその委託を受けた者が法令の定める事務を遂行することに対して協力する必要がある場合であって，本人の同意を得ることにより当該事務の遂行に支障を及ぼすおそれがあるとき
・国等が行う統計調査への協力，など

しい出来事がときどき報じられています．**表Ⅲ-3**に主な第三者提供の例外を示します．個人情報保護法を正しく理解し，適切に対応することが看護職に求められます．

b. 守秘義務とプライバシーと安全のための情報共有の境界について

　一般社会での認識の高まりとともに，守秘義務や患者自身のプライバシーへの関心が高まっている今日，必要な情報が共有されないことによる事件や問題，また，第三者への不用意な情報提供によるトラブルが散見されます．**表Ⅲ-3**に示すように，人々の安全を守る

ための情報提供を促進するため，併せて，その際に提供者を守るための法整備も徐々に進んでいることを再確認する必要があります．

　たとえば，前述の高齢者の虐待では，発見者には速やかな市町村等への通報の義務があり（高齢者虐待の防止，高齢者の擁護者に対する支援等に関する法律：第7条），その通報者は個人情報保護法の適用を免れるようになっています．児童虐待の防止等に関する法律（児童虐待防止法）にも同様の趣旨の通告の義務が定められています．そのため，虐待が明らかである場合の通報，通告をためらう人はいないと思いますが，「もし間違っていたら」と確証をもてないときに，自身に課せられた守秘義務や個人情報保護法が頭をよぎる人はいるかもしれません．たしかに，「通告」という言葉は非常に重く，仰々しい印象を受け，「通告」をためらってしまうことがあるかもしれません．しかし，ここでいう「通告」とは，市町村または児童相談所などに子どもの「相談」にのってもらうこと，気になる子どもについて「連絡」することと考えて行動することが必要だと[5]いわれています．

　私たちが以前行った行政保健師の情報共有に関する研究[6]でも，地域保健活動を通じて知り得た住民の情報について，何をどこまで共有するかを保健師が悩んでいる姿が示されていました．しかし，保健師は「いのちの視点」から，高齢者，児童などへの虐待が疑われる場合は，いのちと安全を守るために関係部署との情報共有をしていました．個人情報保護法は，そのような情報共有（第三者への情報提供）をいたずらに制限するものではありません．人の生命，身体などを守る必要がある場合であって，本人の同意を得ることが困難な場合は，必要な情報を必要な関係者と共有することをまず優先すべきだと考えます．そのための手続きを関係者間で事前に話し合っておくことが大切だと思います．臨地実習等で，どうしてよいかわからない場合は，教員，実習指導者らにすぐに相談しましょう．

c. ソーシャルネットワーキングサービス（SNS）への患者情報の漏出

　今日，若い世代だけでなく多くの人が LINE や Facebook などの SNS を利用しています．一方で，患者の写真を SNS に投稿するなどして，問題になるケースもあります．米国看護師協会（ANA）は，個人の特定が可能な患者情報を決してインターネット上に掲載してはいけないなど，看護師と看護学生に対するソーシャルメディアの利用における6つの留意点を示して，問題の発生防止のための啓発にあたっています[7]．いったんインターネット上に掲載された情報は，二度と完全に消し去ることはできません．閉じたグループ内の限られた仲間だけで交換しているつもりの情報が，いつの間にか外部に漏出していることがあります．SNS が私たちにとって当たり前の道具になってきている今日，守秘義務の対象となる個人情報，とくに患者情報（患者の写真を含めて）は，基本的に SNS に投稿すべきではないことを再確認する必要があるでしょう．

学習課題

1．日本看護協会が 2021 年に示した「看護職の倫理綱領」（☞p.255，付録 2）は守秘義務（対象となる人々の秘密の保持と取得した個人情報の適性な取り扱い）についてどのように示しているか述べなさい.

2．情報収集の際に，もし患者が「そんな情報は提供したくない」と言ったら，あなたはどのように対応しますか. 患者の自己情報コントロール権の尊重と，必要な情報を収集しなければならない看護者の役割の 2 つの面から対応策について考察しなさい.

3．守秘義務は守っていても，患者の情報プライバシーがきちんと守られていないことがあります. その例を探して，両者を適切に守る方法について考察しなさい.

■文献■

1）日本医師会. 医師の職業倫理指針（第 3 版）. 2016.（日本医師会ウェブサイト：2020 年 5 月 28 日検索）
2）日本薬剤師会. 薬剤師綱領　薬剤師行動規範・解説. 2018.（日本薬剤師会ウェブサイト：2020 年 5 月 27 日検索）
3）Bloustein EJ. Privacy as an aspect of human dignity—An Answer to Dean Prosser. Philosophical Dimensions of Privacy：An Anthology. Schoeman FD. ed. Cambredge University Press；1984.
4）片桐雅隆. プライバシーの社会学—相互行為・自己・プライバシー. 世界思想社；1996
5）埼玉県：3. 児童虐待の初期対応と通告，教職員・保育従事者のための児童虐待対応マニュアル（平成 30 年 3 月改訂版）, 2018.（埼玉県ウェブサイト：2020 年 5 月 28 日検索）
6）Suzuki S, Ota K, Matsuda M. Information-sharing ethical dilemmas and decision-making for public health nurses in Japan, Nursing Ethics. 2015；22（5）：533-547.
7）American Nurses Association（ANA）. Ⅵ Tips for Nurses Using Social Media. 2011.
https://www.nursingworld.org/~4af5ec/globalassets/docs/ana/ethics/6_tips_for_nurses_using_social_media_card_web.pdf（ANA ウェブサイト：2020 年 5 月 28 日検索）

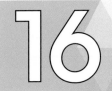

16 災害におけるトリアージ

この節で学ぶこと

1. 災害時のトリアージについて理解する
2. トリアージの倫理について考える
3. 功利主義とは何かを知る

　トリアージは，区分する，選別する，ふるい分けるという意味のフランス語です．戦場では，傷病者が多数出ると身分の高い兵士や体力が強く戦力として役立つ兵士を優先的に救助するなどが行われていました．それを，医学的な重症度を基準として兵士を区分し，治療の優先度を決める仕組みとしたのはナポレオン軍の軍医総監であったラレー Dominique Jean Larrey（1766-1842）です．彼はトリアージの創始者といわれています[1, p.152, 2]．現在は，日常の医療場面でもトリアージが用いられています（救急外来トリアージ，電話トリアージなど）が，本節は災害時のトリアージに焦点をおきます．

A. 災 害

1● 災害とは

　災害とは，「自然現象や人為的な原因などにより，人，物，経済，環境に深刻な被害をもたらす突然の惨事で，地域の対応能力をこえ，しばしば国内や国外の支援を必要とする状況」と定義されています[3]．種類は次の4つに大別されます．① 自然災害（地震，台風など），② 人為災害（火災，テロなど），③ 特殊災害（放射線災害，感染症の流行など），および，これらが同時に発生する ④ 複合災害．

2● 災害トリアージ

　災害が発生して一度に多数の傷病者が出ると，医療は人的・物的にひっ迫し，傷病者全員を助けることは非常に困難になります．このようなとき，もしあなたが医療スタッフならば，どんな人を真っ先に助けようとしますか？　人間のさが（性）として，近くの人からやみくもに救いたくなるかもしれません．しかし，その中には，軽症で処置は後まわしでも大丈夫な人や，すでに亡くなっている人もいるでしょう．そのうちには，あなた自身が力尽きてしまう可能性もあります．

　わが国では，1995年の阪神淡路大震災の経験以降，組織だった災害医療の必要性が強く認識され，欧米で発展してきたトリアージの考え方が注目されるようになりました[2]．

優先順位，タグの色，群の区分	重症度，処置方針
Ⅰ．赤　優先治療群	生命を救うためにただちに優先的に医療処置を必要とする
Ⅱ．黄　非緊急治療群	治療開始が多少遅れても回復が見込まれる
Ⅲ．緑　治療不要または軽処置群	傷病は軽度で，その場での治療はほとんど不要
Ⅳ．黒　死亡または救命困難群	死亡，または治療をしても生存の見込みがない

表Ⅲ-4　トリアージ区分

　災害トリアージは，災害という厳しい環境において最大多数に最善の結果をもたらすために，傷病者を重症度で区分して治療の優先度を決める行為を指します[1, p.152, 2]．日本では**表Ⅲ-4**のトリアージ区分が採用されており，傷病者を迅速にアセスメントし，治療の優先度を判定してⅠ群からⅣ群に区分し，色別の「**トリアージタグ**」を，原則として患者の右手首につけます[1, p.153]．

B.　トリアージの倫理

　トリアージで対象者を区分するのは治療の優先度を決めるためです．では，どのような観点で優先度を決めるのが倫理的といえるでしょうか．これは，トリアージの倫理にかかわる重要な問いです．

1 ● 公平性

　1つは，公平性の観点です．「**公平**」の倫理原則は，「人的・物的な医療資源を公平に分配せよ」，「ケアは公平に提供せよ」という原則です（☞p.37）．災害により医療がひっ迫している状況では，傷病者全員に医療処置を行うことは非常に困難です．トリアージにより，明らかに助かる見込みがない，あるいは軽症と判断された人に処置を行うゆとりはなく，その資源は助かる可能性のある人のために用いなければなりません．それが，災害という過酷な状況での公平な医療といえるでしょう．

2 ● 功利主義

　2つ目は，「全体的にみてのよい結果」という観点です．この観点に立つ倫理理論は「**功利主義 utilitarianism**」と呼ばれます．功利主義は，通常は非倫理的，あるいは違法とされる行為であっても，ある状況下でそれがよい結果をもたらすならば，その行為は倫理的であると考えます．災害トリアージでは，傷病者を**表Ⅲ-4**のように区分し，優先的に処置をする群とそうでない群に分けますが，後者に区分された人は，処置を後回しにされたり，放置されたりすることがありえます．このようなことは，通常の医療では非倫理的であり，また違法の可能性もあります．しかし，災害という非常事態では，そうすることが全体的にみてよい結果をもたらすこととなり，倫理的であると考えるのです．

　功利主義は，義務論と共に原則の倫理の基礎になっている倫理理論です（☞p.25，表Ⅱ-1）．義務論と功利主義は，それぞれ注目点が異なり，義務論は，行為そのものに注目して，その行為の善し悪しを判断します．これに対して功利主義は，行為そのものではなく，行

為の結果に注目して，行為の善悪を判断します．功利主義は最大多数の最大善の立場に立つ倫理理論とされています．

C. 対象者を「ふるい分ける」という難しい課題

トリアージは，非常事態における合理的な計画である一方，医療者にとっては，死にゆく人や生存の見込みのない重傷者をケア対象から外さざるをえないことは非常につらく，苦しいことです．

1945 年に広島・長崎に原爆が投下されたとき，多数の被災者の救護に携わった看護師たちがいました．Matsunari ら[4]，中尾ら[5]は，その中の少数の生存者にインタビューを行い，原爆投下当時の惨状の中で，みずからも被爆しながら看護の使命感をもって救護活動をした看護師たちが，水を求めて白衣の裾にすがりつく夥しい数の負傷者を救いきれず，生涯，「申し訳ない」という思いをもち続けていることを明らかにしています．

岡本ら[2]は，1995 年の阪神淡路大震災をふまえての論文で，「トリアージを行う災害現場では，迅速に患者を選別し，時には助かる見込みのない重傷者を放置することも余儀なくされるため，医療者はその選別に自信をもてずに時には道徳的に良心の呵責を感じるであろう」と述べ，「トリアージのできる医療者の育成が必要である」と論じています．

阪神淡路大震災の後，日本の災害医療は進展し，看護教育では，卒前・卒後の両面で災害看護の教育が重視されています．中でもトリアージは，看護師が実際の災害現場で実践できるように，重要な教育項目に位置づけられています．

D. COVID-19 の世界的流行

2019 年 12 月末に中国の武漢市で新型コロナウイルスによる小規模集団感染（クラスター）が発生したのを発端に，感染は瞬く間に拡大し，2020 年前半には世界的な大流行（COVID-19 パンデミック）となりました．A 項に記したように，感染症の流行は特殊災害にあたります．多くの国・地域では，病院に感染者があふれ，病床や重傷者用人工呼吸器の不足，医療従事者用防護具の払底，院内感染，医療従事者の疲弊などが起こり，医療がひっ迫しました．

日本も例外ではなく，感染者の多い都市部の自治体などでは，医療を守るため，重症度に応じて感染者を病院とその他の施設等に振り分けるトリアージが行われました．

世界には，数少ない ICU や人工呼吸器をどの患者に優先的に使用するかといった問題に直面し，トリアージを行ったところもあります．その地域の価値観や医療・福祉の事情などをもとに患者の選別を行い，結果として，障害者，低所得者，医療保険未加入者，有色人種などの治療が後回しとなり，これらの弱者集団からとくに多くの死者が出ました．これは，治療優先度の決定に，本来は排除するべき社会的な因子を排除してはいなかったことを意味し，倫理的な問題点が指摘されています[6,7]．

2020 年 11 月には，世界の感染者は 5,200 万人以上，死者は 128 万人を超えました．しかし，地球上には感染防止を取り入れた生活スタイルが広がり，また，ウイルス検査の技

術・システムの改善や，治療薬とワクチンの開発も進行しています．COVID-19 との闘い は長く続く可能性がありますが，終息の時は必ずくるでしょう．なぜなら，人類は感染症 を含む災害に幾度も襲われ，そのつどそれを克服し，そこから多くを学び，学問を発展さ せてきたからです．

学習課題

1．トリアージに対しては，「医療者のパターナリズムを助長するのでよくない」と批判す る意見があります．トリアージを擁護する立場から，この批判に反論しなさい．
2．学生は教育を受ける権利があり，通常はその権利を奪うことはできません．しかし，イ ンフルエンザに罹患すると，その学生には一定期間の登校停止が課されます．その理由 を，功利主義の考えを用いて説明しなさい．
3．前項の「法」の名前，目的，および概要を調べなさい．

文献

1）本間正人．トリアージ．NiCE 看護学テキスト「災害看護」．第 3 版．東京：南江堂；2018．
2）岡本天晴，櫻庭和典．トリアージの倫理．医学哲学医学倫理．1997；15（1）：72-84．
3）The International Federation of Red Cross and Red Crescent Societies（IFRC）．国際赤十字赤新月者連盟．"What is a disaster?"．（IFRC ウェブサイト：2020 年 6 月 12 日検索）
4）Matsunari Y, Nozawa S, et al. Individual testimonies to nursing care after the atom ic bombing of Hiroshima in 1945. International Nursing Review. 2008；55（1）：13-19.
5）中尾るい子，松成裕子．長崎原爆投下時における看護師の救護活動についての聞き取り調査．保健学研究．2010；22（2）：9-15．
6）Solomon MZ. Wynia MK. et al. Covid-19 Crisis Triage—Optimizing Health Outcomes and Disability Rights. The New England Journal of Medicine；2020 May 21.
7）Berlinger N. et al. Ethical Framework for Health Care Institutions Responding to COVID-19. The Hastings Center；2020 Mar 16.

第**Ⅳ**章

倫理的意思決定の
ステップと
事例検討

A. 看護師の立場と倫理的な気がかり

　看護師は，日々の実践のなかで，「どこかおかしい」，「あれでよかったのだろうか」といった思いをもつことがよくあります．生命倫理学者のビーチャム Beauchamp らも，「様々な医療職種の中で看護は，至る所で葛藤を抱えるという点で最も特徴的な職種である」と認めています[1, p.327]．それは，看護は道徳的実践（Nursing as a moral practice）[2, p.78] といわれ，実践自体が倫理と結びついているからです．看護師は，患者，家族，医師，同僚などと複雑に関わりながら実践しており，それらの間で，あるいはそれらと自身の価値観との間で，気がかりやつらい思いを抱くことが多いのです．これはとても貴重な体験で，看護師の成長の糧ということができます．また，それは看護という専門職にとっても成長の糧であり，看護倫理は，看護師のそうした体験に真摯に向き合いながら発展してきた学問です．

B. 看護師のつらい体験や問題状況を表す言葉

　哲学者ジェイムトン Jameton[3, p.6] は，看護師が体験する道徳的な苦境や悩みを次の3つに分類しています．
① **道徳的不確か** moral uncertainty：道徳的に何かおかしいと感じ，もやもやした気持ちがあるが，それに対してどうすればよいのかわからない．
② **道徳的ジレンマ** moral dilemma：どちらも大事だと思う2つの行動の中で，どちらを選択するべきか，という岐路に立っている．
③ **道徳的苦悩** moral distress：組織その他の制約のため，自分が倫理的だと思うことが行えず，つらい気持ちを抱いている．
　この他に，ある状況に出会ったり現に自分がやっていることが，道徳的な問題とは感じない，という「道徳的盲目」も重要です．ナチスの安楽死プログラム（☞p.18）やタスキギー梅毒研究（☞p.241）に携わった医師や看護師は，「道徳的に盲目」であったと言わざるをえません．「道徳的盲目」は過去のことではなく，現在でもよくみられます．
　なお，「道徳的 moral」と「倫理的 ethical」という言葉（☞p.7）は，通常はほぼ同じ意味で用いられますが，上記のようなつらい体験や問題状況は，国際的には「道徳的 moral」という語で表すことが多いです．

C. 意思決定のための4ステップモデル

　道徳的な問題に直面して重要なことは，事実関係をきちんと把握し，とるべき行動を判断し，またその行動をする理由や根拠が対外的に説明できるものであることです．
　そのためのガイドとして，小西は「4ステップモデル」を開発しています．「4ステップ事例検討シート」を道案内に，4つのステップで考えていきます．

1●４ステップ事例検討シート

これは４ステップモデルの主要ツールで，事例検討の道案内と，検討過程の記録の役割を果たします．またその記録は，事例検討から導いた行動の判断根拠を示す資料として役立てることができます．

「４ステップ事例検討シート Ver. 3」を**図Ⅳ-1**に示します．このシートは，本書初版と改訂第２版の各バージョンに続く３つ目のバージョンです．これまでのバージョンは，徳の倫理と原則の倫理の考えを取り入れていましたが，**図Ⅳ-1**に示す今回のバージョンは，この２つのアプローチに加えて，トロント Tronto[4, p.127]によるケアの倫理の考え（☞p.42，ケアの倫理）も取り入れました*．

2●検討の進め方

ステップ１は全体の状況把握，ステップ２は対象のニーズと看護師の責任，ステップ３は行動の選択肢の列挙，ステップ４はとるべき行動の最終判断です．各ステップの主な検討事項を以下に示します．各ステップは互いに関連しているので，ステップを行き来して状況をよく掘り下げることが大事です．グループで質疑応答をしながら事例検討を進めると効果的です．

ステップ１：全体の状況把握

事例を物語として提示し，物語の中の事実関係を正確に把握していくステップです．

▶ 事実関係を明確にする

物語について，わからないこと，あいまいな点を質疑応答などによって明らかにする．事実を誤認したまま検討を進めてはいけない．事例検討で陥りやすい誤りは，物語に書いてあることを鵜呑みにして事実誤認の可能性を残したまま，何をするべきかの検討に入ってしまうこと．

▶ 疾患や判断能力に関わる事実（Ｏ情報）を列記

Ｏ情報の把握には，医師などの他職種から情報収集することも必要．また，対象の服装，言動，振る舞いなども当人の判断能力のアセスメントに役立つので，それらの様子と看護師の印象を記録することも重要．

▶ 対象のＳ情報を整理

対象のそぶりや語りをありのまま記録する．そして，その背後にある当人の本当の気持ちを知る努力をする．たとえば，患者が口腔ケアを拒否する仕草をした場合，「なぜ嫌なのだろうか？」と思わないと，本人の真意に近づくことはできない．臨地実習の看護学生が，嫌がる理由を患者に尋ねたところ，実は口腔清拭の薬剤で口の中がしみるから，ということがわかり，方法を改善できた例がある[5]．

▶ 関係者の状況，思い，意見等を列記

物語に直接登場する人（患者，家族，看護師，医師等），および登場していないが重要と思われる「隠れた人物」にも思いを馳せ，情報を収集して，その人たちの状況，思い，意

---

*出典を明記した上で，どのバージョンを使ってもよいし，ステップ３の様式だけを使うなどもよいです．また，後述のＥ項もお読みください．

ステップ1．全体の状況把握

- ・事実関係を明確にする
- ・疾患や認知能力に関わる事実（O情報）を列記
- ・対象のS情報を整理
- ・関係者の状況，思い，意見等を列記
- ・インフォームド・コンセントの有無と状況
- ・関係する法，院内ルール等を列記

ステップ2．対象のニーズと看護師の責任

1）身体面のニーズ 2）身体面以外のニーズ	3）看護師の責任

ステップ3．行動の選択肢の列挙

選択肢		どうなるか？（波及効果）	
A案		利点	① ③ ②
		欠点	
B案		利点	
		欠点	
C案		利点	
		欠点	

ステップ4．とるべき行動の最終判断

1）どの選択肢をとるか	2）理由	3）実施に必要な調整	4）誰がどのように行うか

事例検討の評価

現在進行中の事例の場合 1）対象の反応 2）行動の評価と次の看護	振り返り事例の場合 1）事例検討後の感想，反省 2）今後の実践に活かしたいこと

図Ⅳ-1　4ステップ事例検討シート Ver. 3　　　　　　　　　　©小西恵美子

見等を列記する.

▶ インフォームド・コンセントの有無と状況

対象は治療・処置のリスクと利益を知らされているか，それを理解しているか，同意しているか．判断能力がない/不十分な場合は，代理人がいるか，それは誰か，その代理人に患者の疾患や治療方針をどう伝えているか，代理人は患者の意向をきちんと代弁しているか.

▶ 関係する法，院内ルール等を列挙

事例にはどんな法や指針，制度，院内ルールが関係しているか，およびその内容.

ステップ 2：対象のニーズと看護師の責任

ステップ 1 で把握した情報に基づいて，対象の身体面のニーズと，身体面以外のニーズを特定し，それらのニーズに対する看護師の責任を列挙します.

ステップ 3：行動の選択肢の列挙

ここまでの検討に基づいて，対象のニーズに対する看護師の責任の観点から，行動案をブレインストーミング*します. 想像力を働かせ，行動案を出し尽くしましょう. そして，それぞれの行動案を実行するとどうなるか，どんな波及効果があるかを考え，利点と欠点に分けて列挙します.

ステップ 3 を記入していくうちに，次のステップ 4 が見えてくることが多いです.

ステップ 4：とるべき行動の最終判断

これまでの検討の結論として，ステップ 3 で列挙した行動案の中から，とるべき行動を決定し，その理由を述べます.

次いで，その行動の実施に必要な調整を列挙します. 選択した行動の実行には，物品の調整のほか，医師を含む他職種や家族との調整，また，専門・認定看護師などへのコンサルトが必要となることもあり，看護師の調整能力が重要です.

そして，誰がどのように行うかを決めます. 人間関係のなかで，「誰が，どのような思い，態度，雰囲気をもって行うか」が重要な鍵になることが多いのです.

振り返り

過去の事例を振り返って検討した場合は，① 事例検討を行った感想や反省，および ② 今後の実践に活かしたいことを記録します.

現在進行中の事例の場合は，① 行動したことによる対象の反応（「ありがとう」と言った，ホッとした仕草を見せた，など）を記録し，② それに基づいて行動を評価し，次の看護の示唆になることを記録します.

---

*ブレインストーミング
　ある議題についてアイデアや問題点を列挙したい場合などに，複数人が集まって自由に意見を述べること.

D. 演 習

> **事例 ㉝** 「家に帰りたい」と言っていた村田さん（振り返り事例）
>
> 　村田さんは腹部大動脈解離によるショックで救急搬送された 90 歳代の女性である．手術による治療は難しいことが，キーパーソンである長男に告げられ，長男の了承で DNAR とする方針が決まった．村田さん本人には主治医から，「お腹の動脈が破れかかっているので治療しましょう」と説明されている．入院治療により状態は安定し，ADL も回復してきた．しかし，腹部大動脈はいつ破裂してもおかしくない状況が続いていた．
>
> 　ある日，「私が死ぬ日は決まった？　こんなところで死にたくないよ，私は家に帰って死ぬ，ずっと前からそう決めていたから」と看護師に訴えた．その後も「家に帰りたい」と何度も家族や看護師に訴え，看護師は主治医にそのことを告げたが，医師の返答はなかった．長男は，「まだ帰れるわけないだろ，よくなってないんだから」と答えていた．入院前の村田さんは ADL は自立し認知症もなく，長男夫婦と共に自宅で生活していた．

　この事例は，実際にあったケースについて，細部を加工し，当事者や病院を特定できないようにしています．この事例を提供した看護師は，「患者は結局，『家に帰りたい』と言い続けて亡くなり，今もそのことがとてもつらい．何とか患者の希望に少しでも沿うことはできなかっただろうか」と悩んでいました．そこで，この事例について，「4 ステップモデル」を用いて，当の看護師と，さらに数人の看護師が集まり，振り返りの事例検討を行いました．以下はその内容です．

ステップ 1：全体の状況把握

　事例提供者と他の看護師とで質疑応答をしてゆき，物語の状況以外に，次のことが明らかになりました．

▶ 事実関係

① 村田さんの長男は 70 歳代ですでに定年退職し，自宅で家庭菜園などをして生活している．妻は専業主婦である．

② 自宅は病院から車で 20 分ほどで，長男がほぼ毎日面会にきており家族関係はよい．

③ 40〜50 歳代の孫 3 人のうち 2 人は近所に住んでおり，その子どもたち（村田さんのひまご）と一緒にたびたび面会にくる．

④ 村田さんには初めての入院である．HCU（高度治療室）での入院生活が続いており，隣のベッドとはカーテン 1 枚で区切られているのみで，いろんな人が目の前をたびたび行ききし，落ち着けない環境である．

⑤ 村田さんの容体は非常に重いことを，本人以外は知っている．

▶ 対象の O 情報（疾患や認知能力）

① 腹部大動脈解離は太い動脈が裂ける重篤な疾患で，速やかに治療をしなければ死に至る可能性が高い．

② 手術による治療はできないと判断され，DNAR の方針となっている．

③ 目下，患者の状態は落ち着き，ADL も回復してきている．認知能力に問題はない．

▶ **対象のＳ情報**

物語のとおり，「家に帰りたい」と看護師や家族に訴えている．

▶ **関係者の状況，思い，意見等**

① 患者：自分の容体はよくなく，いつ死んでもおかしくないと察しているようであり，家で死にたいと希望している．

② 患者の息子：家に連れて帰る気はなさそうだが，息子の真意は確認できておらず情報収集が必要．

③ 主治医：発言はなく関心がなさそうに見えるが，医師の考えについても，情報収集が必要．

④ 看護師：本人が最期を家で迎えたいという意思を示しているので，何とかしてあげられないかと思っている．

▶ **インフォームド・コンセントの有無と状況**

① 病状は息子だけに説明され，息子と医師との間で DNAR の方針が決まっている．

② 患者本人はお腹の動脈が破れかかっているので治療しましょう，という説明を受けているだけで，DNAR の方針は知らない．

▶ **関係する法，院内ルール等**

① 医療法第 1 条に，「…医療の担い手は，医療を提供するにあたり，適切な説明を行い，医療を受ける者の理解を得るように努めなければならない」と，患者本人に対するインフォームド・コンセントが明記されている．

② インフォームド・コンセントに関する院内ルールはない．

ステップ 2：対象のニーズと看護師の責任

(1) 身体面のニーズ

① 搬送されたときは強い痛みがあったと考えられ，痛みや苦痛がないことは村田さん本人の重要なニーズである．

② 生命の危機と隣り合わせの状況であるといえるが，この患者は死への覚悟はできている様子で生命を維持することは強いニーズではない．

(2) 身体面以外のニーズ

家で死にたいという強い思いがある．

(3) 看護師の責任

患者が苦痛なく納得して最期が迎えられるように調整をしていく責任がある．

ステップ 3：行動の選択肢の列挙

	行動案		どうなるか？
A	患者は自宅退院とする	利点	本人の意思が尊重される．
		欠点	・息子は自宅で世話をするのが大変である． ・病院から自宅に帰り着くまでに急変する可能性が高い．そうなると医師の責任が問われるかもしれない．→しかし，自宅へ帰るまでに急変しても，本人は「家に帰れる」という事実に満足して最期を迎えられるのかもしれない．
B	患者は入院を続ける	利点	息子が困ることはない．医師も安心である．
		欠点	本人の望みが尊重されない．
C	本人に病状を説明し，最期の過ごし方について，関係者で話し合う	利点	家族，患者，医師，看護師等の関係者それぞれの思いを知ることができる．
		欠点	時間と労力がかかる．

ステップ4：とるべき行動の最終判断

(1) どの選択肢をとるか？　またその理由

　ステップ1と2を行き来しながら事例を吟味していくうちに，次のように，事例検討の前には考えていなかった視点が生まれました．

・患者は，痛みも落ち着いているのになぜ入院を続けなければいけないのか理解できていなかったのかもしれない

・息子は，入院前は母に穏やかな死を迎えさせてやりたいと思っていたかもしれない

・医師も，実は患者の希望を叶えてあげたいと思ってはいるが，患者の命に対する責任上，退院の許可を出すのは難しく，医師も苦しんでいるかもしれない，など．

　最終的に，ステップ2で導いた看護師の責任に立ち返り，本人が納得するためには病状を本人に説明することが必要である，それは医療法の規定に沿うことでもある，そのために，関係者がお互いの思いを知り合うための話し合いの場を看護師が調整する，というC案に至った．

(2) 実施に必要な調整と，誰がどのように行うか？

① 患者の希望については，搬送中の動脈破裂の可能性が高く，自宅退院は現実的に難しいことを，医師が患者と家族に十分に説明する．

② そのうえで，看護師が，自宅には帰れないが，個室を準備し，家族がいつでも面会できるようにするなどの，最期を穏やかに過ごせるように環境を調整する旨を患者と家族に説明し，その体制を早急に整える．

振り返りと今後のために

　今回の事例検討を今後の実践に活かすため，医師–看護師のチームカンファレンスを，患者の入院直後に行うことをルーティン化するよう，病棟に提案する．

事例検討を終えて

　本事例を提供した看護師は，事例検討のあと，次のように語っていました．「あれでよかったのか，と一人で悩んでいましたが，皆と話し合い，患者さんの希望に少しでも近づけるように看護師としてしなくてはいけないことがみえてきて，現実的な解決策を見つけることができました．息子さんや医師の気持ちを確認できていなかったことにも気付くことができました．一人で冷静に考え抜くことが難しい時でも，皆と話し合うことで，新しい視点やアイデアを生み出すことできると実感しました.」

E. 事例検討の意義と注意

　事例検討は，今後経験する可能性のある同様の状況に備えての実践的な演習といわれます[2, p.251]．事例検討をとおし，物語の中に隠れていた抽象的な倫理の概念が具体的なものとして浮かび上がり，倫理を身近に感じることもできます．4ステップモデルを含むさまざまな意思決定モデルは，何をなすべきかという判断を導くガイドとして有用です．

　ただ，医療の現実は多様で複雑であり，時間の流れの中で，いくつもの問題がからみあいながら展開していくことが少なくありません．そういった複雑な状況には，どの意思決定モデルも万能ではないと考えるべきです．大切なことは，状況を吟味し判断する力をも

つことです.

学習課題

1. 臨地実習などで出会った「道徳的に盲目」な実践について話し合いなさい.
2. あなたが経験した道徳的・倫理的な気がかりをいくつか書きなさい.
3. その記述例を素材に，仲間と事例検討を行いなさい.
4. 「道徳的盲目」であったり，「道徳的不確か」な段階にある看護師にはどのような働きかけが必要か，話し合いなさい.

文献

1) Tom LB, James FC. Principles of Biomedical Ethics 7th ed. London：Oxford University Press；2013.
2) Davis AJ. et al. 2006/小西恵美子監訳. 2008. 看護倫理を教える・学ぶ. 東京：日本看護協会出版会.
3) Jameton A. Nursing practice：The ethical issues. Englewood Cliffs；Prentice-Hall；1984.
4) Tronto JT. Moral Boundaries：A Political Argument for an Ethic of Care. New York：Routledge；1993.
5) 小西恵美子. 倫理は形ではない. 看護展望. 2013；38（5）：4-13.

第 V 章

さまざまな
看護活動と倫理

この章を学ぶにあたって

1. さまざまな看護活動における特徴的な倫理的課題について理解する
2. 多様な看護活動に共通している看護上の価値について考える

1 人生の最後を生きる人々への看護と倫理

この節で学ぶこと

1. よい死の意味を考える
2. 人生の最後を生きる人々への治療の倫理的な意味を考える
3. 人生の最後を生きる人々への無害の原則の意味を考える
4. 積極的安楽死と消極的安楽死の違いを理解する
5. 法や指針の状況を理解する

　人生最後の医療は「（終）末期医療」と呼ばれてきました．この言葉は人の心に無情に響き，（終）末期とは何を指すのかという点に関心が集まりがちでした．最近はエンド・オブ・ライフケア end-of-life care という言葉もよく聞きます．厚生労働省（厚労省）は 2015 年のガイドラインにおいて，「最後まで尊厳を尊重した人間の生き方に着目していくこと」を重視して，「（終）末期」を「人生の最終段階」に変えました．

　本節では，表題を「人生の最後を生きる人々」とし，死が差し迫っている状況については，医療で一般に使われる「（終）末期」を適宜用いることとします．人生の最後には多くの倫理問題が集約され[1]，看護師のかかわり方は人の命の質にも長さにも影響します．

A. ケア提供の場

　終末期の医療は，緩和ケア病棟や一般病院，介護施設などのほか，在宅でも行われています．訪問看護の普及により在宅での看取りが徐々に増えていますが，日本人が死を迎える場所としては病院が最も多く，国際的に，日本は病院で死を迎える人の割合が高いです．ホスピスは，死を迎えつつある人々のための「施設」と考えられがちですが，本来は，ケアの態度・理念を指します．日本のホスピスケアの主要な担い手は，所定の基準を満たす**緩和ケア病棟** palliative care unit（PCU）です．PCU は年々増えていますが，これを求める患者の数は PCU の病床数をはるかに上まわっています．

B. 死にゆく患者に対する「治療」とは

1 ● 治療のゴール

　治療とは，ふつう疾患の治療を指しますが，死の近い患者には，「疾患自体を治すこと」と「残された命をできる限り安らかに過ごすこと」のどちらが重要でしょうか．治療のゴー

ルに対する意見は，医師，看護師，患者，家族でもさまざまですが，患者自身の気持ちはどうなのか，ということが基本的に重要です．看護師は，死を間近にした人の「治療」では，苦痛のない安らかさ，すなわち心身両面での安楽comfortがとても大事だと思う人が多いです[1]．

2●緩和ケア

　緩和ケアは正しく理解されていないといわれます．たとえばこの語から，がんの終末期を連想したり，痛みはとってくれるが命は短くなると考えるなどです．

　WHO[2]は，「緩和ケアとは，生命を脅かす病に関連する問題に直面している患者とその家族のQOL（生活の質）を，痛みやその他の身体的・心理社会的・スピリチュアルな問題を早期に見出し，的確に評価を行い対応することで，苦痛を予防し和らげることを通して向上させるアプローチである」と定義されています．たとえば，がん患者の痛みの緩和は緩和ケアの大事な要素ですが，それだけでは緩和ケアとはいえません．緩和ケアは次を含む幅広い活動であるとWHOは述べています[2]．

・痛みやその他のつらい症状を和らげる
・生命を肯定し，死にゆくことを自然な過程ととらえる
・死を早めることも遅らせることもしようとしない
・ケアには心理的およびスピリチュアルな面のケアを含める
・患者と家族のニーズに応えるためにチームアプローチを活用し，必要に応じて死別後のカウンセリングも行う，など．

　この考えに基づく「緩和ケア」が，わが国のあらゆるケアの基本になることが望まれます[3]．

C. 「苦痛を和らげよ」と「死を早めるな」―医療者の2つの使命と倫理

　死の近い患者をケアする医療者には，「苦痛を和らげよ」そしてなお「死を早めるな」という2つの使命があります．しかし，この2つは同時に果たすことがしばしば困難です．たとえば次の事例のように．

> **事例34** 鎮静に看護師も家族も気持ちが動揺する
> 　呼吸苦や疼痛などの症状緩和が困難なとき，患者が「もう終わりにしてほしい．死なせて」と懇願することがある．鎮静（セデーション）に対し，看護師も家族も気持ちが動揺する[4]．

　鎮静とは患者の苦痛や不安を和らげることであり，症状緩和の選択肢の1つです．しかし，何らかの薬剤（鎮静薬）を用いるため，少なからず意識が低下し，同時に呼吸抑制などの副作用により，死を早めてしまう可能性があります．したがって，終末期がん患者に

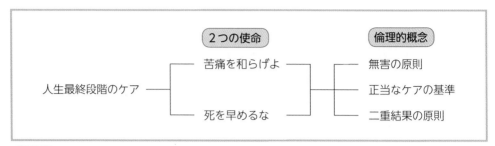

図V-1　エンド・オブ・ライフケアにおける倫理的概念

対する鎮静薬投与のタイミングや方法，投与量については慎重に検討されています．とくに患者の意識レベルを下げて持続的な眠りに導く鎮静の場合には，苦痛緩和のための鎮静薬投与の効果よりも副作用による生命予後の短縮が問題になることがあります．

　医療者がもつ，「苦痛を和らげよ」と「死を早めるな」という対立し合う2つの使命を考えるためには，「無害の原則」，「二重結果の原則」，および「正当なケアの基準」の3つ（**図V-1**）を理解しておくことが大切です．この3つのうち，「正当なケアの基準」はp.36で述べたので，次の2つを以下に説明します．

○無害の原則

　無害の原則は，医療者は他者に害を与える行為をしてはいけない（do no harm），という原則です（☞p.35，原則の倫理）．医療行為に伴う害はいろいろあるので，無害の原則の大枠の中に，苦痛を与えるな，死を早めるな，自由を奪うな，などの具体的な規則があり，医療者はほとんどの場合に，それらを守る義務があります．

　しかし，それらの**義務は絶対的ではない**（prima facie），ということが重要です．なぜなら，実際の医療では，これらの害をすべて避けるのはしばしば困難だからです．たとえば，患者の苦痛を緩和したい（善），しかしそうすれば呼吸抑制により死が早まる可能性がある（害），という状況にしばしば直面します．では，患者への害が正当化されるのはどんな状況でしょうか．1つは，医療者は法に定める資格を有し，かつ，倫理的な態度でケアをすることにかかわる「**正当なケアの基準**」（☞p.36で詳述）であり，もう1つが，「二重結果の原則」です．

○二重結果の原則

　二重結果の原則 principle of double effects は，ある1つの行為（たとえば持続的な眠りに導く鎮静）が，1つは善（苦痛緩和），もう1つは害（死）という2つの結果を生じることが予測される場合，その行為が容認されるのはどういう場合か，という検討を助け，無害の原則の意味を明確にします．二重結果の原則によれば，善と悪の2つの結果を生む行為が正当化されるのは，次の4つの条件がすべて満たされる場合です．

　①その行為はよい行為（苦痛開放）である
　②その行為をする人はよい結果のみを意図している．悪い結果（死）が予測できたとしても，直接悪い結果を導こうという意図はもっていない
　③悪い結果（死）は，よい結果（苦痛開放）をもたらす手段ではない．たとえば，「楽

にするために」死なせるのではない
④ よい結果（苦痛開放）は，悪い結果（死）よりもまさっている．たとえば，死にゆく患者の「苦痛を和らげよ」という義務が，「死を早めるな」という義務にまさっている

　死の近い患者が耐え難い苦痛の中にあり，苦痛がどうしても緩和できないという状況に直面したとき，医療者は痛みをしっかりアセスメントし，二重結果の原則を踏まえ，患者・家族と十分に話し合います．その結果，QOL の悪い延命よりも，命の質を高めるほうが大事だと判断して鎮静が選択された場合には，その目標は最後の手段としての苦痛緩和であり，死そのものに介入することではありません．命の長さよりも，死への過程を安らかにする義務のほうが重い，という倫理的な判断に基づいているのです．この場合の持続的な鎮静は症状緩和・苦痛緩和の一部であり，安楽死ではありません．

　二重結果の原則は，行為者の意図に注目するだけに批判もあります．しかし，痛みに苦しんでいる死の近い患者に対して，鎮静は絶対だめだとか，絶対に強い鎮静をすべきだなどの極端な意見に縛られることなく，難しい状況の検討を助ける重要な概念です．ただし，次項以降にも関係しますが，患者の症状管理や治療でとくに重要なことは，意思決定者は命の持ち主である患者自身である，ということです．

D.　安楽死，事前指示，アドバンス・ケア・プランニング，DNR

1 ● 安楽死 euthanasia
　Euthanasia は古代ギリシャ語で，「よい死」the good death という意味です．今日の医療では次の 2 つを厳格に区別します．

a.　積極的安楽死 active euthanasia
　これは，死なせる意図をもって患者に死をもたらす行為で，主に次の 2 つがあります．

　① 死なせる意図のもとに，致死薬投与等のある特定のことをして患者を死なせる行為
　② 患者に特定の手段を与えて本人自身で命を絶つことを助ける行為（自殺ほう助）

　積極的安楽死については，さまざまな議論が続いています．日本やほとんどの国では積極的安楽死は違法です．

b.　治療差し控えと治療中止（消極的安楽死）
　次の 2 つは，患者の死が早まる可能性があることから消極的安楽死といわれます．

　① 治療差し控え withholding treatments：診断の確定後は，延命につながると判断される治療をしない
　② 治療中止 withdrawing treatments：いったん開始された治療を，患者に無益であると判断した時点でやめる

　どちらも死の訪れが早まる可能性はありますが，行為の意図は善，すなわち苦痛緩和にあり，倫理的に容認され，また，両者に倫理的な違いはないとされています．しかし，②

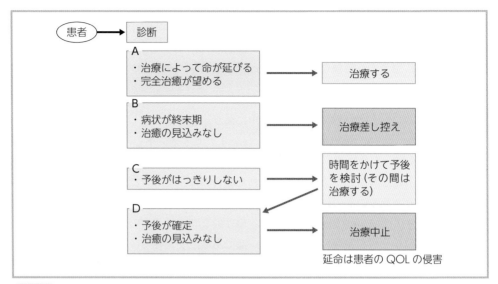

図Ⅴ-2　患者の QOL に配慮した倫理的な治療判断

　①の治療中止のほうが①の治療差し控えよりもネガティブに受け止める人が多いのが現状です．ビーチャム Beauchamp らはその弊害を次のように指摘し，①と②を区別して扱うべきではないと述べています[5, p.158]．

・過剰治療につながる可能性：たとえば医師が，すでに始めた治療を途中でやめると患者の死が早まった責任を問われかねないと恐れ，治療中止に消極的になる．その結果，無益な治療が続く．

・過小治療につながる可能性：たとえば家族が，患者の経管栄養などを開始すれば抜去できなくなると思い，そのような治療はしないでほしい（差し控え）と要請する．そのために，患者は必要な治療を受けられない．

　以下は，「消極的安楽死」の倫理的な判断プロセスです（**図Ⅴ-2**）．

① ある患者の臨床データをもとに，診断が確定する．

② 病状を検討し予後の判断をする．その結果，

（1）治療によって命が延びる期待があるか完全治癒が望める，ということになれば，「無害の原則」に基づく行為は治療することである．

（2）しかし，もし病状が末期で治癒の見込みがないとわかれば，治療は患者に害を与え，倫理的に容認されない．したがって倫理的に求められるのは治療を差し控えることである．

（3）また，もし予後がはっきりしなければ，医師はさらに時間をかけて，より信頼できる予後を検討する．それまでの間は，治療することが倫理的な義務である．

（4）その後，予後の見通しがたち，治癒は見込めないと判断されたなら，以降の治療は中止する（治療中止）．治療継続は患者に負担であり，延命は，死にゆく患者にとって大切な QOL を侵害し，患者に害を加えることとなる．

2 ● 事前指示 advance directive

　事前指示とは，判断能力をもつ成人が，疾患や怪我等で自分で判断することができなくなった場合に備えて，「私の病気が治癒不可能で終末期になったときに，私の終末期の医療はこのようにしてほしい」という意思を，あらかじめ文書（事前指示書）で表明しておくことです．これには，終末期の「治療」（人工呼吸，人工的な栄養供給，輸液，心肺蘇生，外科的治療など）について，望むか望まないかを表明しておく**リビング・ウィル** living will と，意思表明を信頼できる「他者」に委ねる**永続的委任状** durable power of attorney for health care（DPAHC）とがあり，またその両方を事前指示書に含める場合もあります[6, p.121]．気持ちの変化に応じ，書面の書きかえは随時可能です．米国では，事前指示の効力を法によって裏づけている州があります．日本では法令化はされていませんが，2018 年厚生労働省の検討会は，一般国民の約 70％が事前指示の考え方に賛成していると報告しています[7]．

　事前指示は死の迎え方の自己決定として非常に重要であり，一部の高齢者施設などでは，事前指示の用紙を備え，入所時に本人や家族が看護師と話し合いながらそれに記入し，その後は随時内容の見直しができるようにしている例もあります．他方，そのような事前準備が不十分な施設もあり，在宅や地域で高齢者などが急変すると救急車を呼び，濃厚治療が実施されるなどの混乱がしばしば起こっています．看護師は，地域や在宅，病院で患者・家族と密接にかかわりながらケアを提供しており，このような現状に対して重要な役割を果たしうる立場にあります．

3 ● アドバンス・ケア・プランニング advance care planning (ACP)

　ACP は，患者の意思決定能力の低下に備え，本人，家族，医療スタッフが話し合っていくプロセスです．看護師は，在宅，病院，地域を通じて患者のそばに常におり，ACP の要（かなめ）として重要です．早くから人生の最終章を話し合うプロセスが，患者の意思を尊重し，安らかさと尊厳の中での旅立ちを見送ることのできるケアにつながるのです．

4 ● DNR (do not resuscitate), DNAR (do not attempt resuscitation)

　DNR とは，患者が心停止状態になったとき心肺蘇生（CPR）を行わないという指示で，心肺蘇生を試みない（**DNAR**）ともいわれます．ACP の過程で患者・家族・医療チームが十分に話し合い，それに基づき，医師が DNR 指示を書きます．その指示は厳格に心肺蘇生術だけに限られ，苦痛緩和のための医療行為までやめてしまうことではありません[5, p.159]．

　先進国の多くは，国や病院のレベルで DNR 実施のガイドラインを定めており，日本でもその作成に取り組んでいる病院があります．1998 年頃に米国の病院を見学したとき，患者診療録（カルテ）の背表紙に DNR と朱書したテープが貼ってありました[8]．また，訪問看護に同行させてもらった高齢者のお宅では，DNR と書いた紙が冷蔵庫に貼ってありました．患者，家族，医療者との ACP に基づき，患者の状態が急変しても医療者や救急隊員があわてることなく対応できるよう，徹底した措置が，この時にはすでにとられていたのです．

E. 終末期医療にかかわる法令，指針

　　日本の現行法には終末期の医療にかかわる明確な規定はなく，痛みに苦しむ患者に医療処置を施した医師が有罪になるなど，多くの混乱がありました．それらの教訓から，厚労省や学会などがガイドライン（指針）を定めるようになり，医療の意思決定を助ける役割を果たしています．現在，ガイドラインがとても多くなりましたが，それらに共通する基本的事項は次のとおりです．

① 医師の独断ではなく，看護師を含む多職種と患者本人・家族とのコミュニケーションをとおして，ともに納得できる合意形成を目指す．

② 命のもち主である患者本人が何を望むのか，ということが基本である．

・患者自己決定のために，医療者は，病状，治療の選択肢，対処の仕方，予後の見通しなどについての情報を患者・家族に十分に知らせ，説明する．

・患者の病状等から，患者本人の意思や真意を直接確認することが難しい場合は，患者が書き残したもの（リビング・ウィルなど）や，患者が家族や医療者に語ったことをとおして，患者の真意を探求する．

・家族だけの判断で決めることは有効ではない．

③ 患者の苦痛を緩和することがきわめて重要である．

　　厚労省のガイドラインは，2007 年の「終末期医療の決定プロセスに関するガイドライン」が最初で，2015 年に，タイトルの「終末期医療」を「人生の最終段階における医療」に変更し，2018 年に「**人生の最終段階における医療・ケアの決定プロセスに関するガイドライン**」を発表しました．これは，近年の高齢多死社会の進行，在宅や施設での療養や看取りの需要の増大等を背景に，病院だけでなく在宅医療や介護現場でもガイドラインを活用できるように改訂したものです．この 2018 年ガイドラインは，上記の基本的事項のうえに，さらに次のことを述べています．

・患者の意思は変化しうることをふまえ，ACP を繰り返し行う．

・患者が自分の意思を伝えられない状態になる前に，自分の意思を推定する者を前もって定めておく．

・本人，家族等と医療・ケアチームで話し合いを繰り返し行っても合意に至らなかった場合は，複数の専門家からなる話し合いの場を設定し，その助言により，医療・ケアのあり方を見直し，合意形成につとめる．

・話し合いの内容はそのつど記録し，本人，家族等と医療・ケアチームで共有する．

F. 事例検討

事例 ㉟ 働き盛りの患者のよい死を支えるには

　40歳の男性渡辺氏は頸部のリンパ節腫瘍が増大し，記憶力の低下や傾眠傾向が顕著になったため，医師は渡辺氏に，腫瘍の自壊による急変や気管切開の可能性，およびDNARについて説明した．渡辺氏は外泊のたびに体力の低下を自覚し，以前より不安を口にすることが多くなった．その一方で渡辺氏は「可能な限り治療を続けたい」，「仕事に戻りたい」と医療者や家族に話していた．しかし医師は，まだ幼い子どもがいる渡辺氏が動けるうちに家に帰ること（＝退院）を勧めていた．看護師はどうかかわればよいのか．

　年齢も若く働き盛りの渡辺氏でしたが，彼の「仕事に戻りたい」との希望が叶う可能性は非常に低い状況だろうと思われます．渡辺氏自身も病状悪化に伴う外見上の変化ならびに記憶力や体力の低下などからそのことに薄々感づいているのかもしれません．また，直接本人に対して，医師からもかなり厳しい説明がされているため，看護師は彼がその説明内容をどう理解し，受け止めているのかを確認するとともに，渡辺氏の真のニーズを引き出すことが必要です．「治療を続けたい」「仕事に戻りたい」といった言葉の裏に，彼の不安やあせり，恐怖などの精神的ストレスや苦悩，父親として子どもたちのためにあきらめたくない気持ちなどがあるのかもしれません．つまり「治療を続けたい」や「仕事に戻りたい」は**表面的な自己決定**であるかもしれないのです（☞p.40）．

　一方，医師は渡辺氏に対して家に帰ること（＝退院）を勧めていました．退院という提案は，一見患者の意思を尊重していないようにも感じられますが，医師の提案は父親としての渡辺氏の役割を考えたうえでのものでした．もし渡辺氏に，父親として子どもたちのためにあきらめたくない気持ちがあったとしたら，この医師の提案は，医療者が大事と思う価値の押し付けではなく，むしろ渡辺氏の気持ちに寄り添ったものといえるのではないでしょうか．

　看護師は，渡辺氏は何のために治療を続けたいのか，何のために仕事に戻りたいのかと，患者の発した言葉の本当の意味や目的を理解していくことが必要です．終末期患者の場合は，病態的にできることには限界があり，かつ時間的に猶予が許されない状態です．患者ができるだけ悔いなく，安寧を保つことができるように，看護師は患者が本当に大事にしたいと思っていることは何なのかを探り，それを支援する働きかけをすることが重要です．

コラム

台湾における事前指示の法令化と，ある看護師の功績

　台湾では，事前指示が 2000 年に法令化された[9]．それは，「台湾の緩和ケアの母」と称される看護師・趙可式氏を中心とした功績によるものだった．家族主義的な社会の台湾では，従来からの医師のパターナリズムに対抗するような事前指示を法令化するのは決して容易ではなかった．しかし趙氏らは，誰にも「善終」（よい死を迎えること）がかなうようにと，看護師としての願いを何としても実現したいと苦闘した．

　現在台湾では，事前指示の登録状況は個人の健康保険カード（国民皆保険）の IC チップに記録され，受診時にコンピュータ上で随時自分で確認できるようになっている．また，88 の病院が，事前指示相談窓口を設置している．さらに，死を迎える人とその家族へのスピリチュアルケアは，ボランティアとしての講習を受けた一般市民も行っている．その主な資金は，宗教団体の募金（つまり，市民のお布施）が支えている．長く日本に在住している台湾出身の筆者には，日本では，悩みを自分で解決できなくても他人に迷惑はかけられないし他人の恩を受けるわけにはいかない，という思いが強く，台湾のようなボランティア活動はなかなか広まらないように思える．現在，死の満足度（quality of death）がアジアで一番高いのは台湾である．

（蔡小瑛）

学習課題

1．日本の「ホスピス・緩和ケアプログラムの基準」について話し合いなさい．

2．DN（A）R のことを，いかなる医療行為も行わないことだと誤解している人がいますが，そのような人にあなたはどう説明しますか．

3．厚労省は，ACP の愛称を「人生会議」と決めましたが，これについては，「高齢者などは会議といわれると沈黙してしまう」などの意見もあります．ACP を「人生会議」と呼ぶことについて，あなたの意見を述べなさい．

4．「死の近い患者にはどんなことをしてでも延命すべきだ」という考えをもつ人がいます．その意見が倫理にかなっているかどうかを，第Ⅱ章の倫理原則（☞p.35）に照らして述べなさい．

　・たとえば，無害の原則からみるとどういうことがいえますか．

　・医療資源の公正な配分という原則からみるとどうですか．

文献

1）　小西恵美子，デービス AJ．医療者・生命倫理学者がみる末期ケアの倫理問題．生命倫理．2002；13（1）：19-24．

2）　日本緩和医療学会．「WHO（世界保健機関）による緩和ケアの定義（2002）」定訳．

3）　山崎章郎．緩和ケアって何？―明日への話題．日経新聞夕刊．2019 年 1 月 12 日．

4）　デービス AJ，小西恵美子．「苦痛を和らげること」と「死を早めないこと」―ホスピス看護の倫理的ジレンマ．Quality Nursing．2003；9（9）：41-46．

5）　Beauchamp TL, Childress JF. Principles of Biomedical Ethics. 7th ed. Oxford University Press；2013.

6）　Davis AJ, Fowler MD, Aroskar MA. Ethical Dilemmas & Nursing Practice. 5th ed. Prentice-Hall；2014.

7）　人生の最終段階における医療の普及・啓発の在り方に関する検討会．人生の最終段階における医療に関する意識調査報告書．2018.

8）　Konishi E. Nurses' attitudes towards developing a Do Not Resuscitate policy in Japan. Nursing Ethics. 1998；53：218-227.

9）　蔡小瑛．何故「自然死/Natural Death」？：「人間中心主義」への自覚．奈良県立医科大学一般教育紀要．2004；29：49-57.

2 地域看護と倫理

この節で学ぶこと

1．地域看護に特徴的な倫理的問題を理解する
2．地域看護の実践における倫理的問題を解決する方法を理解する

A. 地域看護の特徴

　地域看護が対象とする人々は，神社のお祭りやゴミの出し方など，所属するコミュニティの制度や文化から影響を受け，とりまく環境と相互作用しながら生活しています．訪問看護師や保健師などの地域で働く看護職（以下，地域の看護職）は，このような地域で暮らす人々を対象としており，病院とはいくぶん異なる，地域看護に特徴的な倫理的問題に遭遇しています[1,2]．

B. 地域看護の倫理的問題

　地域の看護職が日常実践で遭遇することの多い，地域看護に特徴的な倫理的問題の状況や事例を以下にあげます．しかし実際の現場では，これ以上に，複数の価値が対立したり，思いがからみ合って判断に困るような複雑な状況に直面することが多いものです．

1 ● 自分の生活（人生）は自分が決める—ケアの対象者と看護師の意見の相違

　地域の看護職は，看護ケアを提供する際に，ケアの受け手である人々と支援内容やその方法について，意見が食い違うことがよくあります．

事例 36 入院させてよかったのだろうか

　アルコール依存症で一人暮らしの小川さん．腹水がたまって食事がほとんどとれないため，小川さんに訪問看護を行っていた看護師は別居している息子に連絡して入院の手続きをとりました．入院して1ヵ月で小川さんは亡くなりました．けれど小川さんの望んだ死に方は，病院ではなく，好きな酒を片手に自分の家で死ぬことでした．看護師は病院に入院させたことが本当によかったのか，今でも割り切れない気持ちでいます．

　看護師は，小川さんの「家で死にたい」という思いをかなえてあげたいとは思いながら，食事がとれず，腹水で苦しむ小川さんの症状を，医療の専門職として少しでも楽にさせたいと息子に連絡し，小川さんを入院させました．小川さんの症状が緩和されれば家に戻る可能性もあると考えたのかもしれません．小川さんは自分の病状の経過についてまでは予測できなかったことでしょう．この例では，小川さんの個人的経験に基づく将来への希望と，小川さんの症状を専門的にアセスメントして将来の生活を予測する専門職としての看護師の判断基準が異なっています．それでも看護師がこの判断が「本当によかったのか」と割り切れない思いをもつということは，小川さんとの訪問看護を通した長い付き合いの中で，看護師が小川さんを尊重し，思いやり，寄り添ったケアを行っていたからこそだと思います．しかし望ましくは，小川さんの入院について息子と相談する際には，看護師は小川さん本人ともっと話をするべきであったと思います．

2 ● 本人と家族，どちらの意見を尊重するのか—本人と家族の意見の相違

　地域看護の現場では，ケアの対象者とその家族とで意見が食い違う場面に遭遇することも多く，看護職がどちらの意見を尊重すべきか悩む機会も多いです．

　例としては，精神障害者への対応に困り果て，家族は本人を入院させたいが，本人は家にいたい場合や，高齢者は家にいたいが，介護できないという理由から，家族が高齢者を施設に入所させたいと希望する場合などがよくみられます．

> **事例 ㊲　お嫁さんの介護負担が心配**
>
> 　坂本さんは 80 歳の男性．息子夫婦と同居しています．脳卒中を発症し，右半身麻痺と失語症になりました．リハビリをして杖歩行できるまで回復して退院しましたが，排泄には介助が必要です．坂本さんは体が大きいため介助も大変です．妻が介護していましたが，半年前に病気で亡くなりました．息子は片道 1 時間かかる会社に勤めています．嫁は農作業があり，とくに農繁期は農作業と介護で疲れ果てています．息子夫婦はできれば介護施設に坂本さんを入所させたいと考えているのですが，坂本さんは，「今のままずっと家にいたい．預けられるのはいやだ」と言い張ります．訪問看護師は，坂本さんの気持ちもわかるのですが，このままではお嫁さんの負担が大きく，在宅介護が継続できないのではないかと心配しています．

　坂本さんは，亡くなった妻とともに過ごしたこの家でずっと暮らし，最期はこの家で迎えたいと考えていることでしょう．他方では，自分の介護で嫁と息子に迷惑をかけていることを申し訳なく思っているかもしません．息子もそんな坂本さんの思いに気づいていながら，自身の仕事や農業，妻の介護負担など現実的な問題に直面して坂本さんの施設入所を決めたいのかもしれません．坂本さんにも息子夫婦にも，「どう生活し人生を生きたいのか」それぞれの物語があります．しかし，坂本さんと息子夫婦の思いはかみ合っていません．お互いの思いを話し合う機会があったのでしょうか．息子が一方的に施設入所を求めれば，坂本さんも感情的に反応してしまいます．専門職である看護師は，坂本さんと息子

夫婦がお互いの気持ちを話し合えるような機会を設定する必要がありますし，また，施設入所だけが最終的な解決なのか，デイサービスやショートステイ，訪問介護サービスなど利用の選択肢を示して在宅介護を継続する可能性を提示しながら，坂本さんと息子夫婦が折り合い，納得できる方法を見出せるよう支援する必要もあるでしょう．

　この事例のように，訪問看護サービスの対象の多くは高齢者ですから，介護保険を利用しています．そこでは，介護サービス利用に関する高齢者本人と家族との意見の対立がみられ，看護師が苦慮する状況がよくあります．介護保険法では，介護サービスの利用は高齢者の意思に基づくものであるとされています．しかし実際には，サービスを利用するかしないかについて，家族の意見が優先されることが多いのです[3]．

　その理由として，個人の自律に価値をおく欧米と異なり，日本社会では個人と家族との境界があいまいで，家族メンバーである個人についての決定を家族が行うことが当然のこととして受け入れられがちであることがあげられるでしょう．高齢者の場合，認知症などで状況が判断できないため，家族がサービス利用を決めざるをえない場合もあります．また，高齢者がサービス利用について意思を表明しても，在宅で生活するためには家族の介護負担の軽減が必要であり，生活が優先という理由から，実際には，看護職やケアマネジャーなどの専門職が家族の意向を優先する場合も多いのです[3]．

　さらに，高齢者自身も家族に決定をおまかせし，家族に遠慮して，自分から意思を表出しない場合もあります．地域の看護職は，本人の意見か，それとも家族の意見を優先すべきか，判断に悩む状況に日々直面しているのです．

3 ● 多職種のはざまで—多職種間の意見の相違

　在宅で療養する人々の支援に携わる医療や介護の専門職は，訪問看護ステーションの看護師，診療所の医師，居宅介護支援事業所のケアマネジャーのように，異なる組織に所属しています．ですから，治療やケアについての話し合いや共有が円滑に進まないことが多く，ケアの方針や内容あるいは方法について，専門職間で意見が食い違うこともしばしばあります．

事例 38　ターミナル期の褥瘡の治療の考え方

　E訪問看護師は，長年寝たきりで在宅療養している藤井さん86歳の褥瘡が心配です．褥瘡は悪くなる一方なのですが，主治医である診療所医師は，「藤井さんはもうターミナルだから積極的に治療をしなくてもいいのではないか」と言います．E看護師は，藤井さんに少しでも安楽に苦痛なく過ごしてもらいたいと考えるので，栄養面の検討や褥瘡の薬や処置方法を状態に合わせて変えるなどの治療は積極的にしてほしいと主治医に訴えました．しかし結局，主治医は考えを変えず，治療方法を変更しませんでした．医師の指示に従わざるをえなかったE看護師は今でもやりきれない思いでいます．

　主治医は，ターミナルだから積極的に治療をしなくてもいいと言います．E看護師は藤井さんに苦痛がなく，安楽に過ごしてもらう治療は積極的にしてほしいと主治医に訴えました．ここで問題なのは，藤井さんはどうしたいのか，本人にとって最も望ましいことは

何かがみえないということです．E看護師が医師の意見に従い，仕方ないとあきらめるとしたら，藤井さんのよりよい生活もあきらめることになります．E看護師にも「医師に従わざるをえない」という価値観があると思われます．本人の思いに沿って，本人にとって最もよいことを，藤井さんにかかわる医療介護の専門職が共有し，話し合う機会が必要でしょう．専門職が，対象者にとって最善のことは何かという共通の目的をもち，対象者のために，たがいに意見を言い合えるパートナーとしての関係において，共通の目的を達成する，これは専門職の倫理として重要な「協働」です（☞p.93，協力と協働）．また，E看護師は，訪問看護ステーション内でも看護師間で話し合い，場合によっては，所長から診療所医師に治療方法について申し入れてもらうことも考えられると思います．

4 ● 私たちにも言わせて―本人と近隣住民との意見の相違

　地域の人々は，地区や町内会など特定のコミュニティに所属しています．認知症高齢者の近所での見守りなど，近隣住民のインフォーマルなサポートは大きな力であり，重要なコミュニティの資源です．しかし，認知症高齢者など看護ケアの対象者の行動が，近隣住民の生活に迷惑をかけるような場合には，住民が積極的に意見を言うなどかかわってくることがあります．倫理的問題の当事者とその家族，関連領域の専門職だけでなく，近隣住民や友人など，インフォーマルな人々が倫理的問題にかかわってくるのも地域看護の特徴といえるでしょう．

> **事例39　近隣住民が心配する一人暮らしの後藤さん**
>
> 　一人暮らしで身寄りのない74歳の後藤さんは，認知症の症状がみられるようになりました．後藤さんはこのまま自分の家で暮らすことを望んでいるのですが，一度，ぼや騒ぎを起こしたことがあり，近所の住民からは，火の始末ができるかどうかの心配や，一人で暮らしていて転倒したらどうするのかといった心配が寄せられるようになり，施設に入ってほしいとの望みも聞かれるようになりました．訪問看護師は，後藤さんの気持ちがよくわかるので，可能なかぎり自宅で暮らせるように支援したいと考えているのですが，近隣住民の心配もわかります．近所の人たちは，後藤さんが認知症であることを知っているようなのです．

　このような場合，住民の理解を得るには訪問看護師はどうしたらよいでしょうか．まず必要なことは，今は後藤さんが一人のときはガスの元栓を締めており，ホームヘルパーがきた時だけガス栓を開けて食事を作っていることを伝えることでしょう．また，介護サービスや訪問看護サービス，デイサービスを利用することで毎日後藤さんの状況を観察する体制にあることも伝えます．そして，近所の人たちが後藤さんを見守っていてくれるから後藤さんは自宅で暮らしていけると謝意を述べ，何か変化があったときは連絡してください，と伝えるとよいでしょう．さらに，後藤さんの症状の進行を考え，後藤さんを支援する専門職間で施設入所など将来どうするかを取り決めておくことや，地域の民生委員や保健師などとも連携をとっておくことも必要です．

5●住み慣れた地域で最期を迎えることができない―医療の地域格差

医療機関の多い都会と異なり，過疎地域*では，医師不足によって医療機関が減少・あるいはなくなり，適切な医療を受けられない地域が少なくありません．現在，このような医療の地域間格差は大きな問題になっています．人口は都市部に集中し，中山間地域や離島では高齢化が著しく進行しています．

> **事例⑩　住み慣れた島に戻ることなく亡くなった老夫婦**
>
> 80歳と72歳の原田さん夫婦は，本土から300km離れた離島で農業を営んで暮らしていました．子どもは2人いますが中学卒業とともに本土の高校に行き，そのまま本土で家庭をもっています．原田さん夫婦は，できれば住み慣れた島で最期まで暮らしたいと思い，体に気をつけながら生活していました．しかし，1ヵ月前，夫が脳梗塞で倒れました．医療の管理とリハビリテーションが必要ですが，島では十分に受けることはできません．また妻も血圧が高く，膝を痛めており，農業をしながら夫を介護することは困難でした．結局，本土の子どもの家に身を寄せることになりました．原田さん夫婦は，それから一度も島に戻ることなく亡くなりました．

この事例のように，とくに離島では，住み慣れた島で最期を迎えたいと願っても，要介護状態になった場合，高齢化により家族が介護できる力もなく，医師など医療・介護スタッフの不足から医療介護サービスも不足しており，結局，子どもや孫の住む本土に行かなくてはならない状況になってしまいます．さらに，本土から何百キロも離れた離島では医師がいないため，亡くなっても速やかな死亡診断書の交付が受けられず，死亡診断書を書いてもらうために本土に行くという場合さえあり，火葬場など遺体処理施設もないのが現実です[4]．

このように，過疎地域や離島の人々は「住み慣れた地域で自分らしく生きて最期を迎えたい」という希望を叶えることが難しいことがわかります．これは個人の尊厳が尊重されていないことを示していますし，都市部と同様の医療介護サービスが受けられないという不公平な状況にあることをあらわしています．

最近では，一定の条件が整えば，遠隔地でも看護師がサポートして医師が「情報通信機器（ICT）を利用した死亡診断」ができるようになりました．このような実践の実績が増えていくことが期待されます．

C. 地域の看護職自身の倫理的問題

ここまで，地域の看護職が看護実践において遭遇するケア対象者についての倫理的問題をみてきました．けれども，実際にはケアを提供する看護職自身の行動にも倫理的な問題

---

*過疎地域自立促進特別措置法では，45年間の人口減少率が33％以上などの人口要件と，基準より低い財政力要件を満たす市町村を過疎地域としており，全国の市町村の半数近くを占めている（総務省：過疎対策，総務省ウェブサイト参照）．

があるのです.

　長年看護実践を経験すると，似たような病状や家庭状況の対象者にはこういったケアがよいだろうということがわかるようになってきます.対象者の疾患や身体症状，家庭状況からパターンを認識すると，そこからホームヘルプサービスや訪問看護サービス，ショートステイなどのサービスをあてはめてしまうことがあります.それは熟練したからこそできることなのですが，対象者の思いやそこに生じている倫理的問題に気づくことなく，ケアをパターン化してしまう危険性があります.ともすれば，それはケアの対象者ではなく，ケアする「作業」に焦点があたってしまいます.看護師は，看護を必要としている人々に対しての責任がありますし，プロとしてそれらの人々に最善のケアを行わなくてはなりません.看護師はケアのパターン化に陥らないように，常に自分が誰に対して責任があるのか認識する必要があり，意識して対象者の思いに注意を向ける必要があります.また，対象者に最善のケアを提供するには，そのときに可能なあらゆる選択肢を比較検討する必要があります.そうしなければ「最善」かどうかわかりません.またそのことは，看護師が自分の行った行為に根拠をもつことであり，看護の対象者に責任をもつということでもあります.対象者の最善について，「考え続ける」姿勢が重要です.

D. 倫理的問題に対応するために—4ステップモデルやナラティヴ・アプローチの活用

　地域看護の実践現場では多様な倫理的問題に日常的に遭遇していること，また，看護職はともするとケアを行うこと自体を目的として，ケアをパターン化してしまう可能性があることもわかったでしょう.誰のための実践かを常に考えることができるとともに，判断に迷うような状況に遭遇したときに，問題を系統的に整理して考え，倫理的に最善の判断と行動をとれるように，倫理的意思決定のための4ステップモデル（☞p.136）などを用いて，地域看護実践の倫理的問題を整理し，検討してみましょう.

　また，看護の対象となる人や家族，関係する専門職のナラティヴ（思い）を「私は」で始まる一人称で書いてみて，それをグループで話し合うことで，倫理的問題に関係する人々の価値観や潜在意識を明らかにして理解を深め，自身やグループメンバーの倫理的感受性を高めることを目的としたナラティヴ・アプローチ[5]もあります.このアプローチによって倫理的問題を生じる組織や管理上の問題も明らかになってきます.倫理的問題を整理・検討し，自身や同僚の倫理的感受性を高めるための方法として，自身での学習や仲間・同僚との事例検討等に取り入れてみてください.

学習課題

1．地域看護の倫理的問題にはどのようなものがあるか述べなさい.
2．在宅・地域看護実習において直面した，どうしたらよいのか判断に困った状況，倫理的ジレンマを感じた状況について，4ステップモデルを用いて倫理的問題を整理し，解決策を検討しなさい.

▌**文献** ▌

1) Asahara K, Ono W, Kobayashi M. et al. Ethical Issues in Practice：A Survey of Home Visiting Nurses in Japan. Japan Journal of Nursing Science. 2013；10（1）：98-108.
2) 麻原きよみ．保健師は日常の活動のなかで倫理的ジレンマを感じている．保健師ジャーナル．2008；64（2）：144-148.
3) 麻原きよみ，百瀬由美子．介護サービス利用に関する高齢者の意思決定に関わる問題―訪問看護師の意識調査から．日本地域看護学会誌．2003；5（2）：90-94.
4) 白川真紀，矢代利香，吉留厚子ほか．島民が住み慣れた島で最期を迎えることのできない要因と課題．日本看護倫理学会誌．2010；2（1）：30-34.
5) 鶴若麻理，麻原きよみ．ナラティヴでみる看護倫理　6つのケースで感じる力を育む．東京：南江堂；2013.

3 小児看護と倫理

この節で学ぶこと

1．小児看護における特徴的な倫理的問題について理解する
2．小児を対象とする看護師の倫理的行動について考える

A. 子どもの権利と親の養育責任

日本では，民法上，「満20歳*をもって成年とする」（第4条）とあり，満20歳未満の子どもは未成年者として，親の親権に服します．民法に「親権を行う者は，子の利益のために子の監護及び教育をする権利を有し，義務を負う」（第820条）とあり，親は未成年者の子どもを養育する権利義務を有しています．

1994年に日本が批准した児童の権利に関する条約も，第3条に「児童の最善の利益が主として考慮される」とする一方で，第5条に親の指導の尊重，第18条に親の第一義的養育責任を述べており，親の養育責任は無視できません．

小児看護では，第一義的責任の対象である子どもの最善の利益を追求しますが，子どもの理解力・判断力・責任能力を考慮すると，親権者である親の価値観や判断に大きく影響を受け，倫理的問題が生じやすい状況にあります．

コラム

親の養育責任と「しつけ」

「しつけのつもりでやった」という親の弁明は，虐待で逮捕された親の常套句です．昨今，日本社会では耳を塞ぎたくなるような児童虐待の報道が後を絶ちません．厚生労働省は平成30年度の児童相談所での児童虐待相談対応件数は159,850件と過去最多であったと報告しています[1]．安全基地であるべき家庭社会で，「しつけ」と称して子どもに体罰を加えている親のもとで恐怖を抱きながら生活している子どもは少なくないと推察されます．暴力で親に従わせようとする児童虐待例では，親は「しつけ」のことを，子どもが親の都合に合わせて振る舞うようにすることだ，ととらえている可能性があります．しかし，国語辞典等による「しつけ」とは，「礼儀作法を身につけさせること」です．しつけは，「躾」の字のとおり，身を美しくすることであり，自然に，心の美しさを伴うことにつながります．親の言いなりにさせることや，親の価値観を押し付けることは「しつけ」でないのです．

---

*2022年4月から満18歳となる．

B. 小児看護の倫理に関する条約・勧告等

以下の3つを知っておきましょう.

① 児童の権利に関する条約[2]（通称「子どもの権利条約」）

1989年に国連総会で採択され，日本は1994年に批准しました.「子どもの最善の利益」「親の養育責任」を大前提に，子どもの基本的人権と必要な保護を述べています. 批准された条約は法律と同じ効力をもちます. 子どもの看護では，子どもの最善の利益が守られているか否かを考えなくてはなりません.

② 病院における子どもの看護『勧告』（WHO）[3]

自由な面会の推奨や，医学的処置における親の同席などを述べています.

③ 小児看護領域で特に留意すべき子どもの権利と必要な看護行為[4]

小児看護領域の業務基準で，上の2つの基準を参考に，1999年に日本看護協会が提示しました.

以上のほかに，日本小児看護学会が指針[5]を出しています.

C. 臓器移植を必要とする子どもの生きる権利

1997年に「臓器移植法」が施行され，脳死後の心臓，肺，肝臓，腎臓，膵臓などの臓器提供が可能になりました. しかし，脳死後の臓器提供には，書面によるドナー本人の同意が必須で，かつ，ドナーは民法上の遺言可能年齢である15歳以上に限るという制限があったため，小さな臓器が必要なレシピエントの子どもは，多額の募金を集め命がけで海外に渡航移植せざるをえませんでした.

2008年の国際移植学会で「移植が必要な患者の命は自国で救える努力をすること」という趣旨のイスタンブール宣言が出され，海外渡航移植に頼っていた日本でも臓器移植法の改正に拍車がかかり，2010年に改正臓器移植法が施行されました. その改正法では，ドナー本人の意思が不明な場合は，ドナーの家族の承諾で臓器提供が可能となり，これにより15歳未満の臓器提供も可能になりました. なお，虐待を受けて死亡した子どもから臓器の提供がされないよう，虐待の有無の判断が必要であると明記されています. 法改正施行後から2016年12月までに，本人の意思が不明で家族の同意のみで臓器提供に至った事例は252事例，そのうち15歳未満の臓器提供は12例でした[6].

子どもの臓器提供が少ない理由に，親の心理的葛藤があります. 子どもの生きる権利の保障は不可欠ですが，同時に医療者は，子どもの最期を看取りたいという親の思いを最大限保障することも忘れてはいけません. このような医療現場における倫理的ジレンマを打開していくために，ドナーになりうる子どもの意思確認は重要です. 小学校や中学校における子どもたちへの臓器移植に関する知識の普及（説明）を推し進め，個々の子どもの状況に応じた意思確認を行っていく必要があります.

D. 医療的ケアを必要とする子どもの教育を受ける権利

　医学の進歩により救われる命が増え，医療的ケアを必要としながら在宅で生活する子どもは増加傾向にあります．厚生労働省（以下，厚労省）は[7]，2016 年度は 1.8 万人と推計しています．

　医療的ケアとは，明確な定義はないですが，「日常生活に必要とされる医療的な生活援助行為」であり，痰の吸引や経管栄養の注入が代表的です．狭い気道に唾液や痰が詰まれば呼吸ができず死んでしまいますし，栄養摂取は日々欠かせません．医療的ケアも医学的判断は必要ですが，医師や看護師にしか許されない行為とすると，それが必要な子どもは在宅生活が困難になります．

　もともと「医療的ケア」という言葉が使われ始めたのは医療現場ではなく，教育現場でした．在宅では，家族以外の介護者や支援者がひそかに生活援助として医療行為を行っている実態がありました．教員は公務員として法を遵守する立場にあります．その一方で子どもの安全や健康が教育現場で損なわれる事態があれば，それを防ぐことも教育者の責務です．また，家族がいなければ教育を受けられないのでは，子どもの教育を受ける権利の侵害になります．その狭間で生まれたのが，生活援助行為としての「医療的ケア」という概念です．現在は，教育現場の他に福祉の場でも，この概念が使われています．

　2004 年に厚労省と文部科学省より，看護師の常駐を条件に，教職員に医療的ケア（痰の吸引，経管栄養，導尿補助）が許容され，さらに 2012 年に社会福祉及び介護福祉法の一部改正により，研修を受けた介護職員が，医療的ケアの一部（口腔内および鼻腔内・気管カニューレ内の喀痰吸引，胃瘻または腸瘻・経鼻経管からの流動食や栄養剤の注入）の実施が公的に可能になりました．

　しかし，医療的ケアの実施は特別支援学校に限られ，地域の小・中学校のほとんどでは，いまだに医療的ケアは行われていません．そのため，医療的ケアを必要とする多くの子どもは，特別支援学校に入学するしかない現状です．また，特別支援学校に通う子どもの中でも人工呼吸器を装着している場合は，家族の付き添いが求められており，家族の負担は解消されていません．学校に常駐している看護師が医療的ケアを行う場合，主治医が記載した医療的ケアの指示書にない行為については現場判断が認められていません．また，教育現場の看護師の多くは非常勤職員という雇用状況であるため，学校の教員会議に出席し，医療的ケアを受ける子どもの状況について看護師としての判断を述べる機会がありません．さらに，看護師の配置人数については，医療的ケア度が考慮されていないため，子どもの安全が守られにくい現状です．医療器具が十分に整わない環境で医療依存度の高い子どものケアを行うことの難しさはあっても，子どもの教育を受ける権利を保障するためには，医療的ケアを必要とする子どもがいる学校に常駐している看護師の現場判断が尊重される仕組みを整える必要があります．また，看護専門職者としての役割責任を果たしうる雇用形態に整備することや，人数の適正配置も必要です．

E. 日常のケア場面で生じる倫理的問題

以下は，日常のケア場面で，看護学生や看護師が遭遇することの多い倫理的問題事例です．

1 ● 幼児へのインフォームド・アセント

事例 ㊶ MRI 検査を受けることになった 4 歳男児

頸部リンパ節腫脹が続いている 4 歳の恵ちゃんが MRI 検査を受けることになりました．説明しても怖がるだけで効果はないだろうという理由から，説明することなく検査室に連れて行かれました．中に入ると見慣れない大きな機械があり，殺風景な室内に一人にされる恐怖から大泣きをし，身体を強く捻って検査台に寝ることができませんでした．主治医の判断で，鎮静薬を使用して検査することになり，大きな音がする MRI 検査の間，起きることはなく検査は無事に終わりました．その状況を見ていた受け持ちの看護学生は，子どもに何も説明せず鎮静薬を使用して検査を受けさせてよいのだろうか，と疑問を感じました．

事例 41 のように，幼児期の子どもに対しては，効果がないという理由で，検査や痛みを伴う処置に関する説明を行う必要はないのでしょうか？　また，子どもに了解を得る必要はないのでしょうか？

インフォームド・アセントとは

インフォームド・コンセントでは，患者に 4 つの能力（理解する，選択する，決定する，責任をとる）が必要ですが，子どもの場合は，これらの能力が十分ではないため，米国小児科学会は，学童以下の子どもに関してはコンセント consent ではなく，**アセント** assent が適切であると述べています．コンセントは「同意する」「承諾する」ですが，アセントは「賛同する」「了解する」などと訳されます．つまり，理解力や判断力が十分でない子どもに対して，発達段階や理解力に応じてやさしく説明を行い，子どもが治療や検査・処置・看護に参加できるように支援します．

どうせわからないから，知ったら怖がるからと決めつけず，子どもの知りたいことや気づきを助けること，嘘をつかないことは，子どもとのかかわりにおいて非常に重要です．

事例 ㊷ CT 検査を受ける 3 歳児への説明と了解

3 歳の舞ちゃんは経過判断のために，午後の CT 検査が予定されていました．受け持ちの看護学生は，検査について担当患児に説明する必要があると考え，リーフレットを作成しました．リーフレットの表面は，患児が好きな色塗りができるようになっており，裏面は「ドーナツに入るよ」と説明書きが付いた CT の写真が貼ってありました．学生は，午前中に患児と色塗りをしながら，「今日はね，午後から検査があるんだよ」と話し，検査の写真を患児に見せました．その時，患児は「ふ～ん」と反応しただけでしたが，午後になって検査の時間になり，検察室に行く際に学生が，「どこに行くんだっけ？」と患児に尋ねると，「ドーナツに入るんでしょ」と答えました．検査室に着くと，何となくイメージはできていても不安になったのか大泣きし，どうしても鎮静薬

が必要になりました．検査終了後に教員が学生に「子どもに説明は必要だったと思うか？」と尋ねると，「鎮静剤が必要になってしまいましたが，検査前，患児はドーナツに入ると言っていたので，CT検査をイメージし，了解して検査に臨んだのではないかと思います」と学生は答えました．

　事例42の子どもは3歳ですが，理解度に応じた説明をすれば，患児なりに検査をイメージできます．日本看護協会[4]は，「説明と同意」について，「子どもたちは，常に子どもの理解しうる言葉や方法を用いて，治療や看護に対する具体的な説明を受ける権利がある」「子ども自身が理解・納得することが可能な年齢や発達状態であれば，治療や看護について判断する過程に子どもは参加する権利がある」と述べています．針が刺される検査なのか，痛みはあるのか，大きな音がするのか，検査を受ける子どもはどのように対応すればよいのかなどを説明し，子どもが検査をイメージし参加できるように**心理的準備（プレパレーション）**をできるとよいです．

2●治療・検査・処置に伴う身体拘束

事例㊸ 腎瘻ドレーン挿入術後の2歳児の体幹抑制

　担当患児は腎盂腎炎疑いの2歳児でした．受け持ち期間中に腎瘻ドレーン挿入の手術を受け，術後はドレーン自己抜去の恐れがあることから体幹抑制が必要でした．なお，臨床実習指導者や保育士同席であれば，抑制帯を外して子どもを座位で遊ばせることは可能でした．担当看護学生は，「子どもの抑制を外すことができないのは，側に居る（見守る）人が不足しているためであり，どうしようもできない状況だとわかるがモヤモヤを感じる」と話しました．

　この事例について，臨床実習指導者である看護師同席のもと，倫理カンファレンスを行いました．カンファレンスに参加した学生から，「ドレーンが自己抜去されると，再度手術が必要になる．見守る人が不在であれば抑制は不可欠」「家族や保育士さんにできるだけ付き添ってもらう」「抑制しないで過ごせる方法ってあるのかな」などの意見がありました．カンファレンスに同席した看護師にも意見や経験談を求めたところ，「抑制を外すことによりドレーン自己抜去のリスクが高まる．私自身は自己抜去の怖さを何度か体験している」「でも，体幹抑制については私も学生さんと同様にモヤモヤを感じることが多い」「夜勤帯の人が少ない状況では，電子カルテを病室にもっていき，近くで観察しながら抑制帯をできるだけ外す努力をしている」と語ってくれました．また，「看護師にドレーン管理できる判断能力があると抑制を外すことが可能になる．6年目の私はようやくできるようになったように思う．誰でもできることではないと思うので，1年目や2年目の看護師には要求できない」とも付け加えました．

　日本看護協会[4]は，「抑制と拘束」について，「子どもは抑制や拘束をされることなく，安全に治療や看護を受ける権利がある」としており，また「最小限の侵襲」について，「必要なことと認められたとしても子どもの心身にかかる侵襲を最小限にする努力をしなければならない」と述べています．子どもの安全のためにやむをえない抑制であっても最小限

にする努力が必要で，看護師が倫理的に行動するには，抑制帯を外す必要性やタイミング，観察の視点，抑制を必要とする状況などを判断する臨床判断能力が必要です．

3 ● 痛みを伴う処置場面における親の同席

事例 44　3歳児の採血場面における親の同席

　母親は，患児が処置を受ける際に，「部屋（廊下）でお待ちください」と言われ，処置室に入ることができませんでした．この日も母親は患児の採血に同席できず，担当の看護学生に「外来では側で付き添っていられるのに，病棟ではどうしてダメなんでしょう？」と話しました．担当の看護学生は母親から，患児は母親が側にいると泣かずに採血を受けることができていたことを聞いており，母親が側に付き添っていたほうが安心するのではないかと感じていました．後日，採血の処置の際に，患児が医師に「お母さんはここに居てもいいですか？」と何度も言い続けている場面を担当の看護学生は見ました．

　患児は膠原病を罹患していたため，定期的な外来受診，治療のための入院が必要でした．外来での採血では，母親が側に付き添い，患児は椅子に座って採血を受けていました．しかし，病棟では，母親は同席することができず，患児は処置台に寝かされて採血を受けていました．母親が同席できない理由について，看護師は「母親に希望があるならば同席してもらってよいと思っている．でも，医師が嫌がるんですよね」と話しました．針を刺す処置において側で親が見ていると医師が緊張するという理由でした．看護師は，患児や親の希望を知りつつ，医師の都合を優先していました．

　WHOの「病院における子どもの看護『勧告』」[3]では，「両親が子どものケアに加わることを勧め，医学的処置の際に同席するようにすること」と述べており，病棟の看護師は，患児や親の希望があれば採血の場面で親の同席を可能にする必要がありました．また，外来で行っているように，子どもの経験に基づく方法（椅子に座っての採血など）を取り入れると，子どもの力が引き出され，針を刺す場面でも，子どもは手を動かさずに乗り越えられたと思われます．

4 ● 医療ネグレクト（児童虐待）

事例 45　親の宗教上の理由による治療拒否

　先天性心疾患で入院していた乳児は，空腹による啼泣や授乳によりチアノーゼが著明となり，常に酸素療法を必要としていました．父親の宗教的背景から，ベッドサイドで「手かざし」「浄霊」を親は続けており，治療として手術が不可欠であると医師が根気強く説明しても，親は手術を拒んでいました．

　子どもが医療処置を必要としているのに，親がそれに対する同意を拒否し，子どもの生命や健康が危険にさらされる状況を**医療ネグレクト**といいます．事例45は医療ネグレクト（児童虐待）でした．患児本人に宗教心がない可能性が極めて高い場合，宗教上の理由によ

る治療拒否は，本人の意向ではなく，親の信仰心（価値観）を押し付けているにすぎず看過できない問題です．

　厚労省[8]は2012年，医療ネグレクトに対する医療者の対応について「緊急性がある場合は裁判所による親権停止審判を待たずに児童相談所長等が親権者に代わって医療行為を許可し，児童が必要な医療行為を受けることができる」と通知しています．すなわち，親が義務を遂行できない場合は，国が親に代わって子どもに対する責任をもつというものであり，国の保護のもと，子どもの医療を受ける権利が守られています．

学習課題

1．親の価値観に影響を受けて生じる倫理的問題を述べなさい．また，そのような倫理的問題に対し，看護師はどのような倫理的行動をとるべきでしょうか．

■文献■

1）厚生労働省．平成29年度児童相談所での児童虐待相談対応件数．2018.（厚生労働省ウェブサイト：2020年5月28日検索）
2）外務省．児童の権利に関する条約．1989年第44回国連総会で採択．1994年日本国批准．（外務省ウェブサイト：2020年5月28日検索）
3）藤村正哲．ハイリスク児をもつ両親への配慮．小児看護．1987：10（4）：508.
4）日本看護協会．小児看護領域で特に留意すべき子どもの権利と必要な看護行為．小児看護領域の看護業務基準．日本看護協会看護業務基準集2007年改訂版．2007：6.
5）日本小児看護学会．小児看護の日常的な臨床場面での倫理的課題に関する指針．2010年．（日本小児看護学会ウェブサイト：2020年5月28日検索）
6）厚生労働省．臓器移植における現状と課題について．第46回臓器移植委員会資料．2017.（厚生労働省ウェブサイト：2020年5月28日検索）
7）厚生労働省．医療的ケアが必要な子どもへの支援の充実に向けて．平成30年度医療的ケア児等の地域支援体制構築に係る担当者合同会議．資料1行政説明資料．（厚生労働省ウェブサイト：2020年5月28日検索）
8）厚生労働省．医療ネグレクトにより児童の生命・身体に重大な影響がある場合の対応について．雇児総発0309第2号．2012.（厚生労働省ウェブサイト：2020年5月28日検索）

4 精神科看護と倫理

A. 基本的人権と尊厳

1● 精神科医療の「特殊性」

　内科や外科はしばしば「一般科」と呼ばれます．では，一般科に含まれない科，すなわち精神科は「特殊科」ということになるのでしょうか．患者数でいえば，糖尿病の患者や悪性新生物の患者より多いのです．自分の状況を理解し，適切に判断する能力に欠けているのを特殊というなら，認知症や知的障害も同様です．いずれにせよ，強制的な介入をする場合には，それを必要と判断する明確な基準と，人権への配慮が欠かせません．精神障害者のみに適用されるような，あるいは精神科でのみ許容されるような「特殊」な倫理が存在するわけではありません．

2● 障害者権利条約

　精神障害を含む障害者について，**障害者基本法**（第二条一項）では，「障害及び社会的障壁により継続的に日常生活又は社会生活に相当な制限を受ける状態にあるもの」としています．単なる個人の属性だけではなく，社会の側にある障壁が障害を引き起こしているというとらえ方です．このことは，2006年の国連総会で採択された**障害者権利条約**（日本では2014年に発効，☞p.256，付録3）にも息づいていて，「障害者の人権及び基本的自由の享有を確保し，障害者の固有の尊厳の尊重を促進する」ために，「障害に基づくあらゆる差別を禁止」するものですが，そこでは**合理的配慮**を行わないことも差別とされています（☞p.106，コラム）．

　身体障害者に対する合理的配慮には，段差の解消やエレベーターの設置などがあります．精神障害者の場合はどうでしょうか．無理をさせないこと，わかりやすい説明をすることなどが挙げられるかもしれませんが，障害が目に見えないうえに，個人によって必要な配慮が異なることが，支援をいっそう難しくしています．

3● プライバシー

　自分のバッグの中身を勝手に見られたら，人権侵害だと感じるでしょう．また自分の部

屋がなく，考えごとをしたり泣いたり，あるいは着替えをするときも常に誰かに見られているとしたら，落ち着かなくなるでしょう．これらはプライバシーにかかわることで，プライバシーが守られないと，**基本的人権**や**尊厳**が大切にされたとは思えません．

　以前の精神科病院では，患者の自殺をおそれて，ベッドまわりのカーテンなどありませんでした．それどころか，中の様子が見えるように背丈ほどもないようなドアをつけただけのトイレを設置しているところもありました．人権尊重が重視されるようになって，今では多くの病院でカーテンをつけるようになりましたが，それによって，自殺や事故が増えたということはありませんでした．それどころか，患者に屈辱感や絶望を与えるような扱いは，自分が大切にされるに価しない人間だとの思いを抱かせ，自分の命を粗末にしてしまうことにもつながるのです．

　同様に，何か事故が起きては大変だから，との医療者側の思い（無害原則の過度の重視）によって，**行動制限**，所持品の検査や制限などが，程度の差はあっても広く行われているのが精神科病院です．これらの制限は法的に認められていますが，倫理的に問題であることには変わりなく，人権擁護の観点から十分に考えてみることが必要です．

> **事例㊻　所持品の確認**
>
> 　任意入院で2年が経過した山崎さんが，買い物外出から戻ってきました．この病棟では帰院時に必ず所持品の確認をすることになっています．山崎さんのバッグからは，シャンプーなどのほかに，びん入りのインスタントコーヒーがみつかりました．「私はコーヒーが大好きで，缶コーヒーだと高くついて困るんです」と言う山崎さんに対し，看護師は病棟規則でガラスびんは持ち込めない，返してくるようにと言っています．

　プライバシーのもう1つの側面は，**機密保持**や個人情報保護にかかわることです．どの看護師にも守秘義務がありますが，とくに精神科疾患の場合は，**スティグマ**（社会的烙印）となりやすく，知られることで不利益をもたらしかねないので，いっそう注意する必要があります．また，援助していく中で，成育歴や家族背景など複雑な個人的事情を知ることになってしまいますので，患者が知らないまま他の医療機関や地域の保健師などの第三者と情報を共有すると，トラブルになりかねません．

4 ● 最小規制の原則

a. 強制的な入院

　「人身の自由」は基本的人権の根幹をなすものであり，憲法でも保障されています．しかし，日本の精神科医療においては，この大切な人身の自由を制限することが2つの場合に認められています．1つは，他者への害のおそれがあるとき，すなわち社会の安全を優先するときです．たとえば，隣人が自分の娘を殺そうとしているとの妄想に動かされ，包丁をもって隣に押しかけたなどという場合で，2名の精神保健指定医が入院治療の必要性を認めると都道府県知事による**措置入院**となります．

　もう1つは，**意思決定能力**が損なわれている本人のために医療を受けさせるときで，医

療保護入院がこの場合に相当します．たとえば，がんであるのに治療を拒否している場合や輸血をすれば助かるのに拒否している場合などは，いくら治療が本人のためになるとしても，強制的に治療を受けさせることはできません．精神科医療の場合，日本では精神保健指定医の診断と家族の同意によって強制的に入院させることが精神保健福祉法により認められていますが，この意思決定能力に関しては司法の判断を必要としている国もあるのです．

　このように，人身の自由の制限については慎重でなければならず，1991年の国連総会で採択された「精神疾患を有する者の保護およびメンタルヘルスケアの改善のための諸原則」（国連原則）や1996年のWHO文書「精神保健ケアに関する法：基本10原則」では，「**最小規制の原則**」が挙げられています．これは，精神障害者に対して，地域でケアすることが可能な場合には地域医療の提供を保障し，施設内での治療の場合には規制が最小の環境で行われなければならないとしています．実際，治療を受けている精神障害者は病状が落ち着いていて，病状があってもそれに左右されず対処することができる場合が多くあります．

b. 隔離と身体拘束

　人身の自由に対する最も厳しい制限は，身体的抑制（隔離と身体拘束）です．日本でも精神科病院における「行動制限最小化委員会」の設置が勧められていますが，隔離あるいは身体拘束をされている患者はそれぞれ1万人を超え，とくに身体拘束は2003年からの10年間で2倍にも増加しています[1]．また，欧米では，長くても隔離は数日，身体拘束は数時間で解除されるのに対し，日本で行われた調査では，隔離の平均日数は46.8日（最長1799日），身体拘束は96.2日（最長1096日）と，長期間に及んでいます[2]．長期にわたる身体拘束は，それ自体，心的外傷となりますが，適切なケアが行われないと肺血栓塞栓症等を引き起こすことになります．これによって，あるいは身体拘束中の吐物による窒息によって，何人もの患者の命が奪われています．

　身体拘束は，他の診療科でも，本人または家族の同意を得て行われていますが，身体拘束しなければ治療できないと言われたときに，それでも拒否できる患者や家族はほとんどいないでしょう．いうまでもなく，身体拘束は患者の尊厳を傷つけるもので，たとえ必要な手続きを踏んだ合法的なものであっても，大きな倫理的問題で，イギリスなどでは道具を用いた身体拘束を禁止しています．日本では法的に認められていますが，身体拘束を一切しないで看護している精神科病院もあります．

c. 任意入院患者の閉鎖処遇

　精神科への入院については，できる限り患者本人の同意に基づく任意入院が行われるように努めなければならないと精神保健福祉法に定められています（第二十条）．自らの意思による入院ですので，原則としていつでも退院できることになっています．それにもかかわらず，任意入院患者約15万7千人のうち，52.4％にあたる約8万2千人が自由に外に出ることのできない24時間閉鎖の病棟に入院しています（2013年[1]）．

B. 地域で暮らす権利

　欧米では 1960 年代から，入院ではなく，地域で暮らしながら必要な支援を受けるという地域精神保健のあり方が主流となっています．イタリアのトリエステやフランスのリールのように，精神科の入院病床を完全になくした地域さえあります．そのためには，デイケアや就労支援事業所等のリハビリテーション施設だけではなく，重度の精神障害や急性期にも対応できる**アウトリーチ**（在宅の患者に医療を届ける ACT ［assertive community treatment］や訪問看護等のサービス）が必要ですが，日本ではその整備は進んでおらず，精神科病床の総数も 1 人あたりの数も世界で類をみない高さです[3]．

1 ● 長期入院患者の人生被害

　日本でも精神科入院患者の退院促進の取り組みは進められており，入院患者数は徐々に減少してきています．今，初めて精神科病院に入院したならば，ほとんどの場合 3 ヵ月以内，長くても 1 年以内に退院できるでしょう．それでも 2017 年現在，入院期間が 1 年未満の患者は 38.3％にすぎず，3 年以上という長期入院患者が 43.0％（約 12 万人），5 年以上が 32.9％（約 9 万人）もいるという異常な状態です[4]．中には，若い時に入院したまま 20 年，30 年，50 年と経過した方もいて，まさに人生の大部分を奪い取られてしまったといっても過言ではありません．入院期間が 3 年を超えると，退院後の受け入れに消極的な家族が約 3/4 にも上ります[5]．患者の側も 3 年の間に，家族の中での居場所を失うだけでなく，交通機関の切符の購入をはじめ，さまざまなシステムが変わってしまうため，退院することに自信をなくしてしまうのです．

> **事例 47　退院の意欲のみられない長期入院患者**
>
> 　統合失調症の 58 歳男性石井さん．高校在学中に発症し，入院．何度か入退院を繰り返し，現在は 26 年前から 7 回目の入院中です．発病当初は両親が健在で，ときおり自宅に外泊することもありましたが，10 年前に両親が相次いで亡くなり，現在自宅には兄の一家 4 人が暮らしています．両親の死後，兄が医療費を支払ってくれていますが，退院後の同居は考えられないといわれています．石井さんは任意入院ではありますが，自宅にも戻れないし，このまま入院させておいてほしい，と言っています．

　長い間，精神科病院という特殊な環境に適応して生きてきた患者が，外の社会で生活することに大きな不安をもつのは当然のことです．一生病院で，という発言は，病院での生活を積極的に望んでいるというより，あきらめと不安の表れとみることができます．精神障害者のためのグループホームのほかにも，地域で単身生活をしている精神障害者によるピアサポートなどの社会資源を活用し，希望をもてるような，そして不安を少なくするような支援が必要です．長期入院患者を生み出すこととなった要因の 1 つには，公立病院の不足から，補助金を得て多くの私立病院が設立されたこと（収入を維持するには入院患者の確保が重要），1964 年のライシャワー大使刺傷事件により精神障害者の通報・収容が進んだことなどの歴史的背景があります．家族が面倒をみるべきとの社会全体の考え方か

ら，家族のもとに帰れない患者は退院先がなくなってしまうことも要因となります．精神科患者の場合，家族関係がうまくいっていないなど，患者と家族の利益が相反することもまれではありません．また，社会復帰に必要な支援が十分行われなかったことや，社会の理解が進まなかったことなども影響しているでしょう．

　さらに，看護する側も，たとえば，患者に任せておくと，小遣いを使い過ぎて必要な日用品の購入ができなくなったり，貸し借りでトラブルになったりするおそれがあるからと，患者に代わって金銭などの私物管理，日用品の購入や諸手続きをすること（**代理行為**）があります．一見すると，患者を守り患者のためになっているようにみえますが，結果として，患者の社会的スキルは低下し，トラブルへの対処もできなくなり，社会に出ていくことがいっそう難しくなるのです．代理行為の背景には，医療者の配置が他科より少なく（**精神科特例**），効率よく患者を管理せざるをえなかったという歴史的な経緯もありますが，医療者の目が，患者のもっている力や強み（**ストレングス**）より，症状や障害に向いていることもあるでしょう．

　2010 年代に入り「精神障害者支援における世界的な潮流となった**リカバリームーブメント**」[6]は，医療者中心の視点から患者・当事者中心の視点への転換を示しています．これは症状の消退を意味する臨床的リカバリーではなく，患者のストレングスに着目し，パーソナルリカバリー，すなわち「病気をもちながら，かけがえのない命を生き，社会に生活し，再起して，自分の人生を歩むこと」[7, p.9]を大事にすることなのです．

> **事例 48　障害者施設への地元住民の反対**
>
> 　訪問看護ステーションを運営している看護師の A さんは，家族との折り合いが悪く，そのために症状を悪化させる患者がいることに苦慮してきました．また，病院には退院先がないために入院を継続している患者がいることも知っています．ある日，訪問先の家族から，自分たちが所有している土地があり，グループホームを作るなら無料で土地を貸してもよいとの話を聞きました．町の中の交通の便のよい場所で，A さんもグループホーム開設に向け，準備を進めていました．ところが，それを知った地元の人たちから，「近くに小学校もある，何か事件が起きたらどうするのか，ここにそんな施設は作るな」との猛反対を受けるようになりました．

2●社会の「安全」と精神科医療

　精神障害者を施設に収容しておけば他害行為を防ぐことができ，社会の安全を保てるというのは神話にすぎません[8]．検挙された刑法犯は，精神科通院歴のない，そして精神疾患でもない人が98.2％と大部分を占めているのです[9]．統合失調症は「患者のきょうだいの中では，いちばんすなおな人が発病しやすい」[10, p.107]といわれています．精神障害者は症状をコントロールできていれば，わけもなく暴力を振るうようなことはないのです．

　精神疾患の影響による他害行為というのは，自分が殺されるという妄想や「殺せ」との幻聴に動かされたケースのように，未治療あるいは治療中断で，幻覚・妄想，興奮などの症状が強い場合がほとんどです．精神科受診が**スティグマ**となったり，入院すると一生閉じ込められると感じたりしていれば，精神科受診をしたくない，あるいは二度と行きたく

ないと思うのは当然でしょう．何かしらの不調を感じたとき，気軽に精神科を受診できること，すなわち，調子がよくなればすぐ社会に戻れると誰もが思えることが，安全で安心できる社会につながります．

C. 自己決定を支援される権利

1● 自己決定能力

　精神障害者の**自己決定能力**は，人によっても異なりますし，状態によっても異なります．精神障害は，知能の低下をきたすことはないのですが，病状によっては妄想などで理性的な判断ができなかったり，集中力が続かず，考えがまとまらなかったりすることがあるのです．したがって，アルツハイマー病などを除く精神障害者は，症状の落ち着いているときには，十分な自己決定能力があり，自己決定は尊重されなければなりません．

　どのような疾病であっても，自分がその病気になったときすぐにそれを認めることはできないでしょう．とりわけ精神障害には今でもスティグマがつきまとっており，疾病を受容し，治療に取り組むには，時間も支援も必要です．そのため，患者が自分は病気ではないとして，服薬を拒否することもまれではありません．しかし，服薬拒否があるとすぐに病識がない，あるいは病状が悪化していると決めつけ，強制的に服用させたり，薬を増量したりするのは危険です．向精神薬，とりわけ抗精神病薬は副作用の強い薬ですので，それを嫌って服用したがらない場合もあるからです．

> **事例 49 服薬を拒む患者**
>
> 　地域で暮らしていた統合失調症の小林さんが，職場でのトラブルで調子をくずし，入院してきました．食後，渡された薬を見た小林さんは，「これとこれは頭が働かなくなるのでのみたくない」と主張しています．処方どおりのむように勧めても，その2錠はどうしても服用しようとしません．

　それぞれの薬の効果を考えて選択している小林さんからは，判断能力も治療を受ける意思も感じられます．抗精神病薬は頭が働かないようにするというより，脳を休ませる働きがあること，今の時期にはそれが必要であること，よくなってくればその薬を減らしたり止めたりするよう主治医と相談すればよいことなどを説明すれば納得して服用してくれるでしょう．

2● 自己決定の支援

　精神障害の有無にかかわらず，誰しも自己決定の権利を有していて，何らかの介入の前に同意が必要であることに変わりはありません．そして，自己決定が困難なときには，**自己決定の過程を支援される権利**もあることが，「国連原則」やWHOの基本10原則[11]にも明記されています．自己決定能力が減弱していても，食事のメニューの選択など簡単な決定はできるなど，判断すべき事柄の複雑性やリスクの大きさに応じて，必要な自己決定能

力は異なってきます．そこで，自己決定能力が不十分な場合に，すべてを家族や医療者が
判断するのではなく，できることは患者に決定してもらう姿勢が重要となります．

事例㊿ 身体的治療を拒否する患者

　60歳の遠藤さんは，24歳頃に統合失調症を発症，入退院を繰り返し，6年前から9
回目の入院をしています．治療を受けていますが，幻聴や「私は天照大神です」など
の血統妄想があります．最近，左乳房に直径2cmのしこりがみつかり，手術を前提と
した検査を勧められました．ところが遠藤さんは「針を刺すのはいやです」「日光をあ
ててバターを塗れば治ります」と言って，手術も検査も拒否しています[12]．

　精神障害者の多くは，不安への対処が苦手で，そのため，否認や退行などの防衛機制を
働かせたり，妄想的な解釈をしてしまったりすることがあります．言語的に表明される「判
断」が必ずしも本人の意思や意向を反映しているとは限らず，さらに抑うつ状態の患者で
は，希死念慮が反映される場合もあります．したがって，患者のこのような「判断」に任
せてしまうこともまた，患者の利益とはなりません．遠藤さんの言葉から，治りたいけれ
ど怖いことはしたくないという不安を感じ取ることができれば，援助の方向もみえてくる
でしょう．

　自己決定を行うには，適切な説明（情報開示）がなされることに加え，説明を聞いて理
解する力と決定や同意をする力が必要です．医療の素人である患者には専門用語を使わ
ず，わかりやすい説明をすることに加え，静かで集中できる環境で行うこと，そのうえで
理解できていることを確かめながら，患者が自分の意向を表明できるよう支えていくこと
が大切です．最近では，精神障害や認知症など，意思決定能力が不十分な患者に対し，こ
のようにできる限り患者の意向に沿った決定ができるように患者と医療者が話し合いを重
ね，協同して行うシェアード・デシジョン・メイキング shared decision making
（SDM）が注目されています．

　精神障害者でなくても，決心が変わってしまうことはよくあります．治療しないと決め
たけれど，症状が進むにつれ，もっと生きたいと思う，あるいは逆に，治療を始めたけれ
ど，副作用のつらさなどからもうやめたいと思う，というのはしばしば起こることです．
患者のそのときどきの思いに耳を傾け，寄り添い，支える看護が求められます．

3●精神科事前指示（PAD）

　精神科では強制的な介入をすることが認められていますが，患者にとって強制的な入院
や治療は，非常に恐ろしく，外傷的なものとなるといわれています[13]．そこで，急性期の
危機的な状態にあって十分な判断ができない場合でも，できる限り自分の希望に沿った精
神科治療を受けられるようにするため，あらかじめ意思表示しておこうというのが**精神科
事前指示** psychiatric advance directives（PAD）です．

　PADは，ストレングスに着目したもので，リカバリーやエンパワメント，患者中心のケ
アといった概念にも後押しされ[13]，米国ではすでに半数以上の州で法的効力を有してい

ます[14]が，日本では一部の病院などで取り組みが始まったばかりです．事前指示の内容としては，治療内容（服用する薬物など），入院してもよいと思う病院，そして代理意思決定者についてなどが含まれます．WRAP（Wellness Recovery Action Plan，元気回復行動プラン）のクライシスプランも一種の PAD といえます．

　患者だけで PAD を作成するのは難しく，医療者が何度も話合いをもち，1 つひとつの項目について不安を取り除き，患者の意向を確認しながら作成していくことが重要です[15, p.93-100]．この過程はまさに SDM であり，結果として患者の疾患への理解が深まり，治療への満足感が高まる[16]などさまざまな効果が報告されています．

学習課題

1．日本で精神障害者の地域で暮らす権利を保障するために必要なことは何でしょうか．
2．精神障害者に対して強制的な介入が認められるのはどのような場合でしょうか．
3．事例の遠藤さんに対し，看護師はどうかかわるべきでしょうか．

▌文献▌

1) 630 調査（平成 10～28 年）．精神保健福祉資料「厚生労働行政推進調査事業費補助金（障害者政策総合研究事業（精神障害分野）精神科医療提供体制の機能強化を推進する政策研究」．（国立精神・神経医療研究センター 精神保健研究所 精神医療政策研究部ウェブサイト：2020 年 12 月 1 日検索）
2) 長谷川利夫．隔離・身体拘束の急増に今，何をすべきか？．病院・地域精神医学．2016；59（1）：18-21.
3) OECD. 2014. http://www.oecd.org/tokyo/newsroom/documents/20140708MakingMentalHealthCount_CountryNote_Japan_J.pdf（OECD 東京センターウェブサイト：2020 年 12 月 1 日検索）
4) 厚生労働省．患者調査．2017.（厚生労働省ウェブサイト：2020 年 12 月 1 日検索）
5) 布川征一郎，真野ゆり子，田村博之．長期在院患者の家族および患者の退院を阻む要因．日本精神科看護学会誌．2001；44（1）：493-496.
6) 国立精神・神経医療研究センター精神保健研究所 地域・司法精神医療研究部．リカバリー（Recovery）：第 3 回改定版．2018.（国立精神・神経研究センターウェブサイト：2020 年 12 月 1 日検索）
7) Mark Ragins. 1991/前田ケイ監訳．2005．ビレッジから学ぶ　リカバリーへの道．東京：金剛出版．
8) 大西香代子．精神保健における実践倫理的課題：安全な社会を目指して．公衆衛生．2019；83（3）：208-213.
9) 法務省．平成 29 年度版　犯罪白書．2017 年 11 月．（法務省ウェブサイト：2020 年 12 月 1 日検索）
10) 中井久夫ほか．看護のための精神医学．東京：医学書院；2001.
11) WHO．精神保健ケアに関する法：基本 10 原則．1996．全文は https://www.who.int/mental_health/media/en/75.pdf（2020 年 12 月 1 日検索）
12) 伊東隆雄．精神障害者の身体合併症への非自発的治療の倫理性：精神科医療におけるインフォームド・コンセントの限界について．医学哲学 医学倫理．1998；16：112-122.
13) Van Dorn RA, Scheyett A, et al. Psychiatric advance directives and social workers：An integrative review. Social Work. 2010；55（2）：157-167.
14) 渡邉　理，藤井千代，佐久間啓ほか．「精神科事前指示」作成支援ツール開発の試み．精神医学．2017；59（2）：159-167.
15) 大西香代子．精神科ケア領域におけるアドバンス・ケア・プランニング（ACP）．角田ますみ編．患者・家族に寄り添うアドバンス・ケア・プランニング　医療・介護・福祉・地域みんなで支える意思決定のための実践ガイド．東京：メヂカルフレンド社；2019.
16) Elbogen EB, Swanson JW. et al. Competency to complete psychiatric advance directives：Effects of facilitated decision making. Law and Human Behavior. 2007；31：275-289.

性と生殖をめぐる看護と倫理

この章で学ぶこと

1．性と生殖に関する言葉の意味を理解する
2．性と生殖をめぐる健康問題の特徴と倫理的解決の方法を理解する

A. 性に関する言葉

　「性」に関する言葉として，「セックス sex」「ジェンダー gender」，および「セクシュアリティ sexuallity」の 3 つを理解しておきましょう．

　「セックス」は，生物としてもつ身体的な性別を表すほかに，性行為を表す言葉としても使われます．「ジェンダー」は，生物学的な性別ではなく，社会的に規定された性別のことです．男性は男らしく，女性は女らしく，生まれた社会の価値観の中で育てられます．「男性」とは，また「女性」とは，どういう存在であるか，これらは社会的に規定された部分が多くあります．

　「性」という文字は，「心」を意味する「忄（りっしんべん）」に「生」という漢字が組み合わされていますので，「性」には人の精神的な側面が含まれることがわかります．そこで**「セクシュアリティ」**という言葉を理解しておきましょう．セクシュアリティとは，生物学的な特性（セックス），社会的に規定された性（ジェンダー）の意味に加え，精神的な側面も含み，人の価値観や心のありようも含んだ言葉です．

　人は自分の価値観や生き方を認め理解してくれる人と出会い，関係を築き始めます．おたがいを認め理解し合い，さらに関係を深め，性行動はその過程で伴われます．したがって，性行動は単に身体的な営みではないことがわかります．人の心のありよう，価値観や生き方は，その時突然に形成されたりあらわれたりするわけではなく，それまで積み重ねられてきたものです．家族や親戚，友人など，その人が出会った人，育った国や地域社会，所属する学校や職場の価値観などと共に育まれてきています．セクシュアリティは性行動や性を表す言葉ですが，その人の心のありようや価値観を総合した概念であるのです．

　近年，「セクシュアル・リプロダクティブ・ヘルス/ライツ（性と生殖に関する健康と権利，Sexual and Reproductive Health and Rights：SRHR）」という言葉がよく聞かれるようになりました．「ヘルス health」は健康を，「ライツ rights」は権利を意味します．SRHR とは，性や子どもを産むことにかかわるすべてにおいて，身体的にも精神的にも社会的にも良好な状態で，性や生殖に本人の意思が尊重され，本人が決められる権利のことです[1]．「いつ何人子どもを産むかあるいは産まないかを選ぶ自由，他者から強制され

ることのない安全で満足のいく性生活，安全な妊娠・出産，子どもが健康に生まれ育つこと[2]」などが含まれています．2018年度に日本で行われた人工妊娠中絶件数は161,741件[3]であったということです．この数の大きさから，すべてのカップルがおたがいの意思を確認して妊娠をしているわけではないことがわかります．また，性暴力やドメスティック・バイオレンスの件数も少なくありません．私たちは，すべての人がSRHRが保障された環境にいるか，ということをしっかり考える必要があります．

B．性と生殖をめぐる健康問題の特徴

　多くの場合は，「○○○で困っています，どうしたらよいですか」など，誰かから困りごとが表出された時点で，その人は看護の対象者として認識されます．しかし「性」や「生殖」は，極めてプライベートなことであるため，対象となるはずの人の多くは沈黙します．女性の場合，産婦人科医療機関に受診することさえもハードルが高いです．男性も同様に自分の性器の形や大きさで不安があったとしても，医療機関に受診するのは勇気がいります．このように性と生殖をめぐる健康問題が生じていても，積極的に支援を求めない人は多いのです．たとえば，妊娠を望まない中学生や高校生が，性行為の後「妊娠したかもしれない」と一人で悩んでいたとします．こうした人の多くは産婦人科を受診することはおろか，保護者に言うこともできず悩んでいます．性暴力の被害者も一人で悩みます．犯罪にあっても羞恥心（しゅうちしん）のため，警察に行くこともできず，家族や友人に言うこともできない人がほとんどです．

　一方，ドメスティック・バイオレンス（DV）といって，配偶者やパートナーから暴力を受ける人たちがいます．DVには身体的，精神的暴力等に加えて性的暴力があり，男性も女性も暴力を受けていますが，圧倒的に女性のほうが多く暴力を受けている現状があります．DVを受ける女性の多くは身体的，精神的，性的暴力を重複して受け，被害の事実を沈黙しています．「恥ずかしいから」という理由だったり，「自分が悪いから暴力を受けても仕方がない」と思っていたりして，暴力の事実を沈黙しています[4, p.51]．「身の危険を感じる，こわい」「安心，安全な生活がしたい，逃げ出したい」等と苦しい思いをしながらも，「経済的に自立できない」「子どもと別れたくない」などと思い，夫との生活を続けながら一人で悩んでいる[4, p.49]ことがわかっています．性と生殖の問題を抱えた多くの人は，このような背景の中で生活し，看護の対象者として浮上しにくいため，孤立し一人で悩んでいるのです．

　また，性と生殖をめぐっては，自身の問題をつかみきれず悩む人も少なくありません．上述したように，「性」は，個人の行動ばかりでなく，心のありようや価値観までを規定し，人の生き方の根幹にかかわることですが，見えるものではなく，実体がつかみにくいという特徴があります．

> **事例 ⑤1 生まれもった性別に違和感がある人**
>
> 　男児として生まれ育った小野さんは，高校 2 年生の夏に「性同一性障害」の診断を受けました．幼稚園に通うくらいから，「○○君」と君付けで呼ばれることやスカートでなくズボンをはくことなどが嫌でした．女子がしゃべる言葉がしっくりし，気をつけても女子のような言葉でしゃべっていました．ズボンをはいて男子として登校することや，男子トイレや更衣室を使用するのも嫌になっていました．小野さんは悩んだあまり，中学の終わり頃から学校に行けなくなっていました．

　近年，「**LGBT**」という言葉が注目されるようになりました．LGBT とは，「レズビアン lesbian（女性同性愛者）」「ゲイ gay（男性同性愛者）」「バイセクシュアル bisexual（両性愛者）」「トランスジェンダー transgender（性別越境，性別違和）」の頭文字をとって名付けられました．「レズビアン」「ゲイ」「バイセクシュアル」は個人の性的指向を表す言葉です．一方，トランスジェンダーは，事例で示した小野さんのように，体は男性であるものの，自分は女性だと認識している人たちを指します．逆に体は女性であっても，心は男性と思っている人も同様で，心と体の性が一致しない人を指します[5, p.6]．小野さんは，苦しくて学校に行けないほど，自身の違和感に悩みました．しかし，小野さんは自分の苦しみの原因がどこからくるものなのか，高校 2 年生までわからずに成長しました．LGBT の当人の中には自殺を考えるほど苦しい思いをしている人もいる[6]ことが明らかになっています．LGBT の人たちの苦しみの原因は自己の中の違和感だけではありません．社会から阻害されていることでもつらい思いしている[6]ことがわかっています．

C. 性と生殖をめぐる健康問題を抱えた人のために

　性と生殖の問題を抱える人が受診や保健相談に何とかこぎつけられたとしても，看護師や助産師，保健師に「理解してもらえない」と思った場合は沈黙します．看護の対象となるべき人たちを孤立させないために，看護師自身が性と生殖にかかわる問題の特徴を理解し「あなたの問題を一緒に考えましょう」とあたたかな態度を示すことが大切です．

　しかし，個々の看護師の性に対する価値観は広いため，対象者への歩み寄りが難しい看護師は少なくありません．夫に「避妊してほしい」と告げられない女性は少なくありませんが，望まない妊娠と中絶を繰り返す女性に，「どうして避妊しないのですか」と言ってしまう看護師がいます．また，性暴力を受けた被害者に「どうして，そんな時間にそんなところを歩いていたのですか」，DV で苦しむ人に「どうして（夫と）別れないのですか」と言った場合はどうでしょうか．当人たちは誰にも相談しなくなり，「誰も助けてくれない」と思い，さらに孤立していきます．このような援助者の態度や言動は二次被害といわれています．性暴力や DV が一次被害だからです．2 つの被害により女性は力を弱め，被害の後どうするか考えられず，行動も起こせなくなります．

　性と生殖の問題を抱える人が心身の健康を回復するためには，医療機関だけではなく，専門機関の支援が欠かせません．対象者は身体的・精神的健康を害しているだけではなく，離婚や就労，居住先の問題を抱え，多くの場合，その後の生活も考えなければなりません．

家族との関係や，社会の中で力を失い孤立した人は一人で考えることは難しいため，本人に寄り添ってくれる専門支援機関につながることが最も大切となります．

　日本には，配偶者からの暴力に悩む人には「配偶者暴力支援センター」，性暴力被害を受けた人には「性犯罪・性暴力被害者のためのワンストップ支援センター」と呼ばれる専門支援機関があります．それぞれの問題に特化した公的専門支援機関に加え，福祉機関，司法機関があります．しかし当事者の中には，専門機関に相談に行こうとしない人も多いです．そこで，力を失い孤立した対象者と支援システムとのつながりをつくることが，看護師の重要な役割となります．誰にも相談できず一人孤立し苦しむ子どもや女性に，「問題を一人で抱え込まない」ことを伝えていきましょう．「あなたが悪いのではない」「あなたのことをとても心配しています」と心を込めて述べ，専門機関の情報を伝えるだけではなく，相談することの大切さをしっかりと話すことが重要です．

学習課題

1．身近にある性と生殖をめぐる倫理的課題をあげ，どうしたら解決できるか，考えてみましょう．

█ 文献 █
1) 国際協力 NGO ジョイセフ（公益財団法人）．セクシュアル・リプロダクティブ・ヘルス/ライツ（SRHR：性と生殖に関する健康と権利）とは．（国際協力 NGO ジョイセフウェブサイト：2020 年 12 月 1 日検索）
2) WHO, Department of Reproductive Health and Research. Reproductive health strategy to accelerate progress towards the attainment of international development goals and targets. Global strategy adopted by the 57th World Health Assembly, p.8；2004.（WHO ウェブサイト：2020 年 5 月 28 日検索）
3) 厚生労働省．政府統計平成 30 年度衛生行政報告例の概況．令和元年 10 月 31 日．（厚生労働省ウェブサイト：2020 年 9 月 3 日検索）
4) 山本八千代．4．配偶者からの暴力（ドメスティック・バイオレンス，DV）．山本八千代編．リプロダクティブ・ヘルス支援の現場から．姫路：ブックウェイ；2018
5) 薬師実芳，笹原千奈未，古堂達也．LGBT ってなんだろう？　からだの性・こころの性・好きになる性．東京；2014.
6) 佐々木掌子．トランスジェンダーの理解と支援—「あるべきようにいきる」ためのつながり—「出生時に割り当てられた性別にとらわれない子ども」をどう支援するか．自殺予防と危機介入．2019；39（1）：103-107

遺伝看護と倫理

この節で学ぶこと

1. 遺伝看護について，定義やその対象となる人々，特徴について知る
2. 遺伝・ゲノム医療にかかわる倫理的課題について理解する
3. 遺伝看護について，すべての看護領域で具体的にかかわる必要性を理解する

　遺伝医学の進歩により，受精の段階で起こる染色体や遺伝子の異常や，同胞や世代を超えて受け継がれる遺伝性疾患などだけではなく，さまざまな疾患の原因として「遺伝・ゲノム」情報がかかわることがわかってきました．この進歩に伴い，各種遺伝子検査の結果でわかった，疾患の原因である「遺伝・ゲノム」情報を，究極の個別医療である「**ゲノム医療**」として応用するなど，診療の中で「遺伝・ゲノム」情報を扱うことも増加してきました．これは，臓器や疾患別の治療から，遺伝子・ゲノムレベルで個別の医療にシフトすることを意味します．

　ゲノムとは，遺伝子をはじめとした遺伝情報の全体を意味します．ゲノム医療は，遺伝子情報に基づく個別化治療で，中でも昨今著しい発展を遂げているのが，がんゲノム医療です．一部のがんの治療では，すでに標準治療として，がんの組織などを用いて1つまたはいくつかの遺伝子を調べる「がん遺伝子検査」を行い，遺伝子の変化に対応した薬が使われています．ほとんどのがんは，遺伝により発生するものではありませんが，生まれもった遺伝子の個人差が主な原因となって発病する遺伝性腫瘍（家族性腫瘍ともいいます）もあります．がんゲノム医療では，主にがんの組織を用いて，多数の遺伝子を同時に調べ（がん遺伝子パネル検査），遺伝子変異を明らかにすることにより，一人ひとりの体質や病状に合わせて治療などを行います．

　一方で，これら遺伝子検査による「診断」では，必ず可能となる治療が見出されるわけではなく，発症年齢や症状の程度を予測することもできないなど，限界があります．患者には，新聞やインターネットで情報を調べ，診断さえつけば，治療法があると考えて来院する方も少なくないため，医療への期待と現実のギャップを埋めるためには，医療者からの十分な説明とともに理解をうながすことが重要になります．遺伝医学的な説明を実施するには，これらの領域に関する知識が必要不可欠となりますが，同時に患者側の理解が十分ではない点や，それによる今後の療養への影響を具体的に考慮するためには，現場の看護実践によるアセスメントが重要です．

　これまでの看護基礎教育や継続教育の中では，遺伝にかかわるがんや神経難病[1]，小児期の遺伝性疾患[2]，出生前診断[3]などに関する看護について学ぶことがありました．しか

し，ゲノム医療のように，血液や手術検体を利用して，網羅的に遺伝子解析ができるようになった現在では，どのような看護実践の場においても，遺伝子・ゲノム医療における意思決定の支援に看護師がかかわる機会が増えているのです．

　そこで遺伝・ゲノム医療にかかわる看護について，その定義や対象となる人々などを概論し，倫理的課題を考え，すべての専門領域にかかわることを解説します．

A. 遺伝看護とは

　日本遺伝看護学会は，遺伝看護を次のように定義しています．

　遺伝看護は，遺伝的問題をもつ人々の**身体的**，**精神的**，**心理社会的な側面**にかかわり，生活を支援し，看護の役割である人々の**健康増進**，**疾病の予防**，**健康の回復**，**苦痛の緩和**とともに行われる．

　これは，看護職者の基本的な責任として ICN 看護師の倫理綱領（2021）（☞p.252，付録1）や，日本看護協会による看護職の倫理綱領（☞p.255，付録2）に示されている内容であり，さまざまな領域にかかわる遺伝看護は，看護実践の基本を大切にすることなのです．

● 遺伝・ゲノム医療における看護の役割

　遺伝・ゲノム医療の進展は，下記のような広い領域でみられています．
・健康増進と遺伝・ゲノム医療：体質チェックなど．
・予防・セルフケアと遺伝・ゲノム医療：喫煙と肺がん，飲酒と食道・咽頭がん，高血圧症，骨粗鬆症，動脈硬化，虚血性心疾患，アルツハイマー病などのリスク判定など．
・治療・療養と遺伝・ゲノム医療：HIV 治療，大腸がんや乳がんの手術の検討など．
・加齢と遺伝・ゲノム医療：老化の度合いチェックなど．
・出産と遺伝・ゲノム医療：出生前診断など．
・意思決定と遺伝・ゲノム医療：遺伝カウンセリングなど．
・倫理的課題と遺伝・ゲノム医療：クローン，ES 細胞，遺伝学的研究など．
　看護職は患者や家族から，遺伝・ゲノム医療に関する質問を受けることが多くなっています．遺伝子，遺伝性，染色体などについての十分な理解とともに，看護の役割として以下の4点が大事です（日本遺伝看護学会ホームページ参照）（URL：https://www.idenkango.com）．
・心身の安寧を目指し，症状のコントロールなどの直接的なケアを提供する．
・遺伝にかかわる専門的な医療の活用に関して，意思決定のプロセスを支える．
・家族の個々の意思を尊重しながら，遺伝情報を共有することについて支援する．
・安定した社会生活が送れるように，社会資源の活用について支援する．

　遺伝看護が行うことを以下に述べます．

a. 健康の増進，疾病の予防

① 看護業務の中で，遺伝的課題がある患者やその家族などを見出し，問題点を明確にし，適切な相談機関（遺伝カウンセリング部門など）や専門家（臨床遺伝専門医，遺伝専門看護師，認定遺伝カウンセラー）につなげる．

② 疾患の遺伝学的な検査前後や，その結果と病名告知に伴って生じる心理的不安や葛藤をもつ患者や家族に寄り添い，意思決定を支援する．

b. 苦痛緩和，症状コントロールなどの直接的なケア

遺伝学的な診断後に続く治療や療養生活において，患者と家族の生活を継続的に支援するとともに，その中で生じる新たな葛藤や不安を理解し，対処方法の指示や助言により自らが課題に対処できるよう支援する．

B. 遺伝看護を必要としている人々と出会う場は？

「遺伝看護」の対象となる患者やその家族に出会う場として，たとえば保健センターの窓口では，「特定疾患治療研究事業対象疾患」に該当する難病であると医療機関で言われた方の来談が想定されます．まず，来談された方が本人なのか家族か，そして遺伝性についてどのように考えているのか，窓口対応の中でアセスメントします．この時，神経難病のすべてが遺伝性疾患ではなく，場合によっては遺伝性であることを知らないこともあるため，家族の背景や療養状態，必要な介護，経済状態などとともに，その疾患についての理解，かかわる医療機関と専門的な遺伝カウンセリングを受けているのかといった情報収集が重要です．これらをもとに，将来的な遺伝に関する問題をアセスメントします．

神経内科病棟では，看護職は，同僚の医師から特定疾患治療研究事業対象についての手続きを聞かれることがあるでしょう．看護師は，院内のMSW（medical social worker）に連絡し，患者の状態によっては家族など療養上のキーパーソンと連絡・相談し，入院中や退院後の経済的な面で必要な手続きについてサポートが得られるようにします．遺伝性疾患である場合には，看護師は，医師から本人への説明内容と，それに対する本人，家族の受け止め方や理解について把握し，次世代への影響についても考える必要があります．それらをもとに，家族の中で生じうる意見の相違にも留意しながら，情報提供や遺伝子検査の可能性など，遺伝に関する問題を相談できるタイミングをはかることが重要です．

このように「遺伝」に関する問題は，看護師が働く場が地域や病院などどこであっても，出会う可能性があります．したがって，少なくとも周囲のどこに遺伝に関する相談機関や専門職がいるのかを把握することから始め，そうした機関や職種と連携することで，ケアの継続性が担保できるよう準備しておく必要があります．

C. 遺伝看護を必要としている人々の状況とは

遺伝性疾患，遺伝子や染色体異常など，遺伝にかかわる問題について相談する人々については，次のような状況が考えられます．

① 配偶者や親や子どもの疾患が遺伝性，または遺伝子異常・染色体異常である

② 次世代（子どもやその子孫）に引き継ぐ可能性がある

③ 遺伝する確率がどれくらいあるか知りたい

④ 遺伝子検査で確定診断するかどうか判断したい

⑤ それらの情報を伝えるキーパーソンである

⑥ 伝える情報の内容と方法，適当な時期が知りたい

⑦ 胎児に異常の可能性があることや，その原因を知る方法が知りたい

⑧ これからの人生を受け止めて生きていくことへのサポートを得たい

⑨ 夫婦や親子，家族の意見調整を依頼したい

　子どもの病気を機に疾患の原因が遺伝であるとわかったり，妊娠中の胎児に異常があることがわかるなど，従来では主に産科・小児科領域の問題でしたが，現在はすべての診療領域にかかわる事柄といえます（**図Ⅴ-3**）．

　次の事例を考えてみましょう．

事例㊿　子どもへの遺伝を心配する難聴の患者

　耳鼻科外来で，難聴の患者から「もうすぐ結婚するんです．今まではあまり考えてなかったですが，私の子どもも難聴になりますか？　妊娠中に検査できるなら，もしそうだとわかったら諦めるかも…」と言われました．

　難聴は，約50％が遺伝性であるといわれ，言語の習得への影響から，最近では新生児期に簡便な聴力検査を行い，補聴器使用などの早期からの介入によって，教育的効果を高め

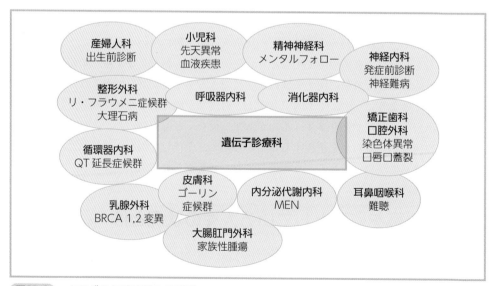

図Ⅴ-3　さまざまな診療科との連携

る方法が考えられています．しかし一方で，難聴の程度や聴音可能なレベルなどには個人差があり，遺伝性については遺伝子検査を行う必要があります．また，結婚に際しての相談の場合，後の夫婦や親戚関係にも影響を及ぼす可能性を考慮し，曖昧な情報での判断を避けるため，専門家につなぐ必要があります．また，難聴に関する人工妊娠中絶を視野に入れた出生前診断は，技術的には可能であっても，倫理的な観点からもガイドライン上では認められていません．しかし親の立場からの「子どもには苦労をさせたくない」という感情に向き合ったとき，生命予後に関係しないので人工妊娠中絶に関するガイドライン上では認められない，ということを，どのようにすれば納得してもらえるのか，倫理的葛藤を抱くことは少なくありません．このような倫理的葛藤にはどのような背景があるのでしょうか？

D. 遺伝にかかわる問題に対する看護師の倫理的葛藤とは

　日本では，母体保護法第14条で人工妊娠中絶の事由について以下のように規定されています．

母体保護法　第14条　第1項
　都道府県の区域を単位として設立された社団法人たる医師会の指定する医師（以下「指定医師」という）は，次の各号の一に該当する者に対して，本人及び配偶者の同意を得て，人工妊娠中絶を行うことができる．
第1号：妊娠の継続または分娩が，身体的または経済的理由により，母体の健康を著しく害するおそれがあるもの
第2号：暴行若しくは脅迫によってまたは抵抗若しくは拒絶することができない間に姦淫されて妊娠したもの

　また，人工妊娠中絶が許可される時期が，妊娠22週未満とされているのは，それまでは胎児が母体外において，生命を保続することのできない時期として，母体保護法第2条2項で規定されているからです．
　以上の法的根拠に鑑みる限り，羊水検査の結果，胎児が染色体異常であることがわかったという理由での人工妊娠中絶は法的には認められていません．しかし，現実には，上記の「経済的理由」を用いて中絶を選択するなど，法的には矛盾が生じています．
　たとえば染色体異常としてダウン症のある方々の場合，平均的な学力は小学校低学年程度といわれるほか，心疾患合併など身体的にも異常が生じることがありますが，個人差が大きく，染色体の結果ではそのレベルは確定できません．また，ダウン症のある胎児という理由での人工妊娠中絶は，倫理的には容認されません．一方で，誰もが妊娠中に考えることは，健康で元気な赤ちゃんがほしいという願いであるため，出生前検査を自費で受け，その結果によって人工妊娠中絶を選択することを，親として産み育て一生に責任をもつ重みを考えると，ただ批判することもまた，専門職としては無責任です．
　自分とは異なる考えや価値観をもつ人々が，医療の現場にたくさん訪れます．その時に，自分だったらどうするのかと，自分自身の価値観を見つめると同時に，自身の価値観をそ

のまま患者や家族に伝えることが「看護職者からの助言」ではないことを考え，ケアを提供する専門家としての立場を再確認しなくてはいけないでしょう．

遺伝・ゲノム医療の進展に伴い，以下のような課題も生じます．

> **事例53　遺伝性疾患にかかわる予防的切除とは**
>
> 　中村さんは30歳代後半の女性で，実母，伯母，祖母がみんな，乳がん・卵巣がんで亡くなっていることから，発症前遺伝子検査を受け，遺伝性乳がん卵巣がん症候群とわかりました．子どもたちが「お母さんが死んでしまうかも…」と思わないよう，できるだけ発症しないように，乳房の予防的切除をしようと決意しました．

　中村さんの家族歴から，複数人の乳がん・卵巣がん罹患者がいることから，遺伝性疾患である可能性について，発症前遺伝子検査で将来の発症を予測する選択肢が出てきます．しかし，その結果，遺伝性であると判明しても，発症する年齢や症状は不明であるため，遺伝性乳がん卵巣がん症候群であると受け止めることは，患者にはストレスとなる可能性があります．また，遺伝性であるという情報は，血縁者にも影響を及ぼすため，中村さんの兄弟・姉妹，あるいは子どもの「知らない権利」を考え，結果を知らせる範囲をあらかじめ考慮する必要もあります[5]．また，「もう家族でこんな思いをしないよう，胎児が遺伝性乳がん卵巣がん症候群の遺伝子があれば，あきらめよう」と考えることも予想されます．しかし，こうした人工妊娠中絶は倫理的に許容できるのでしょうか．さらに最近のがんゲノム医療では，遺伝性乳がん卵巣がん症候群の原因遺伝子をもっていると適合する抗がん薬治療があるなど，治療の選択肢を知るために家族にも遺伝する可能性があることを受け入れるといった，今まで経験しなかったような倫理的課題を同時に引き受ける状況も生じています．

E.　ケアのプロとして

　以上のような事例から，遺伝にかかわる問題はいつでも誰にでも起こりうること，また，いつも倫理的な側面と隣り合わせで，その時代の個人や家族の方々がもつ価値観が影響することが理解できたことと思います．考えても悩んでも，簡単にすっきりと解決できない問題は山積しています．その時に看護師として最も重要な姿勢は，こうした問題に「向き合い，寄り添い，支援していく」ことです．それぞれの決定の是非を判断することではなく，どのような状況であっても，患者や家族が考えた過程を支援することは，彼らの偏見に加担することとは異なり，どの専門領域でも共通して求められる看護職の姿勢です[5, p.135-139]．

　ケアのプロとして，没入せず，放棄せず，抱えこまず，継続的に見守ること，時には世代をこえて，過去や未来にまでも引き続いていく問題に対して，向き合い，寄り添い，支援していくことは，いつの時代においても大切なことです．

学習課題

1. 「妊娠して，胎児が染色体異常であるとわかったら，人工妊娠中絶を選択したい」ということに関する，倫理的・法的・社会的問題を具体的に列挙しなさい.
2. 課題1のような問題がある中で，看護師としてケアを提供する際に困難を感じるのはどのような点であるか考えてみなさい.
3. 遺伝に関する問題に看護師としてかかわる際に，大切なことをあげなさい.

文献

1) 森田千春, 矢野文佳, 北川小夜己ほか. 遺伝性神経難病患者・家族に対する病棟看護師の役割と課題　家族性アミロイドポリニューロパチーの事例を通して. 日本遺伝看護学会誌. 2010；8（1-2）：7-14.
2) 川崎裕美. ダウン症候群の子どもの母親の思いを支える継続支援のあり方　出生から小学校就学までのインタビューから. 日本遺伝看護学会誌. 2012；10：10-14.
3) 小笹由香. これからの遺伝看護の専門的役割について考える—遺伝看護師として　母性看護分野の課題. 日本遺伝看護学会誌. 2013；11：46-49.
4) 矢崎久妙子. 遺伝情報の提供がもたらす精神的苦痛の理解とケア　遺伝性大腸がんのケースをとおして. 臨床看護. 2013；39：142-146.
5) 小笹由香. 出生前診断における意思決定. 遺伝診療を取り巻く社会—その科学的・倫理的アプローチ. 吉田雅幸, 小笹由香編. 東京：ブレーン出版；2007.

異文化間の看護と倫理

この節で学ぶこと

1．看護対象の生活背景を，文化的な視点で考える
2．文化や価値観を異にする人々とのよりよい協働について考える

　倫理は文化と深いかかわりがあります（☞p.6）．徳の倫理は，それぞれの社会における人間関係のあり方とかかわりますし，患者—看護師関係も，各社会の人間関係のありようを反映しています．本節では，文化と看護倫理の関連を考えます．

A.　文化と倫理

　筆者は，台湾出身の看護教員として日本の病院で10数年間実習指導を行っており，文化と倫理との関わりは身をもって体験しています．

1 ● 日本社会の人間関係

a. 文化の形としての他者との出会い

　儒教思想は，社会の秩序を整えるために，個人と他者とのかかわりについて，5つの社会倫理を基礎としています（☞p.31，コラム）．人は他者をケアし，他者からケアされて生きていく中で，無数の人や物，出来事と出会い，そこから自己を形成していきます．それぞれの出会いは点から線になり，そして人とのつながりは網のように一人ひとりをつなぎます．まわりとの協調性を大切にする台湾や日本の社会（☞p.55）では，その「網」のようなものは，目に見えるものも見えないものも，われわれの文化の中に存在しています．目に見える「網」としては，家族，学校，職場，町内会などがあります．それらの集まりに参加した回数が多いほど，自分を支える網の密度が高いといえるでしょう．そのような集まりを通して，人とのつながりができ，お互いの人生経験を共有し，まわりの人の人生体験にかかわるのです．冠婚葬祭はその集まりの一例で，今は徐々に回数が少なくなってきており，このことからも，人と人との関係は希薄になってきていることがわかります．また，かかわり合いをSNSに求める人が増えていますが，SNS上の関係は従来のものと違い，いつでも切ることのできる不安定なものなので，これも希薄な関係といえるでしょう．まわりと協調し合うということは，その人が社会の中で形成してきた価値観がその人に「まわりと協調し合う」ようにさせていることのあらわれであり，そしてまた，「協調し合う」ことによってその価値観をさらに育んでいるのです（☞p.7，図Ⅰ-2）．

b. 日本社会の人間関係の原型

比較文化論の中に，日本人社会は個人主義的な社会ではなく，「間人主義的」な社会だという説があります[1, p.12-13]．つまり，人と人の間柄を重視し，そこに自己のアイデンティティを見出すような生き方をしているということです．北米のような個人主義的な社会では，個人の独立性を美徳とし，それに合った生き方が評価されます．それに対し，人と人の間柄，つまり，対人関係を優先する生き方は，お互い様・助け合いという相互依存主義と呼ばれます．その相互依存性の中で，個人は自己を見失うのではなく，自己をいっそうよく確認し，おたがいに相手に対して信頼関係を築き，共利共存を目指すのです．この，西と東の異なった2つの価値観に優劣をつけるのではなく，文化の違いとして認識する必要があります．

日本社会では，個人の能力があってもまわりとの協調性がなければ，なかなか評価されません．また，相互依存主義的な価値観が大切にされているからこそ，同じ儒教文化圏にある東アジアの他国よりも，日本社会は「和」を強調しているといえるのです．日本にきている台湾や他の儒教文化圏の人々にしてみれば，たとえば，電車の中などの公的施設では，人に迷惑をかけないようにする配慮が目立ち，また，交通ルールなどの公的規範もよく遵守されていることに驚き感心するのです．

2 ● 日本の看護師の人間関係観

a. 患者との関係性

どこの職場に行っても「和」を美徳として求められるのが，日本社会では当たり前です．看護師の場合も例外ではなく，チームの中の人間関係，そして，患者との関係に心を配るのです．そのあらわれは，ケアの倫理が日本の看護師の価値観の根底に流れているという研究結果[2]に示されています（☞p.42，ケアの倫理）．台湾と日本の看護師を比較してみても，筆者はこの研究結果に異論はありません．

しかし，日本の患者は，親しくなっても看護師が家族や友人のようになれなれしくすることはよくないと感じています．それに対して台湾の患者は，看護師が患者に家族のように接する（「一家人」[1つの家族の中にいる]的）関係を好ましく思うという研究結果があります[3]．同じ儒教文化圏であっても台湾の患者が望む看護師とのよい関係は「一家人」であり，そこには，古来からの家族の倫理が，家族の外に反映される傾向があるとみられています．この家族主義は，日本のそれと質的に違うといわれています．

日本の看護師には患者との関係性において，「和」の中に，家族・親戚ではない親切さの関係性が求められていると考えられます．

b. 医師との関係性

医療チームの中で，最も患者の近くにいる看護師が最も患者の状況を把握できるため，本来，看護師の意見は参考価値の高いものとされるべきですが，日本では医師との役割の格差が，東アジア諸国と比べてもとくに大きいため，看護師は考えを自制してしまうことがあります．事例16（☞p.52）のように，看護師は「職場の和」と「同調」とを混同しやすいのです（☞p.51，和）．

アリストテレスいわく，「徳は知的な徳と道徳的な徳があり（☞p.29，図Ⅱ-1），知的な

徳は十分な教育によって獲得するものであり，常に研究を必要とする知的なものに興味や能力があること」．患者を守るために，医師の不適切な指示を指摘するには，このような知的な徳が求められます．したがって，看護師は，十分な医療知識と経験を積んで医師に意見を言えるように，いわゆるインディペンデント・ファンクション（看護師の独立した機能）を，海外の看護師よりももっと身につけ，発揮する必要があると考えられます．

コラム

儒教文化の弱点を補う

　儒教文化には「玩物喪志（がんぶつそうし）」という言葉があります．めずらしいものに心を奪われて本来の志を失い，細かい技を軽視してしまうという意味です．つまり，理想にとらわれて現実の技術を軽視してしまうのです．ところが日本人は，昔から伝えられる八百万（やおよろず）の神の影響で，儒教文化の弱点を補っています[4, p.309-315]．なぜなら，八百万の神は，それぞれの性格から万能ではなく特定能力が著しく秀でているので，日本では特定技術で認められた人物への敬称として「神」が使われることがあるのです．そのため，特定の技術のみが秀でていることを下にみることのない日本では，皆恥じることなくその能力を伸ばすことができるのです．看護においても例外ではなく，日本の看護師は現場で技術を極めることが得意だと，外の文化圏からきた筆者はいつも感じています．たとえば，患者の体を清拭するときの看護師の真剣さとその技に感動するのです．

3● グローバル化の中に

　グローバル時代に生きていこうとする現代人は，伝統文化の縛りから脱却したい気持ちの反面で，文化的アイデンティティの危機にも直面しています．精神科医フランクルは，生きる意味を感じない人が増え続けるという現象の深刻化に懸念を抱き，人間の生きるよりどころ（依拠）は自分が育った文化にあるので，その文化の伝統が失われると，その依拠の形がなくなる．それにより，明確な行動の基準も失ってしまう危惧が潜在していると，半世紀前から呼びかけていました[5, p.211]．たとえば，効率性を追求するあまり合理化や機械化が行き過ぎる，という経済発展の社会は，節度や伝統を重んじる地域文化と相容れないこともあるのです．

　患者が求めるケアは，人間性豊かなケアであって，先端医療技術ばかりではないことを認識する必要があります．このような患者のニーズを充足していくには，現代に息づく伝統的な倫理を掘り下げていくことが必要といえます．

B. 在日外国人の看護と倫理

1● 保健医療現場における外国人患者の増加

　2020年1月1日現在，国内に居住する外国人は約286万7千人で，日本の総人口の2.25％と過去最高を更新しました[6]．2019年の訪日外国人観光客も3,188万2千人（前年比2.2％増）で過去最多です[7]．外国人人材の活用を目指す法律の施行や観光立国を目指す国の方針により，国内の外国人は今後さらなる増加が予想されます．

　在日外国人患者への看護上の倫理的問題に関する事項として，① 言語の障壁，② 文化の

相違について述べます．

2 ● 言語の障壁と医療通訳者の配置

　　国は ICT（情報通信技術）を用いた多言語翻訳ソフトの開発と社会での活用を進めており[8]，全国の救急現場では 2017 年から"救急 VoiceTra"の利用が開始されました．多言語対応小型音声翻訳機が普及し，医療現場でも活用されていますが，いまだ**医療通訳者**は不可欠で，国は今後，医療通訳者の養成・認定制度を整備する計画です[9]．

　　医療通訳システム整備上の困難に関する調査では，通訳者同席に対する医療者の抵抗感や，医療通訳の費用負担への無理解等，医療者の医療通訳受け入れ姿勢の問題が指摘されています[10]．患者・利用者側が通訳を手配すべきとの主張と，医療者は患者からインフォームド・コンセントを得る責任があるため医療通訳者の確保は医療者側の責務との考えがあります．日本では少数言語を使う外国人は医療通訳者を確保できないため，医療通訳サービス提供の言語間格差が生じています．「善行の原則」に照らすと，生じうる格差よりも生じる利益を優先して考えるのが妥当といえるでしょう．

3 ● 文化の相違—家族とは

　　判断能力が低下した患者や乳幼児では，患者（児）に代わる意思決定者として家族が第一にあがります．また，重篤な病状の患者への面会は「家族のみ」とする病院が一般的でしょう．なぜ家族はそのような位置づけにあるのでしょう．そもそも，家族とは誰のことでしょう．

　　家族のとらえ方は地域，時代，伝統，宗教，政治，法，制度等の社会文化的要素で異なります．フランスの家族人類学者トッドは，同居と遺産相続の仕方等によりユーラシアの伝統家族を 15 類型に分類しました[11, p.62-110]．日本と同じ父方居住直系家族は朝鮮半島，ドイツ，スウェーデン，アイルランドなどです．中国，ロシア，イタリア中央部，フィンランド，アラブなどは父方居住共同体家族です．

> コラム
> **東アジアの国による家族の相違**[12, p.235-239]
> ┈┈
> 　朝鮮半島，台湾・香港を含め中国は日本よりも血縁原理を最優先し，同じ親族集団以外から養子を迎えることは稀ですが，日本では非血縁者を養子として迎えることは比較的一般的です．韓国では民法で出身地が同じである同姓の集団は結婚できないと規定されています（「同姓同本不婚」）．日本では，いとこ同士の結婚は可能ですが，韓国では禁じられています．きょうだいの序列について，日本と朝鮮半島では兄姉なのか弟妹なのかを重要視しますが，中国ではこの年齢差による序列はあまりありません．

　　伝統的家族に対し，夫婦や親子の情緒的絆や血縁に基づく排他的な親密さを特徴とする家族は「近代家族」と呼ばれます*[14, p.3, 15, p.3-4]．日本の近代家族では従来，「同居するのは

---

*落合は，簡単にいえば，私たちが当たり前と思っている家族，すなわち，お父さんは大黒柱，お母さんは家庭で愛情をこめて家族の世話をする，子どもが 2 人か 3 人いて学校に通っているというイメージと述べている[13, p.1]．

家族」という規範があり，家族がいるのに共に住めないことや家族以外の人と住まなければならないことは不幸，避けるべきことと考えられてきました[16, p.108-109]．そのため，看護の場では“家族”とは親身になって患者の世話をする同居の夫か妻，血縁者という前提があります．

しかし，伝統的家族と近代家族の価値観が残る一方で，今日の家族の様相は大きく変化しています．今日の日本では，法律・制度上の家族と心情面での家族が一致しない例が多くみられます．日本の民法は異性婚のみと定めています*が，海外では同性婚を合法とする国や州が増えつつあります．レズビアン/ゲイ当事者たちは，血縁の有無ではなく自分たちカップルの関係性を理解する人のみを「家族」ととらえているとの報告もあります[17, p.152-153]．次の事例を考えてみましょう．

事例 54　家族の面会

　ブラジル人の男性ペドロさん（28歳）は，高所からの転落事故による骨盤と両下肢の骨折で入院中です．婚姻関係にあるパートナーの男性ルーカスさんが毎日，AさんとBさんという男性カップルも頻繁に，面会に訪れています．平日は仕事が終わってから来室し，面会時刻を過ぎるまで話し込んでいます．ペドロさんがゲイでありルーカスさんと結婚していることは，ペドロさんは看護師と医師だけに秘密事項として伝えており，カルテには「㊙」と記載されています．ペドロさんの要請で，日本人には「友人」と伝えることにしており，同室の日本人患者和田さんにも友人と伝えたとのことです．看護師は和田さんに「ペドロさんの友達が面会時刻を過ぎても病室にいる．なんとかしてほしい」と言われました．ペドロさんは「ルーカスとは毎日会いたい．AとBも家族同然です．彼らと話すことが心の支えです」と話しました．

　看護師には守秘義務があり，ペドロさんがゲイでありルーカスさんと婚姻関係にあるという秘密を守らなくてはなりません．「嘘をつくな」という「誠実の原則」による行動とはいえませんが，この状況では，和田さんの前ではルーカスさんをペドロさんの友人として扱う必要があります．面会時間は，家族には柔軟でも，友人には厳守とされるのが日本では一般的でしょう．しかし，ペドロさんが異国で療養生活を送るうえでは，ルーカスさんら3人の支えは重要です．同時に，看護師は療養環境に責任をもつ者として，同室患者の療養環境にも配慮が必要です．そこで，同室の和田さんの療養環境に配慮しつつペドロさんのニーズもかなえるための代替案を考えます．①ペドロさんが個室に移る，②ペドロさんらが携帯端末を利用した動画による会話をする，③面会計画を立ててもらい，その時刻に看護師がペドロさんを談話コーナーに移送する，等が考えられるでしょう．ただし，①では個室料金，②ではWi-Fi設備がなければ通信費が発生しますし，面会時間外に話し込んでいれば和田さんの療養環境の問題は解決しません．ペドロさんと和田さん双方のニーズを考慮し，当事者を交えて皆で考え，話し合うことが肝要でしょう．

---

*昨今，法的拘束力はないものの婚姻関係にある者と同等と認める条例を制定する自治体が増えつつある．自治体が発行するパートナー証明書を提出すれば，パートナーが患者となった時，医療機関で家族と同等の対応を受けられる．

この事例にみるように，患者の文化は多様です．看護師は，患者の家族観，婚姻に関する法や制度，家族に関する規範，慣習などが多様であることを認識し，患者にとってよりよく，また皆が納得できる方法を当事者と共に考え，調整し，決定することが重要です．

C. 途上国における看護支援と倫理

1 ● 途上国への国際協力

2015年9月の国連サミットで「持続可能な開発のための2030アジェンダ」が採択されました．2016年から2030年までの国際目標として示された**持続可能な開発目標Sustainable Development Goals (SDGs)** は，17のゴールと169のターゲットで構成され，途上国や先進国の普遍的な取り組み目標とされています．気候変動，水問題，自然災害や紛争，感染症，食糧問題等々の地球的規模の課題はもちろん，飢えや貧困，教育や医療等の課題も多く存在しています[18]．

日本の国際協力は，1954年の**政府開発援助（ODA）**に始まり，現在に至るまで政府を始めさまざまな組織や団体が多様な活動を実施しています[19]．経済協力であれ技術協力であれ，国際協力において基盤とすべきは，1948年に国連総会で採択された**世界人権宣言**です．第一条の「すべての人間は，生れながらにして自由であり，かつ，尊厳と権利とについて平等である．人間は，理性と良心とを授けられており，たがいに同胞の精神をもって行動しなければならない」という内容を忘れてはなりません．

国際協力としての看護支援も，技術協力を中心に多くの国・地域で展開されていますが，支援の対象となる国・地域での看護活動においては，十分な倫理的配慮と敬愛の姿勢が必要です．また，倫理的配慮の根本は，思いやりや助け合いの気持ちであることはいうまでもありません．

2 ● 異文化における看護支援で求められる倫理的配慮とは

a. 自分の○○観を押し付けない，他者の○○観を否定しない

自己以外はすべて他者であり，同じ人間は地球上に一人も存在しません．この極めて単純で普遍的な事実を受け入れることは意外と難しいものです．人は誰しも生まれ育った生活環境や受けてきた教育，その人が暮らす国・地域の社会や文化に影響を受けています．その中で育まれた○○観（この○○には，倫理，価値，看護，家族等のいろいろな言葉が入ります）は，その人の信じる真理となります．自分が正しいと信じる真理とは異なる真理を受け入れることは難しいものです．看護実践では異文化の理解が大切であるとよくいわれますが，文化がどのように人の思考や言動に影響を及ぼしているかを理解する必要があります．表面的な文化の違いだけに目を向けるのではなく，異なる文化において形作られた○○観といったその人の信じる真理を受け入れる思考力と敬愛が必要です．看護師には善行をなすべきであるという信念から，あらゆる場面で「よかれと思って」行動することが多いので，自分と異なる考えや言動について知らず知らずのうちに否定的に対応してしまうことがあります．

b. 具体的な事例で

　途上国での看護支援では技術移転が行われる場面が多いです．そのため，看護技術の違いにとまどう場面もよくあります．たとえば，このようなことがありました．

> **事例 55　点滴中の寝衣交換は危険？**
>
> 　日本において，看護基礎教育で必ず学習する"末梢から輸液をしている患者の寝衣交換"について現地の看護教員や看護師にその方法論を伝えていたところ，「患者にとってそんな危険な行為，私たちにはできない」という意見が相次ぎました．「え？　なぜ危険なのですか？　この方法なら点滴が抜去されることなく寝衣を交換できますよ？」と，しばらく噛み合わない会話が続きました．

　日本において当たり前のように実施されているよい看護技術は海外でも行うほうがよいという，ある意味"押し付け"めいた考えが自分にはあったのだと思います．しかし，現地の看護教員や看護師と議論してみるとなぜ話が噛み合わなかったのかが理解できました．まず，現地と日本では着ている寝衣が違います．入院期間も入院にかかる費用も違います．たとえば，点滴や注射針は患者自身が薬局で購入しなければなりませんでした．そして何より，患者に挿入されている点滴の針は，この当時，現地ではテープ固定をしていませんでした．経済状況も悪く，医療用のテープなど簡単には手に入らない状況だったのです．自分自身の至らなさを痛感した後は，現地の看護師らと話し合い，現状で最善の策を講じるための話し合いをしました．

c. お互いを尊重し，よりよい看護を創りだす

　お互いの差異に気づき，意見することは，お互いの国・地域で実施されている看護方法を踏まえてよりよい看護方法を創出するための契機となります．しかし，日本でよいとされる看護方法を現地の国・地域に押し付ける姿勢は倫理的配慮を欠く行為です．現地の看護実践を支える資源，生活習慣，看護教育の内容等，「なぜ，彼らは点滴中の患者の寝衣交換を危険だと考えるのか」という事実の背景を考え，現地の看護師と話し合い，議論する姿勢が必要となります．看護の対象となる人々の生きる力と生活する力をできる限り消耗させないように援助するという看護の原点に国境はありません．相手の意見や考え，○○観を尊重し，よりよい看護方法論を創りだす営みこそ，その国・地域で暮らす人々の幸せを追究することにつながると考えます．

　この話し合いの後，実技演習形式で点滴中の患者への全身清拭と寝衣交換の技術移転を行い，現地の看護師がデモンストレーションを行いました．その所作はとても美しく，患者によりそう姿勢が伝わってきました．看護に国境はないとあらためて感じた場面でした．対等な立場でおたがいの看護観や看護方法について議論し，その国・地域で最善の看護方法を構築していく姿勢こそ，重要であると考えます．

D. 文化背景の異なる看護師との協働

1 ● 国境を越えて移住する人々との共生

　人々が移住する理由はさまざまです．生活の質向上，キャリアの向上，留学，パートナーへの同伴，経済的な理由による労働等です[20, p.15-21]．

　移住の理由や背景が何であれ，自身が生まれ育った国・地域とは異なる環境で生活する人々と共生する社会では，お互いを尊重し，助け合う姿勢が必要です．しかし，現実には，人種差別や不当な労働条件，言葉の暴力による精神的虐待等が存在[20, p.80-88]しており，健康障害や社会的な孤立を引き起こしている事例が紹介されています．海外に移住する移民には，看護師も含まれます．看護・医療の現場においても上記のような課題は存在します．

2 ● 日本における外国人への対応

　2002 年に閣議決定された「人権教育・啓発に関する基本計画」[22]では，生命の尊さや個性の尊重が謳われています．さらに，日本に在留する外国人についても，等しく基本的人権の享有を保障するとし，「外国人に対する偏見や差別意識の解消，外国人のもつ文化，宗教，生活習慣等における多様性に対する寛容な態度と尊重，異文化を尊重する態度や異なる習慣・文化をもった人々とともに生きていく態度の育成，外国人の就労における差別への適切な対応，外国人の人権問題の解決を図るための常設人権相談所設置等」が明示されています[22]．まずは，日常生活において，日本に在留する外国人の基本的人権について十分に配慮する姿勢が大切です．

3 ● 文化背景の異なる看護師や他職種への対応

a. コミュニケーション

　そのうえで，看護の現場で，文化的背景の異なる看護師や他の職種とともに働く際には，さらに配慮すべきことがあります．まず，コミュニケーションです．言語や表情，仕草等はその国・地域で特徴があり，日本人同士が会話している内容がわからないと，まるで自分の悪口を言われているように誤解を招くこともあります．異なる母国語をもつ場合，真意を伝えることはおたがいに困難です．緊急性を伴う医療現場や患者・家族とのデリケートな対応を求められる場面ではなおさらです．双方がその困難さを共有し，できるかぎり円滑なコミュニケーションの方法を工夫することが必要です．

b. お互いを尊重する姿勢

　次に，おたがいがこれまで学び得てきた知識や技術，専門性を尊重することが大切です．日本で常識とされている看護方法は相手の国・地域では常識ではないかもしれません．その差異をおたがいに尊重し，話し合っていけば，よりよい看護方法が生み出せるかもしれません．おたがいに差異を感じたり気づいたりした場面では，そのことを情報共有し議論することが必要です．

事例 56 なぜ体を看護師が拭くのですか？

　ある日の病棟カンファレンスでの出来事でした．長期臥床の患者さんへの全身清拭の方法について検討していると，経済連携協定（EPA）により今年の4月から勤務しているA看護師が浮かない顔をして「なぜ患者さんの体を看護師が拭くのですか？　ずっと疑問でした．私の国では家族が患者の身の回りの世話をします．こんなの看護師の仕事ではありません」と発言しました．カンファレンスに参加していた日本人看護師たちは「あなたの国と日本とは違う」「あなたは日本で働いているのだし，その意見はいかがなものか」という指摘をしました．A看護師は自分の国や自分の国で実施されている看護を否定された気持ちになり，何も言えなくなりました．そのとき，ある日本人看護師が「いろいろな考え方があるのは当然よね．あなたの国の看護教育の内容を知りたいわ．何を大切にして看護しているのか教えてほしい．私たちも，自分たちが信じる看護のあり方があるの．意見を出し合って一緒によりよい方向性を考えていきましょうよ」と発言しました．その後，「患者さんにとって何が最善か」という話題になり，看護実践には生活背景や文化的背景が大きく影響していることを再確認できました．

c. 異文化が健康や日常生活に影響を与えることを知る

　看護専門職としての活動場面だけではなく，自身が生まれ育った環境とは異なる場所での生活には，多くの暮らしにくさがあると推測されます．以前，日本に留学している大学生・大学院生に日常の生活や健康面で困難を感じている内容に関する健康相談活動をしたことがあります．言葉の壁はもちろん，自国では毎日野菜や果物を摂取していたけれど，日本では物価が高くて購入できずに胃腸の調子が悪くなった，医療機関への受診に不安がある，肌や髪の色が違うだけでジロジロと見られあまりいい気持ちがしない，同じ国・地域の出身者とのコミュニティはあるが，その狭いコミュニティ内で相互依存しすぎていて，逆に孤立感がある等々の発言がありました．日常生活を整えることは労働意欲を維持することにもつながります．休憩時間や勤務時間外に，短時間でも日常生活について会話することで，お互いを思いやることにつながるかもしれません．

　最後に，司馬遼太郎の言葉を紹介します．文化背景の異なる看護師との協働における倫理的配慮として基本的な姿勢を端的に述べていると思われます．

　「自然物としての人間は，決して孤立して生きられるようにはつくられていない．このため，助け合う，ということが，人間にとって，大きな道徳になっている．助け合うという気持ちや行動のもとのもとは，いたわりという感情である．他人の痛みを感じることと言ってもいい．やさしさと言いかえてもいい．…中略…この根っこの感情が，自己の中でしっかり根づいていけば，他民族へのいたわりという気持ちもわき出てくる．」[23, p.19-22]

学習課題

1．外国と日本の文化の相違によって，医療や看護にはどんな問題が生じうるか，話し合いなさい．
2．異なる習慣や文化をもつ人と働くとき，お互いを尊重するにはどのような職場環境であるとよいか，話し合いなさい．

▌文献▌

1) 浜口恵俊．日本人の間柄：現代のエスプリ．1982；178：12-13.
2) Pang S, Sawada A, Konishi E. et al. A Comparative Study of Chinese, American, and Japanese Nurses' Perceptions of Ethical Role Responsibilities. Nursing Ethics. 2003；10（3）：293-311.
3) 蔡小瑛．データを見る視点と Good Nurse 研究：患者―看護師関係の日台比較から．看護研究．2011；44（7）：654-663.
4) Tsai Hsiao Ying. The concept：of "Mien Tzu"（face）in East Asian societies：The case of Taiwanese and Japanese, In "Key issues in cross-cultural psychology, Part 5 Social Psychology. Grad H, Blanco A, Georgas J. ed. Amsterdam：Swets & Zeitlinger；1996.
5) フランクル V E．1972／山田邦男監訳．2002．意味への意思．東京：春秋社．
6) 総務省統計局．人口推計―2020 年（令和 2 年）8 月報．2020.（総務省ウェブサイト：2020 年 9 月 3 日検索）
7) 日本政府観光局．2019 年訪日外客数.（日本政府観光局ウェブサイト：2020 年 9 月 3 日検索）
8) 総務省国際戦略局．多言語音声翻訳の社会展開に向けて．2018.（総務省ウェブサイト：2020 年 12 月 1 日検索）
9) 訪日外国人に対する適切な医療等の確保に関するワーキンググループ．「訪日外国人に対する適切な医療等の確保に向けた総合対策」の進捗状況．2019.（健康・医療戦略推進本部ウェブサイト：2020 年 12 月 1 日検索）
10) 飯田奈美子，森田直美，岩本陽子ほか．地域の実情に沿った医療通訳システムを構築していくための課題分析と提案―全国の国際交流協会等や NPO に対するアンケート調査結果から．国際保健医療．2018；33（3）：174.
11) エマニュエル・ドット．家族システムの起源 1［上］．石崎晴巳監訳．東京：藤原書店；2016.
12) 瀬地山角．世界の中の日本の家族．東京大学公開講座　家族．東京：東京大学出版会；1998.
13) 落合恵美子．近代家族の曲がり角．東京：角川書店；1999.
14) 姫岡としこ．ヨーロッパの家族史．東京：山川出版；2008.
15) 森謙二．はしがき．比較家族史学会編．家族―世紀を超えて―．東京：日本経済評論社；2002.
16) 久保田裕之．家族と住むのが当たり前という規範．牟田和恵編．家族を超える社会学―新たな基盤を求めて．東京：新曜社；2009.
17) 釜野さおり．第 5 章 2．レズビゲイ家族の実践から「従来の家族」を問う―血縁は家族の結びつきの基盤か．牟田和恵編．家族を超える社会学―新たな生の基盤を求めて．東京：新曜社；2009.
18) 外務省．JAPAN SDGs Action Platform．SDGs とは？（外務省ウェブサイト：2020 年 12 月 1 日検索）
19) 独立行政法人　国際協力機構 JICA.（JICA ウェブサイト：2020 年 12 月 1 日検索）
20) ミレイユ・キングマ．2006/井部俊子監．山本敦子訳．2008．国を超えて移住する看護師たち―看護と医療経済のグローバル化．東京：エルゼビア・ジャパン．
21) 国際移住機関（IOM）．IOM とは.（IOM ウェブサイト：2020 年 12 月 1 日検索）
22) 法務省．人権教育・啓発に関する基本計画.（法務省ウェブサイト：2020 年 12 月 1 日検索）
23) 司馬遼太郎．二十一世紀に生きる君たちへ．東京：世界文化社；2001.

第VI章

社会的要配慮者の看護と倫理

この章を学ぶにあたって

1. 社会的要配慮者にはどういう人たちがいるのか，どのような倫理的課題があるのかを知る
2. 社会的要配慮者に対し，どう配慮することが看護師に求められているのか考える

はじめに

　社会の中で弱い立場にある人々は「社会的弱者 vulnerable people/population」と呼ばれています．しかし，この語には弱者ではない者の優越感のようなものが感じられますので，本章では，「社会的要配慮者」という語を用いることとします．このような人々は単に弱い立場にあるだけではなく，社会から排除されたり否定的な評価を受けたりして苦しんでいます．看護は伝統的に，こうした人々に配慮し手を差し伸べてきました．

　社会的要配慮者とは誰を指すかというと，まず貧困の人があがります．貧困の人は病気を予防するだけのお金がなく，病気や障害を負うとさらに貧困になり，より健康を悪化させるという悪循環に陥りやすいです．また，経済的な問題に加え，健康を維持向上するための知識が乏しかったり，周囲の人との関係が希薄であったりして，多くは孤立しています．日常のケアを通じ，看護師の配慮が伝わると，誰かからあたたかいものを渡されたという記憶になります．

　米国のアデイ Aday は，社会的に脆弱な人々を詳しく説明し，「家庭内に虐待のある人」「ホームレスの人」「移民・難民」など[1, p.54-90]をあげています．文化や社会制度が異なれば，社会的要配慮者は異なります．本章では，認知症がある人，難病の人，貧困の人，虐待問題を抱える人，受刑者，障害者*を取り上げます．

▌文献▐

1) Aday LA. Who are the most vulnerable? In：At Risk in America：The Health and Health Care Needs of Vulnerable Populations in the United States. 2nd ed. Hoboken, New Jersey：John Wiley & Sons；2002.

---

*公的機関などで障がい者という表記の使用が少しずつ増えてきていますが，法令や政府資料などの表記の現状から，本書では「障害者」としています．

1 認知症

この節で学ぶこと

1. 認知症ケアにおける倫理的課題について考える

平成 29 年度版高齢社会白書は，65 歳以上人口中の認知症有病率について，2012 年には7 人に 1 人であったものが，2025 年には約 5 人に 1 人に増えると推計しています．高齢の認知症者は，「何もわからなくなる」「何もできなくなる」という偏見をもたれ，人としての尊厳も保障されない状況におかれることがあります．認知症のケアでは，認知機能障害，およびそれによる行動・心理症状（BPSD, behavioral & psychological symptoms of dementia）に対するケアと，倫理的側面に対するケアの両方を十分考慮する必要があります．

A. 意思決定への支援

1 ● 医療選択での意思決定

医療提供ではインフォームド・コンセントが原則ですが，認知症者ではそれが難しいということで，医師からは，本人が本当に理解しているかがわからない，あるいは同意が有効かわからないので，侵襲的な治療はしない，本人の意思がわからない場合は侵襲的な治療はしないと決めているなどの声が聞かれています[1, p.11]．また，医療行為にかかわる意思決定が，最初から家族や親族に委ねられている場合も少なくありません．

> **事例 57　胃瘻造設をめぐる意思決定**
>
> 村田さんは 80 歳代の男性．数年前に認知症を発症し，妻（70 歳代後半）と 2 人で自宅で生活していたが，1 年ほど前から誤嚥性肺炎での入退院を繰り返している．先日も誤嚥性肺炎で救急搬送されたため，主治医から妻に対して胃瘻造設について説明があった．
>
> 村田さんは若い頃から食べることが楽しみであり，日頃口癖のように「人間は口から食べられなくなったら終わりだな」と言っていたとのことであったが，妻は，「主人には少しでも長く生きていてほしいから」と胃瘻造設を望んでいる．

2 ● 認知症者への経管栄養法

認知症における摂食・嚥下障害では，摂食嚥下困難だけでなく摂食拒否や過食なども起こりえます．摂食拒否の場合は，臨床的には，栄養状態低下と，褥瘡発生率の上昇や免疫

力低下および生存期間短縮などの間に相関関係があり，ただちに胃瘻造設とはならないとしても，適切な栄養管理が重要な課題です[2, p.154]．また，誤嚥性肺炎の発症率も高く，事例57のように，誤嚥性肺炎の予防を目的に胃瘻造設が勧められることも少なくありません．しかし胃瘻や他の経管栄養法でも，最も頻繁に認められる有害事象は誤嚥性肺炎であることから，摂食困難な認知症高齢者に対してとるべき方法は経管栄養法ではなく適切に配慮された食事介助だとの指摘もあります[2, p.155]．

日本老年医学会は2012年に，「人工的水分・栄養補給の導入に関する意思決定プロセスのフローチャート」[3, p.23]を示しています．その意思決定プロセスでは，命の質に対する関係者それぞれの価値観が複雑に絡み合い，実際の選択・決定は容易ではないでしょう．

3 ● 意思決定能力の評価と本人による意思決定へのサポート

認知症者の認知能力評価には，改訂長谷川式簡易知能評価スケール（HDS-R, Hasegawa Dementia Scale-Revised）やアルツハイマー型認知症の重症度評価（FAST, Functional Assessment Staging）などのツールが用いられます．しかし，これらは同意能力の有無を決めるものではありません．同意能力は，（同意能力が）「あるかないか」の二者択一の評価ではなく，「不十分」という評価が妥当です．実際に看護師は，日頃の患者とのかかわりの中から言語による同意だけでなく，手の動きや行動，表情などの細かな観察や情動反応などから本人の意思を判断しています．

医療者は，医療行為の有無が身体に与える影響を患者に説明し，それを踏まえて本人がどう選ぶかに主眼を置いてしまいがちですが，認知症者本人はそこには関心がない場合もあるのです．事例57の場合，村田さんにとって「食べる」ことは，栄養面だけでなく，「楽しむ」という意味がとても大きいものでした．つまり，もし誤嚥性肺炎を予防するために胃瘻を造設し，経口摂取を禁止すれば，村田さんの心的ストレスが増大することは必然であり，無害・善行の原則に照らしても望ましいことではありません．

この事例のように本人が大事にしてきたことが明確である場合には，たとえ認知能力が下がっていたとしても，本人の意思を推測することは可能です．ここでは胃瘻を造設するかどうかを決定することがゴールなのではなく，村田さんが大事にしている「口から食べる楽しみ」をどう確保していくか，そのために胃瘻造設をどう位置づけていくのかを考えてサポートしていく看護が必要です．

4 ● 第三者による意思決定

認知症者への治療をめぐって，「患者が重い認知症である場合には，インフォームド・コンセントを誰に対して行うか」，また，「胃瘻造設や手術など，大きな侵襲を伴う医療行為の同意を誰から得るのか」という問題が指摘されています[4]．さらに，思考能力が低下している本人のために意思決定を委ねる家族や親族がいない，または家族の協力が得られない，という事情も発生しています．

認知症者が地域で暮らすための支援制度として，**成年後見制度**が2000年4月から導入されましたが，この成年後見人には医療に関する同意権はありません．今もこの状況に対する改正はされておらず，別の法律も制定されていないままであり，医療現場ではやむを得

ず公的あるいは準公的なガイドラインに沿って対応しています.

いずれにしても, 家族や親族, 後見人等の第三者は, あくまでも本人による意思決定を支援する立場です. 第三者が単独で判断するのではなく, 関係者との協働のもと, 本人の意思を可能な限り推定する必要があります.

B. 認知症高齢者の行動抑制に関する問題

事例 58 認知症患者への抑制

酒井さんは75歳の男性で, 肺がんの疑いがあり精密検査目的で入院した. 入院前より軽度の認知症があるとの情報があったため, 安全確保のためにベッドサイドにマット式の離床センサーを設置した. しかし, 入院2日目の夜, 病室を抜け出して転倒したことをきっかけに, 酒井さんのさらなる安全確保のために, 消灯 (21時) から朝 (8時) まで身体抑制をすることが提案された.

1 ● 入院による環境の変化

認知症者は認知機能の低下により, 環境の変化に対応しにくい状況にあります. 病院は白い壁, 白い床, 同じ部屋が並び, トイレの位置などを把握しにくい環境です. そのような慣れない環境の中で緊張し, 少なからず身体的な苦痛を抱え, さらに加齢により視力や聴力などの感覚機能も低下しているため, ますます不安感が高まり, 結果, 認知機能をさらに低下させます. 酒井さんの夜間病室を抜け出した行動は, 自分が恐怖を感じている場所から逃げ出そうとした行動だったのではないかと推測できます.

環境変化による緊張や不安を少しでも和らげて, 認知症症状の悪化を予防するために, 患者が普段使っている身のまわりの物を持参してもらったり, 見当識障害を補うために医療者が病室に行くたびに自己紹介をしたり, ここがどこなのか, なぜここにいるのかなどを繰り返し伝えるなどのかかわりを心がけることが必要です.

2 ● 安全の確保と自由の保障

デービス Davis は『認知症と倫理』の講演で,「認知症の方を心にかけ, 一定の自由を守りながら同時に安全を保つにはどうすべきでしょうか」[5, p.43]と問いかけ,「看護師は安全だけを考え行動しがちですが, 安全か自由かの一方だけを選ぶのではなく, 妥協案を探るべきです」と述べています[5, p.44].

看護はいかなるときも, ケア対象者の安全, 安楽, 尊厳の保障に心を配ることが大切です. 酒井さんに対しても, 安全の確保のみに偏った対応ではなく, 酒井さんにとっての安楽, または安心および尊厳を確保するための看護も同時に考えていくことができれば, 抑制という選択肢のみが強調されることはなかったのではないでしょうか.

C. 家族介護者をめぐる課題と支援

　家族には，長い時間をかけて築いてきた家族の歴史や役割，関係性があります．認知症という病気はその役割や関係性を変えてしまいます．家族は身内が認知症になった現実を受け入れられないまま，自分自身も混乱に巻き込まれています．元気だったときの父親や母親，夫や妻の姿と，目の前にいる認知症になった人の姿をイコールで結びつけられず，葛藤に苦しんでいます．そのような状況の中で家族は，患者の代理意思決定や生活上のサポートなど多くの役割を担うことになります．

1●家族介護者にとっての「つらさ」

　家族介護者は，将来への不安だけではなく，これでよかったのかという過去への後悔もある．また本人から非難されたり，思うようなコミュニケーションがとれない中での本人との関係構築にストレスを感じる．近所の人や世間による偏見・差別的な言葉や態度により心に傷を受けるなどさまざまなつらさを感じています．しかし，そうしたつらさがある一方で介護によって，家族の絆が深まったり，家族介護者自身が成長したり，生き様を考えるような機会になることが望まれます．

　「認知症の人，ご本人の QOL はもちろん重要ですが，QOLs（Quality of lives），すなわち家族介護者を含めた関係者全員の QOLs もたいへん大切な倫理的考慮に値するもの」と箕岡は述べています[6, p.48]．家族介護者の心身の負担軽減はもちろん，家族介護者の生活の質が守られ，さらに彼らが充足感を感じながら介護が継続できるような支援体制の構築が望まれています．

2●家族介護者への支援

　認知症人口の増加に伴い，介護する家族も増えています．家族介護者が，自分の健康や生きる喜びを大事にして，仕事や趣味，社会的役割など介護以外の生産的活動や所属をもち続けながら，介護が継続できることが望まれます．たとえば家族が本人と物理的な距離をおくことができるデイサービスやショートステイの活用は，①家族が心身を休めることができる，②自分の時間が確保できたことで自分を取り戻せる，③支えられている感覚をもつことで孤立感解消につながるなど複数の効果が期待できます．

　しかし，そうした介護サービスは無料ではないため，重なるサービス利用費を支払うことを考えると仕事を辞めて自分で介護したほうがよいと考える人もいますが，年金や貯金での介護生活継続にも限界があります．つまり，介護サービスの情報提供や活用を推進するだけではなく，それぞれの家族介護者が抱える個別の事情に配慮した支援が必要です．

　これからの家族介護者支援施策には，家族介護者を「要介護者の家族介護力」として支援するだけでなく，「家族介護者の生活・人生」の質の向上に対しても支援する視点をもつこと，そのためにまずは，市町村および各地域包括支援センターや介護支援専門員等の専門職による介護者アセスメントと相談機能の強化が必要であることが指摘されています[7, p.8-10]．

　わが国の認知症ケアは，施設や病院等での集団ケアから地域での個別ケアに重点が移っ

てきています．支援の取り組みは，医療や介護，福祉などの専門職だけでなく，地域住民や民間企業等にも広がりつつあります．そうすることにより，認知症になっても住み慣れた地域のよい環境で，自分らしく暮らし続けることのできる社会が実現されていきます．

学習課題

1．認知症の方が地域で生活するために，本人と家族に対してどのような支援ができるのか話し合いなさい．

■文献■

1) 成本迅．認知症の人の医療選択と意思決定支援　本人の希望をかなえる「医療同意」を考える．京都：クリエイツかもがわ；2016.
2) 会田薫子．延命医療と臨床現場―人工呼吸器と胃ろうの医療倫理学．東京：東京大学出版会；2011.
3) 社団法人日本老年医学会．高齢者ケアの意思決定プロセスに関するガイドライン―人工的水分・栄養補給の導入を中心として．2012年6月27日．
4) 熊田均．認知症患者への成年後見制度による支援と限界．日本老年医学会雑誌．2016；53（3）：231.
5) 小西恵美子．看護倫理を考える言葉．東京：日本看護協会出版会；2018.
6) 箕岡真子．認知症ケアの倫理．第3版．東京：ワールドプランニング；2014.
7) 厚生労働省．市町村・地域包括支援センターによる家族介護者支援マニュアル―介護者本人の人生の支援．2018年3月．

2 難病—筋萎縮性側索硬化症 (ALS) を中心に

この節で学ぶこと

1. 筋萎縮性側索硬化症（ALS）の疾患の特徴や経過を理解する
2. ALS の人が遭遇する意思決定場面と，倫理的意思決定を支える看護について考える

　日本の難病法で指定されている難病は，2020 年 7 月現在で 333 疾病ありますが，ここでは筋萎縮性側索硬化症 amyotrophic lateral sclerosis（ALS）を取り上げます．ALS の人は生死にかかわる多くの決定を短時間でしなければならないため，看護師は多くの倫理的課題に直面します．

A. 筋萎縮性側索硬化症 (ALS) とは

　ALS は，主に中年以降に発症し，上位運動ニューロンと下位運動ニューロンの細胞体が散発性・進行性に変性脱落する神経変性疾患[1, p.X]とされています．ALS の人は，筋肉がしだいに細くなり，体を動かすこと，言葉を発すること，食物や飲み物を飲み込むことができなくなり，呼吸をする筋肉も麻痺して働かなくなるため，最終的には呼吸ができなくなります．一方で認知や思考の機能は低下しないため，考えたり，感じたり，判断したりすることは，ほとんどの人は通常どおり行うことができます．現在のところ ALS を完治させる治療法はなく，また発症から死亡までの全経過の平均は 40.6±33.1 ヵ月[2]といわれ，短い期間に生死にかかわる多くの選択を，ALS の人自身がしていかなければなりません．

事例 59 生きることをも左右する ALS の人の意志決定

　斎藤さん（男性）は，65 歳の時に全身の筋力が低下し始め，3 ヵ月後に ALS と診断されました．日に日に身体機能が低下し，その半年後には体位変換，排泄介助，痰の吸引など，24 時間の介護が必要になりました．その頃は妻が全面的に介護を担い，妻は深夜でも 2〜3 時間おきに痰の吸引や体位変換などをしていました．その数ヵ月後には発語や会話ができなくなり，コミュニケーションには文字盤が必要になりました．ほどなくして斎藤さんは飲食物の飲み込みができなくなり，胃瘻が造設され，さらにその数ヵ月後，自力での呼吸が難しくなりました．斎藤さんは症状が出始めて 1 年半後に人工呼吸器を装着するかしないかを決める時がきました．斎藤さんは発病後間もない頃から「その時がきたら，人工呼吸器を装着して生きていく」と決めていました．しかし，

介護をがんばっていた妻が，突然胃がんになりました．斎藤さんは「人工呼吸器をするのはやめる」と言うようになりました．

　ALS の人の多くは，斎藤さんのように比較的短期間に全身が動かなくなり，嚥下（えんげ）や呼吸が不自由になり，食事，排泄，入浴などの日常生活の大部分を，他者の介助に頼って生活することになります．ALS の人は次から次へと自己決定を迫られます．胃瘻を作らず栄養補給をしない，あるいは人工呼吸器を装着しないという選択は「死を選ぶ」ことを意味し大変重い決定です．これらの決定は「筋萎縮性側索硬化症診療ガイドライン」[3, p.60]には，本人の自己決定で決めるように述べています．しかし中には病気になったことを受け止められない人もいて，そのような人にも待ったなしで決定の時はやってきます．

　ALS の人がどう自己決定していくか，それを左右するのは病気そのものもありますが，周囲の環境ということもあり，ここに大きな倫理的課題があります．人工呼吸器を装着することは，生き続けられることであると同時に，家族に 24 時間の介護を強いることでもあります．そのため上記の斎藤さんのように，妻の病気で生きる選択をやめてしまう人もいます．「私の中学生の子どもが成人するまでは生きたい」と言って人工呼吸器の装着を選択した人がいます．その女性には，夫と実母が交代で介護を行っています．しかし別の女性は「60 歳代の夫からは介護を受けることはできないので，人工呼吸器はつけない」と言います．また別の人は，配偶者も子どももなく，「親が高齢でとても介護はしてもらえないから，人工呼吸器はつけない」と決定します．こうした人たちの家族の中には「人工呼吸器をつけたとしても，苦しみの多い生活が待っているので，何も言えない」と沈黙する人がいますし，「お願いだから，生きてほしい」と涙を流して ALS の人に人工呼吸器の装着を説得する家族もいます．

　ALS の人の決定は，その人が住む地域の社会資源の状況に左右されることもあります[4]．ある保健師の報告では，「診断を行う医師から『呼吸器をつけると 24 時間介護が必要になり，家族は仕事を辞めなくてはいけません．入院できる病院もありません』と説明された ALS の人は，一人も呼吸器を選択しなかった[5]」としています．ALS の人は，難病法や障害者総合支援法により，居宅介護，短期入所，補装具，日常生活用具の支援などを含むサービスを利用できることになっています．しかし問題は，その人に必要なサービスが，その人の住む地域で受けられるかどうかです．

　人工呼吸器を装着するほどの人は 24 時間の介護が必要ですが，深夜まで対応してくれる事業所がある地域もあれば，ない地域もあります．このような状況を「**社会的資源の地域格差**」といいます．家族の状況，医師の説明内容，地域資源の状況で，生きることの選択が変わるという現実があるのです．

B. 倫理的意思決定を行う支援に向けて

　ALS の人の自己決定支援については，日本神経学会がガイドライン[1]を示しており，医療従事者が適切に情報提供をすることと，本人と家族，多職種が十分に話し合いをし，方

針を決定することを強調しています．また，厚生労働省の「人生の最終段階における医療・ケアの決定プロセスに関するガイドライン」も同様のことを述べています．ALSの人には支援制度や使用できるサービスの情報を詳しく知ってもらい，そのうえで決定してもらう必要があります．そして，本人と家族，および多職種が，倫理的に話し合いを進めることが最も大切で，そのためには，参加する一人ひとりが責任の重さを自覚する必要があります．ALSの人が家族の状況ばかり考え，自身の生きる希望を失ってはいないか，決定した内容が本当に当人の意思といえるのか，これらを多職種間で慎重に議論し決定していく必要があります．

　最後に，上述の報告をした保健師[5]の行動を述べておきます．この保健師は，担当することになった地域でALSの人が人工呼吸器を選択しないことに違和感を抱いたそうです．そこで保健師は，地域内の機関への意向調査を行うなど，自分で「地域に働きかける」行動をとりました．その行動により，「いくつかの事業所が夜間介護サービスを開始するようになった[5]」ということです．出会った事象に違和感をもったなら，「専門職として自分にできることは何か」と考え，次にその考えを行動に移し，地域の課題解決に努力することの大切さを，この保健師の行動から学ぶことができます．

学習課題

1．ALSの人が自己決定していく内容には，本書で示した要因以外にどのようなことが影響するか考えなさい．

■ 文献 ■

1) 「筋萎縮性側索硬化症診療ガイドライン」作成委員会．序章．筋萎縮性側索硬化症診療ガイドライン2013．東京：南江堂；2013．
2) 桃井浩樹，進藤政臣，柳澤信夫ほか．本邦における筋萎縮性側索硬化症の病勢経過―厚生省特定疾患神経変性疾患調査研究班調査より．神経研究の進歩．2004；48（1）：133-144．
3) 「筋萎縮性側索硬化症診療ガイドライン」作成委員会．告知，診療チーム，事前指示，終末期ケア．筋萎縮性側索硬化症診療ガイドライン2013．東京：南江堂；2013．
4) 隅田好美．筋萎縮性側索硬化症（ALS）患者における人工呼吸器装着の自己決定過程―患者・家族・専門職の認識のズレと相互作用による変化．社会福祉学．2005；46（2）：52-63．
5) 樋上静．倫理的場面に直面したとき．関わり方の極意―新人保健師よ，訪問を恐れるな．地域保健．2015；46（5）：42-47．

3 貧　困

この節で学ぶこと

1．貧困とは何かを知り，健康への影響について考える
2．貧困状態にある対象の看護について考える

A. 貧困とは

1 ● 貧困の概念

　貧困 poverty の定義は1つではなく，国や機関によってさまざまです．国連開発計画（UNEP）は，「教育，仕事，食料，保険医療，飲料水，住居，エネルギーなど最も基本的な物・サービスを手に入れられない状態」を貧困と定義しています．すなわち，UNEP は貧困を，生存に必要な住む場所，お金，食事，病気になったら治療を受けられるかなど，生命の維持はもちろん，健康的な生活ができるかどうかという観点で定義しています．

　また，以下のように，絶対的貧困と相対的貧困という定義もあります．

　絶対的貧困とは，必要最低限の生活水準が満たされていない状態を指します．具体的には，住む家がない，食事を摂りたいが食料がない，食料を購入するお金がない，栄養不足により子どもの体重が平均の数字を下回るといった状態などです．

　相対的貧困とは，国や社会，地域などの集団の大多数より貧しい状態のことです．たとえば所得という視点でみると，「国民の所得の中央値の半分未満」は相対的貧困にあたります．

　以上のように，貧困の概念は，物質的資源の獲得（通常は所得）の絶対的低さの問題だけではなく，社会経済的不公平すなわち，格差の視点を含んでいます．このほかにも，「剥奪」や「社会的排除」の視点から貧困をとらえる考え方もあります．

2 ● 貧困をめぐる課題

　上述のとおり，貧困には，格差の視点が含まれています．昨今，「子どもの貧困」や「高齢者の貧困」といった事柄を，メディア等でも見聞することが多くなりました．貧困の増大や格差の拡大が健康に悪影響を及ぼし，それによっていわゆる**「健康格差」**[1, p.2]が生じ，そのことがさらに，貧困の増大，格差の拡大を増長し，将来や次世代に影響を及ぼし，貧困の再生産や格差の固定化をまねくことが，多くの研究結果で示されています．

3 ● 貧困と健康格差

　健康格差とは，社会的な背景が異なるグループ間の健康状態の違い，あるいはばらつきのことです．住んでいる国や地域，人種，民族，国籍，所得や資産，教育歴，職業や職位など，さまざまな社会的背景による健康格差があることが知られています．

　国際的な動向として，2008年に世界保健機関（WHO）から，『健康格差を子どもの世代に残さない：Closing the gap in a generation』が出版されています．また，2011年の国際会議（健康の社会的決定要因に関するリオ政治宣言）では，社会的な要因による健康格差は許容されるべきではなく，是正されるべきであると宣言されています．

　国内では，厚生労働大臣告示「健康日本21（第二次）」において，「健康格差の縮小」が明確に謳われています．これら国内外の動向をみても，貧困は，決して貧困状態にある個人の自己責任ではありません．**日本国憲法第25条（生存権保障）**に照らしても，看護師は健康格差の是正に向けて取り組まなければなりません．

4 ● 看護の取り組み

　ナイチンゲールは，1869年に現代の生活保護に通じる基本原理を，「救貧覚え書（A Note on Pauperism）」[2]に残しています．また，2004年の国際看護師の日には，「看護師：貧困に苦しむ人々とともに闘う（Nurses：Working With the Poor；Against Poverty）」が，テーマとして掲げられました．

　日本では，大阪の西成（あいりん地区），横浜の寿町，東京の山谷の「日本三大ドヤ街」といわれる場での保健師活動などから，貧困状態にある人々に対する看護実践がうかがえます．ドヤ街（宿泊のヤドを逆読みしドヤと呼ばれる）とは，簡易宿泊所が立ち並ぶ街を指し，いずれも大都市にあるという点から，高度経済成長時に多くの建造物を作るため，必要な労働者がいっせいに集まり，景気が傾くとともに仕事を失い，今の街が形成されている背景があります．

B.　貧困状態にある対象の看護

> **事例 60　ドヤ街の片隅で路上生活を送っていた76歳の単身男性**
>
> 　好景気の時代に，職を求めて田舎から労働者の街（ドヤ街）に住み，日雇い労働者として建築稼業．景気低迷の時代となり，建設関係の仕事はなく，アルミ缶回収などで小銭を稼ぐ生活であった．73歳を超えた頃から，体力の衰えもあり，労働収入はなく，路上生活を送っていた．ドヤ街には顔なじみの仲間が多くおり，「ゲンさん」の愛称で慕われていた．ゲンさんは，元来のアルコール好きで，ここ最近は，昼間からアルコール濃度の高い焼酎を飲む生活を送っていた．ゲンさんの口癖は「俺が建てた，あのビルがみられる，ここからは絶対に離れない」であった．
>
> 　この地区を担当している保健師が巡回を行っていると，具合の悪そうなゲンさんと出会う．「ここ2日は，好きなアルコールも飲めず，食事も食べれていない」と言う．病院受診を勧めるが，自らの死期を知ってか「俺は，ここで死ぬ」の一点張りで，受診を拒否した．保健師は，その日以来，ゲンさんのことが気がかりとなり，毎朝，通勤の

途中にゲンさんを見舞った．3日目の朝，仲間たちが，ゲンさんを取り囲んでいた．保健師の姿を見つけると，仲間の一人が，「あっ 保健師さん 大変，ゲンさんが，さっきから返事してくれない」．保健師が駆け寄ると，意識のないゲンさんが倒れていた．保健師は救急車に同乗し，ゲンさんを病院へ運んだ．肝臓がんの全身転移，余命1～2日と医師から告げられた．病院の看護師から，親族の方は？　身元引受人は？　と問われた．保健師は，**身寄りもない，住むところもない，お金もないこと**，「あのビル」に"生きがい"を感じている人であることを告げた．ゲンさんは，搬送先の病院の個室に入院した．翌朝，朝日が差し込む窓から，あのビルが見える病室で，一人静かに息を引き取った．

a. ゲンさんのことが気がかり

　この時点で無理に受診を強制せず，あくまでも，ゲンさんの意思を尊重しており，受診を拒否したとしても，ゲンさんという一人の人間に関心を寄せ，応えようとする姿にこそ"ケア"というものを感じます．

b. ゲンさんの思いの代弁と看護職間の連携

　意識がなく，いよいよ生命の危機が迫った局面で，保健師は判断し，ゲンさんの意思に反して，病院へ搬送した．路上での死を回避するという"社会的適切さ"による判断といえる．そして，もの言えぬゲンさんに代わり保健師は，**客観的事実**とともに，ゲンさんの思いを代弁した．これを受け，病院の看護師は，人生の最期にある"ゲンさん"の価値観を尊重し，"あのビルが見える"病室を調整した．真の連携とは，事例中の保健師と看護師との間にみられる実践のように思います．

c. 身寄りなし，住所不定，お金がない人の受療権保障

　このような事例の場合には，①生活保護法第25条による，路上生活者が医療機関に救急搬送された際，その医療機関からの連絡により，同医療機関を管轄する自治体が，保護を実施する（職権保護や急迫保護という）．もしくは，②無料低額診療事業実施医療機関による，無料での医療提供を受ける．以上の2つの方法が想定されます．無料低額診療事業とは，主に，社会福祉法に基づく，第二種社会福祉事業として実施されるもので，生計困難者が経済的な理由により必要な医療を受ける機会を制限されることのないよう無料または低額な料金で診療を行う事業です．同制度の対象は，低所得者・要保護者・ホームレス・DV被害者・人身取引被害者等の生活困難者となっています．

　また，身元保証人がいないという理由で医療機関が当該患者の診療を拒否するようなことがないように，2018年4月に，厚生労働省医政局から通知が出され，そして2019年3月に，「**身寄りがない人の入院及び医療に係る意思決定が困難な人への支援に関するガイドライン**」が発出されました．

　制度は頻繁に変わっても，人々の尊厳や健康を護る精神はゆるぎません．看護師は，困っていると自ら訴えない方の"訴えなき声"に最初に気づくことが多い職種です．"訴えなき声"を看護師が代わりに発する（代弁する）ことが，ニーズに応えるということです．代わりに発したその声を，ソーシャルワーカーへ届け伝えることから，多職種連携が始まります．

学習課題

1．事例を通じて，ケアとは何かについて，グループでディスカッションしなさい．
2．身寄り・住むところ・お金のない方が，あなたの勤務する病院を受診したと仮定し，どのようにかかわるか書き出しなさい．
3．貧困に関連する福祉制度を調べなさい．

文献

1）　近藤尚己．健康格差対策の進め方―効果をもたらす5つの視点．東京：医学書院；2016.
2）　Florence Nightingale．金井一薫訳．付録 A Note on Pauperism（救貧覚え書 1869 年）．現代社白鳳選書 18 ケアの原形論（新装版）．第 2 版．東京：現代社；2005.

4 家庭内で起こる虐待

この節で学ぶこと

1. 子どもや障害者, 高齢者が安心し安全な家庭環境で生活することの大切さを理解する
2. 虐待問題の理解を深め, 問題発見の際の看護師の役割について理解する

A. 虐待とはどういうことか

1● 虐待とは

　虐待は家庭, 学校, 職場などさまざまな場で起こっていますが, 本項では家庭内の虐待に焦点をおきます. 人は誰でも, 安全にまた安心して生きる権利があり, 家庭の中で愛情やあたたかい感情を受けることはその基本といえます. しかし, そうではない現実があります. 本来なら愛情とおたがいの尊敬のもと, 強い絆で結ばれているはずの家族ですが, 子どもや配偶者, 高齢者, 障害者が虐待を受けている事実が明らかになっています. 虐待は強者から弱者への暴力で, 人権侵害の問題です.

　虐待には, 叩く, 蹴る, 物を投げつけるなどの暴力を与える身体的虐待, 暴言を吐くといった心理的虐待, そのほか性的虐待, 放置 (ネグレクト), 拒絶的対応, 経済的虐待などがあります.

　また, 子どもに対して, 親や介護者, 養護者などが食事, 排泄, 入浴などの日常生活の世話を怠ったり適切に行わない, あるいは微笑みかけや語りかけが少ない, などにより, 子どもの心や身体の健全な発育を阻む行為は「**マルトリートメント (不適切な養育)**」と呼ばれ, 虐待に含まれます. 配偶者や親密な関係の中で起こる暴力 (**ドメスティック・バイオレンス**, DV) も, 配偶者に対する虐待であると同時に, 子どもに対する心理的虐待であるといわれています.

　子どもや障害者, 高齢者の多くは, 虐待を受けたとしても「助けて」と言うことができず, 虐待問題は家庭という密室に隠れて続いていきます. 虐待をみつけた人は関係機関に通告することが法律 (脚注*参照) で義務づけられています.

---

* ・「児童虐待の防止等に関する法律 (平成 12 年施行, 通称, 児童虐待防止法)」
　・「配偶者からの暴力の防止及び被害者の保護等に関する法律 (平成 13 年施行, 通称, 配偶者暴力防止法)
　・「高齢者虐待の防止, 高齢者の養護者に対する支援等に関する法律 (平成 18 年施行, 通称, 高齢者虐待防止法)」
　・「障害者虐待の防止, 障害者の養護者に対する支援等に関する法律 (平成 24 年施行, 通称, 障害者虐待防止法)」

2 ● 虐待の特徴

　虐待の特徴の1つは，判断が難しくてグレーとでもいえる事例が多いことです．育児，介護，養護で疲弊し，子どもや障害者の世話が十分にできないような場合，どれが通常の育児や介護，養護なのか，または厳しいしつけなのかの判別が難しく，またそれらと虐待との線引きが難しいことが多いのです．

　2つめの特徴は，ものごとを見ている人により，虐待あるいはマルトリートメントであったりそうでなかったりすることがあることです．ある看護師は，デイサービスを終えた高齢者を自宅に送り届けたとき，テーブルに1斤の食パンが未開封のまま置かれていることに気づきました．その食パンを見て看護師は，「ひょっとしたら，このパンはこの方の夕食で，夕食はパンだけなのだろうか，朝食もこれだけかもしれない」と思ったそうです．このようなとき，食パンがあることに気づかない人もいれば，気づく人もいます．気づいたとしても，「ここに食パンがある」としか思わない看護師，「夕食が準備されている」と思う看護師，あるいは「夕食がこれだけだとしたらちょっとひどいな」と思う看護師など，見方はいろいろです．もし，看護師自身が夕食も朝食も食パンだけという生活をしているとすると，対象者の夕食が食パンだけだったとしても違和感はなく，マルトリートメントや虐待を疑うことは少ないでしょう．虐待なのか，普通のことなのか，あるいは，しつけやちょっとした喧嘩や怒りが表出しただけなのかの判断は，そこに居合わせた看護師の生活背景や価値観で異なりうるのです．

B. 虐待問題と看護

1 ● 早期発見と関係機関との協働

　虐待問題の解決は，個々の看護師が子どもや障害者，高齢者に対する人権侵害の問題をしっかりと理解することからはじまります．そして次に大切なことは，発見と関係機関への通告です．虐待防止にかかわる国内法（☞前ページ脚注*参照）は，虐待を受けたと思われる人を発見した者は，「速やかに，市町村，都道府県の関係機関に通告や届出をする」という**通告の義務**を明記しています．保健医療福祉業務に従事する人は，対象者に不自然な外傷を見つけたり，訪問した家庭で問題に出会ったりする機会が一般の人々よりも多いです．対象者の様子に，違和感や「何か変」と思ったときには，看護師は所属する機関の虐待に対応する部署に連絡することが大切です．

　一口に発見や通告と言っても，それはとても難しいことを知っておきましょう．保護者も世話をする家族も，虐待を受ける子どもや障害者，高齢者本人も，虐待の事実を述べることはほとんどなく，これはDVを受けている女性も同様です．「この傷はどうしたのですか？」と問いかけても「子どもが自分で転んだ，落ちた」などと述べたり「いつのまにかあざができていた」と，曖昧な答えが返ってくることはめずらしくありません．家族が「叩いた」とは言わないから，あるいは「子どもがとても可愛い」と愛情をみせているから「虐待はない」と判断してしまうのは早計です．まず，看護師は対象者や家族の話をよく聞き，全身をしっかり観察することが大切です．外傷やあざなどをみつけた場合は，「これはどうしたのですか」とやさしく問いかけて，その返答の内容もしっかり聞いてください．その

時,「あなたの言うことを信じていますよ」という態度をみせながら聞いていきましょう. 外傷の様子と, 本人や家族の言うことはそのまま記録しておきます. 話に違和感があったとしても, 対象者や家族を問い詰めることはしないでおきましょう.

　虐待問題は組織的な対応が大切ですので, 看護師が個人で判断や対応をするのではなく, まず自組織の対応部署に連絡します. 多くの医療機関には,「院内虐待対応チーム」などと呼ばれる対応部署があり, 外部の関係機関に通告をし, その後関係機関と協働しながら事実確認や必要な措置を講じることになっています.

2● 信頼関係の構築

　虐待について看護師がもう1つ知っておくべきことは子育てや世話をする家族の疲弊の問題です. 上述したように, 通告後は, まず事実の確認がされ, 次に, 市町村の福祉関連機関が中心になって対象者や家族の方々を支援する多職種の協働体制が構築される仕組み[1]になっています. 虐待が疑われた場合の基本は, 処罰や指導をするのではなく, 疲弊する家族に濃厚な支援を提供することにあります. 児童や障害者に対する虐待の場合も, 保護者や養護者を多角的に支援する方針が厚生労働省のガイドライン等で示されています.

　虐待が疑われる家族に憎しみや否定的な感情を抱くのではなく, 看護師はまず, 育児や介護, 養護の大変さと負担の問題を理解し,「大変な中で子育てや介護, 養護をがんばっている」とリスペクトの気持ちを表すことが大切です. 家族の中には,「家庭のことを知られるのが嫌」と, 相談をためらう人は少なくありません. そこで大切になってくるのは, 看護師が対象者や家族から信頼されることです. 信頼関係が築かれると, 家族は苦しいことや悩んでいることを打ち明けるようになり, それは家族の心のケアにつながります. そして, 大変な思いをしている家族に, 支援機関があることを伝え,「助けを求めてもよいのですよ, 相談にいきましょう」「相談をなさると, ご家族もご本人も楽になりますよ」と信頼する看護師から言われると,「あなたの言うことなら, そうしてみましょう」と述べる家族が少なくないのです.

学習課題

1. 子育てや高齢者, 障害者を介護する家族の人はどのような負担を抱えているでしょうか. 身体的, 心理的, 社会的負担をあげなさい.

▌文献▐

1) 厚生労働省. 高齢者虐待防止の基本.（厚生労働省ウェブサイト：検索日 2020 年 9 月 4 日）

5 受刑者

この節で学ぶこと

1. 受刑者への看護提供に際して守るべき倫理的な価値・義務について考える
2. デュアルロイヤルティという状況を知る
3. 無知の姿勢について考える

A. 受刑者を知るために

a. 受刑者とは

　確定判決に基づき刑の執行を受けている人のことで，2005年制定の「刑事収容施設及び被収容者等の処遇に関する法律」の定義（第3条）により，懲役受刑者，禁錮受刑者，拘留受刑者を総称して「受刑者」といいます．受刑者の99％以上を懲役受刑者が占めています．

b. 矯正施設とは

　「矯正施設」とは，受刑者となった人や非行少年等を収容し，改善更生に向けて処遇を行う施設の総称で，その1つに受刑者を収容する刑務所があります．

c. 矯正医療とは

　国は，受刑者らの身柄を法に基づいて拘束している以上，受刑者らの健康を守らなくてはなりません．矯正施設に収容されている受刑者らに対して行われる健康管理や疾病の治療などを「矯正医療」といいます．

B. 受刑者に対する医療と看護

1 ● 矯正医療の特徴

　一般社会の人々とは異なり，受刑者らは法律により行動の自由を制限され，施設内での生活全般にわたり，一般社会とは異なるさまざまな規制の中で生活を送ることとなります．そのため，自分の健康を自分で管理することは困難であり，受刑者らの健康管理および衛生管理の責任は矯正施設が負います．

　また，矯正医療にかかわる費用は，原則としてすべて国庫負担であり，費用の適正な使用と人権上の配慮を両立させながら，社会一般の水準に照らし適切な医療上の措置を講じる必要があります．言い換えれば，「必要にして過剰とならない医療」の実践といえ，公平性・中立性・一貫性の原則に基づいた対応が求められます．

2 ● 矯正医療に従事する看護師

　矯正医療に従事している常勤看護師の2019年度定員は，全国で403名となっています．この数は，わが国の就業看護師数（121万人強）からみると，全体の0.03％にすぎません．このほかに准看護師資格を有する刑務官等が，600名程度おり矯正医療を担っています．

　各矯正施設が担っている役割機能はさまざまであり，矯正施設内に医療法上の病院や有床診療所を有し，医療スタッフや医療機器が重点的に配備される施設から，学校の保健室のような規模の施設まであります．中には，医師が不在の施設もあり，看護師が唯一の医療職として，急患発生時の対応を担うなど，果たすべき役割も施設によって異なります．

C. 受刑者の看護と倫理

1 ● 受刑者にみられる健康上の課題

　受刑者には，覚せい剤使用時の注射器まわし打ちに関連したC型肝炎やB型肝炎，結核，知的障害，精神疾患，幼少期の被虐待経験者の割合が高いといった特徴があります．近年では，高齢受刑者が増加し，加齢に伴う疾病が増加しています．なお受刑者には知的障害者や精神疾患障害者が多いと思われがちですが，これらと犯罪との直接的な因果関係は否定されています．短絡的にとらえないように注意し，詳しくは，犯罪学などの成書を参考にしてください．

2 ● 看護倫理上の問題

　矯正医療の現場では，しばしばデュアルロイヤルティ dual loyalty（二重の忠誠心）に悩まされます．ここでいうデュアルロイヤルティとは，受刑者への医療提供を責務とする医療職が遭遇する倫理的ジレンマを指します．治安の最後の砦といわれる刑務所の職員として，国家の利益のために治安を護る責務と，臨床的に患者を守る責務とが対立するのです．看護師として，病気になった受刑者をケアする義務は，時として施設の管理や保安，あるいは外部の医療機関を受診する際などに，社会の安全への考慮と対立する場合があるからです．しかし，どのような時であっても，医療専門職は常に患者の最善の利益に基づいて行動すべきです．医療専門職は外部からの干渉なく（**専門職的自律性**），独立した臨床的および倫理的判断を下す権利（**臨床的独立性**）を有しています．日本の矯正医療は，保安部門に従属した形であり，保安（法務省）から切り離して医療を独立させるため，厚生労働省に移管すべきとの議論も存在します．

　一般の医療はサービス業であるともいわれるのに対し，矯正医療は刑務所等に収容されている受刑者らに提供する医療であり，受刑者が自由に医療専門職へアクセスしたり，選択したりすることはできません．したがって，矯正医療においては，公務員として，看護師として，また一人の人間として，公平で中立的で，また一貫性のある誠実な対応が求められます．

　認知機能が低下していたり外国籍であるなど，言語による病状説明に限界がある受刑者の場合には，視覚情報を用いた説明や医療通訳を介した説明を行うなどの**合理的配慮**を行います．この点は，一般の医療現場と共通する点といえます．

3 ● 無知であることの自覚と怖さを感じ続けること

　受刑者が抱えている疾患は，診療科を問わず実に多種多様です．また，受刑前には，経済的理由などから健診や医療機関を受診できずに過ごし，刑務所の健康診断で初めて病気が発見される事例を筆者も複数経験しました．このような実情から，「刑務所は最後のセーフティーネット」とも表現されています．矯正施設の看護師には，多種多様な疾患に対応できる高度な臨床実践力が求められます．また，想像を絶するような状況を生きてきた受刑者も多く，受刑者個人を理解するには難しい面も多いです．それでも，罪を犯さざるをえなかった社会や，受刑者の社会復帰に向け，社会に働きかけることは大切な視点です．これらのすべてが可能な看護師は，おそらくいないでしょう．筆者の刑務所看護師としての経験から，**無知であること**を自覚し，「この疾患について，私はわからない．だから，専門の人に教えてもらう．受刑者が今まで，どのような生活を送ってきたのかわからない．だから，受刑者本人に教えてもらう．私が行っている看護は，これでよいのかがわからない．だから，看護の専門家や他分野の専門家，一般市民の方と対話してみる」という姿勢をもつことが，矯正施設の看護に求められる倫理的態度といえるのではないでしょうか．

　また，ある受刑者が高熱を出し，点滴を行っている状況では，私は観察のために幾度もその受刑者を訪ねました．この観察に込めた思いは，受刑者個人の世界を訪ね，見張られている感じ（監視）ではなく，見守られている感じ（安心感）を受刑者に届けたいという思いでした．結果として，頻回に観察したことで，徐々に呼吸数が増し，ショック状態に陥る前兆を私に教えてくれ，異常の早期発見・対応につながりました．この観察は，受刑者の**生命に対する畏怖**から惹起され，私に関心の高まり（頻回な観察行動）を生じさせたのだと思います．この"怖さ"を感じ続けることは，看護実践の場や対象を問わず，看護の基礎・基本であるといえます．

学習課題

1. 「無知の姿勢」「生への畏敬」という言葉を調べ，看護師に求められる姿勢について考えなさい．
2. 受刑者の生い立ちや社会的背景について，各自文献を調べ，グループでディスカッションしなさい．

▌文献▌

1) ICN. 2011/日本看護協会訳. 2012. Nurses' role in the care of detainees and prisoners. 被拘禁者および囚人のケアにおける看護師の役割. （日本看護協会ウェブサイト：2020年10月20日検索）

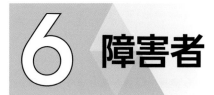

6 障害者

A. 障害者とは

　障害者基本法第二条では，障害者を「身体障害，知的障害，精神障害（発達障害を含む.）その他の心身の機能の障害（以下「障害」と総称する.）がある者であって，障害及び社会的障壁により継続的に日常生活又は社会生活に相当な制限を受ける状態にあるものをいう」としています. WHO は，障害 disability を「身体の損傷と活動の制約，参加の制限の 3 つが含まれる包括的な用語[1]」とし，「障害者は社会の角に追いやられている[1]」と述べています.「日常生活や社会生活の制限」「活動の制約」「参加の制限」は，大変重みのある言葉です. 障害者は単に心身の構造や機能が不自由というだけではなく，外出したり，人と出会って関係を築いたり，また仕事に就くことや，学校で教育を受けることにも，制限に直面しています.

　「ノーマライゼーション」という言葉があり，誰もが通常（ノーマル）の生活を送れるようにしよう，障害がある人も健常な人と同じ暮らしができるようにしよう，という考え方が近年普及しています. また，「ソーシャル・インクルージョン」という言葉は，「社会的に孤立した状況にある人々と，社会的つながりを構築し，社会の構成員として支え合うこと[2, p.300]」という意味です. 看護師は，健常者と分け隔てることなく，障害者と「お互い支え合う」視点をもつことが大変重要です.

B. 障害者への配慮

　平成 28 年 4 月から，「障害を理由とする差別の解消の推進に関する法律，（通称，**障害者差別解消法**）」が施行されています. この法律は「障害を理由とする差別の解消を推進し，もってすべての国民が，障害の有無によって分け隔てられることなく，相互に人格と個性を尊重し合いながら共生する社会の実現に資する」ことを目的としています（☞p.106, コラム）. 医療機関などで，障害者に対しどのような配慮が必要かは，厚生労働省からガイドライン[3]が出され，具体的に述べられています.

　しかし，どの人にどのような配慮が必要なのかは一人ひとり異なります. 身体障害者の

菊池さんの例をみながら考えてみましょう.

> **事例 ⑥①** **重度の身体障害がある人の介助**
>
> 　48歳の女性菊池さんは, 脳性麻痺のため, 出生時から全身に障害があります. 上肢および下肢に麻痺や拘縮があるため, 自力で立つことや歩行すること, 腕や手を動かすことはできません. また, 手掌は握りしめたまま関節が拘縮し, 自力で開くこともできません. 排泄のときは, 抱きかかえて車椅子に移動させてトイレに行き, 抱きかかえて便器へ移動させます. 尿や便の排泄が終わっても自分で拭き取ることはできません. 洗面や歯磨き, 食事もすべて介助が必要です. 認知機能の衰えはありませんが, 構音障害があり, 菊池さんの発する言葉は聞き取りにくく, 理解できるのは家族と, 長年世話をしてきたボランティアやヘルパーだけです. 菊池さんが入院して5日たったとき, 菊池さんの怒りが噴出しました. 母親を通じてわかったことは, トイレに行くときやベッドで休むとき, また検査室や診察室で違うベッドに移るときなど, 抱きかかえて移動介助を受けるときに「痛くてたまらない」とのことでした. 菊池さんは「介助のやり方は私がよく知っています」と付け加えました. さまざまな介助が必要な時に, どの看護師も菊池さんに何も聞かずにやることを憤っていたのです.

1 ● ニーズは一人ひとり違う

　身体障害者は十人十色で, 使用する車椅子1つにしても, 作りや操作方法はその人ごとにまったく違います. また, 安楽な体位を工夫するための小さな枕やクッションを用いる障害者では, これらをどこに置くかも, 背中であったり, 首の横であったり, 手に握らせたりと, 人により大きく異なります. したがって, どの方法がよいか, 対象者本人に教えてもらいながらケアを行う必要があります. 「○○さん, 痛くありませんか」「どうしたら楽になりますか」「このやり方でいいですか」などと尋ねて1つひとつのケアを行います.

　対象者に尋ね, その人にとって最良のケアの方法を選択することは看護の基本で, どの看護師でも知っています. しかし菊池さんは看護師から「聞いてもらえなかった」と怒っています. なぜこのような状況が起こったのでしょうか. おそらく看護師は「差別した」とは思ってはいないでしょう. 「言葉がよく聞き取れなかったから」かもしれませんし, 「聞き取るのに時間がかかったから」かもしれません. しかし菊池さんへの配慮が足りなかったことは事実です.

　菊池さんのような, 言葉で十分に意思を表明することが難しい人, あるいは言葉をまったく発することができない人はいます. そのような人であっても, 対象者の思いを受け止める方法はあります. あらかじめ家族などに尋ねることは不可欠ですが, それだけではなく, 障害をもつ本人としっかり対話する方法はあります. たとえば目の動き, 顔の表情, 少しだけかもしれませんが, 手や足の動きなどで「痛い」とか「いやだ」などの思いは表出されます.

2 ● 対象者と対話し最良のケアを導き出す

　最も大切なことは, 看護師一人ひとりの「対象者の思いを受け止めたい」という願いで

す．その願いを大切にする看護師は，障害者の表情や全身の状況をしっかり受けとめていけるでしょう．

　移動に限らず，何らかのケアを行うとき，「どこか痛いところ，苦しいところはないだろうか」「今日はあまり反応がみられないけれど，気分が優れないのだろうか」「こうしたらリラックスできるのではないか」と，看護師が対象者の思いを推し量ることにより，対象者としっかりと対話をすることができます．看護師と障害をもつ方とでしっかりと対話することは，双方がアイデアを出し合い一緒に最良の看護ケアの方法を見つけていくことにつながります．また対話は，互いの関係が平等で，信頼関係がないと成り立ちません．これらの点をよく知っておきましょう．

学習課題

1．障害者一人ひとりにとって不自由な内容は異なります．どのような障害があれば，どのようなことが生活していくうえで不自由になるか，具体的な例を挙げて考えなさい．

▌文献▐

1）　World Health Organization. Health topics. Disabilities.（WHO ウェブサイト：2020 年 12 月 1 日検索）
2）　秋元美世，大島　巌，芝野松次郎ほか編．現代社会福祉辞典．東京：有斐閣；2003
3）　厚生労働省．障害者差別解消法 医療関係事業者向けガイドライン〜医療分野における事業者が講ずべき障害を理由とする 差別を解消するための措置に関する対応指針〜平成 28 年 1 月 厚生労働大臣決定．

第VII章

その他の看護活動と倫理

この章を学ぶにあたって

1. 日常の看護実践の枠をこえた看護活動における倫理について理解する
2. その理解を通し，看護と社会・世界とのつながりを考える

1 看護管理者の役割と倫理

この節で学ぶこと

1. 職場内で発生する倫理的課題への管理者としての向き合い方を理解する
2. スタッフの倫理的課題の視点と管理者の倫理的課題の視点との相違を理解する
3. 管理者の倫理的意思決定のパターンを理解する

A. 看護管理者の役割

1 ● 倫理的課題を表出できる環境づくり

　看護の仕事は，知と技と心をもって人の生き死に，生活，そして人生そのものに深く関与するという性質をもっています．ふつうに生きていれば，見たり聞いたりするはずのない他人のプライベートなテリトリーに入りこむ仕事であるからこそ，看護師には倫理が問われつづけます．

　しかし，その問いかけから"たしかなありよう"を見出していく旅は，そうたやすいものではありません．世の中にはさまざまな価値観が渦巻いているからです．倫理的に判断に迷うような現象を複数の人が吟味しようとすれば，職位や職種あるいは経験年数の違い，過去の体験の違いなどが反映する複数の価値観同士が衝突することがあります．また，私という一人の人間の中にも複数の価値観が混在しているため，ある出来事に対してどの価値観を優先すればよいのかに迷うことがあるのです．

a. 看護管理者に求められること

　しかも，現場の看護師が抱える倫理的課題はさまざまです．まるで慢性疾患のように日々さいなまれるような課題もあれば，急性疾患のように突然襲いかかり，すぐに対応しなければ大変なことになるといった課題もあります．一人に複数の問題がのしかかることもあります．ですから，管理者は，どのような内容であっても，どんな些細なことであっても，相談を受けたならば耳を傾ける姿勢をもつことが何よりも大切です．スタッフが倫理的課題を表現することを奨励し，短時間であってもそれに向き合う時間と空間をつくる配慮をすることが大切です．

　相談したスタッフにしてみれば，「ここでは，このやり方だからね」とか，「それはあなた自身の問題でしょ」と返されることほど傷つくことはありません．言葉にしなくても，態度がそのようであれば同じことです．もしも，そのような対応をされたら，その本人だけでなく，その様子を見聞きした看護師も，表出をためらい，それ以後は自分の中に倫理

的課題を抱え込んでしまうことになります．

　同じ課題に出くわしても，人によってとらえ方はさまざまです．それが些細なことなのか重要なことなのかは，ある人の「価値観」という物差しではかった結果でしかないのです．課題がどのような内容なのかによって，その場で解決できることもあれば，当該職場全体で話し合うべきこともあります．場合によっては，看護部や病院全体で話し合うこともあるでしょう．いずれにしても，まずは所属部署の管理者はいったん受け止めなければなりません．スタッフには自分の価値観を否定されることなく表出できる雰囲気が必要なのです．

b. 職場の文化・職業文化

　スタッフ同士が倫理的課題の表出を妨げ合うことのないように，職場のなかでもそれを徹底する必要があります．とくに，新人，職場を異動してきた人，または中途採用の人などは配属された職場の倫理風土がよくみえます．そのため「あれ？」という気づきでモヤモヤ感を表出する機会は多くもっています．

事例 62　学校で教わった方法と違う場合

　学校で，輸液管理を習ったとき，感染の危険があるからしてはいけないと教わった方法を就職後の現場研修でやるようにと言われた．先輩は一生懸命教えてくれているので，やりたくないとは言えなかった．どういうふうに言えばいいのか迷っているうちに研修が終わってしまった．教育担当の師長さんが，気づいたことがあったらあとでもいいから言いにきてほしいとおっしゃっていたが，言いにいくべきかどうか悩んでいる．

　事例 62 のように，新人が，就職したばかりの職場で否定的な発言をすることは，まずできないでしょう．そのため，おかしいなと思ったことをそのままにするよりは，表出することが奨励されるという考え方を徹底し，それを職場内の文化として根づかせておかなければなりません．自信をもって看護にあたり，誇りをもって職場の一員であるといえるためには必要なことなのだという考え方を浸透させておくことが肝要です．きちんと表出した人に対しては，「言いにくいことかもしれないのに，よく言ってくれたね」とねぎらい，その事象に対応したあとは，「あなたのおかげで，職場の改善につながった」といった感謝の気持ちを伝えていくようにします．

　もしも，スタッフが気づいたり感じたりしている倫理的課題をそのままに放置してしまったらどうなるでしょうか．スタッフの倫理的感受性は弱まり，倫理的な関心は薄まっていきます．そうなれば，是正されるべきことに気がつかないような職場文化が形成されていきます．いったん文化として定着すると，新人や中途採用のスタッフが入ってきて何かがおかしいと思っても，少数の声はかき消され，現場になじむように強要されていきます．組織の文化が強ければ強いほど，その傾向は強くなります．

　また，看護師は患者をケアする使命を帯びているため，相手は患者だから，ある程度のことは我慢するという職業文化をもっています．

> **事例 ⑥** ハラスメントを受けた場合
>
> 　患者と約束していた時間に少し遅れてしまった．遅れたことを謝ったが，患者からは「お前」呼ばわりされ，「看護師のくせに」と暴言を吐かれた．床頭台に置いてあったコップを投げられそうになり，怖くなって部屋を飛び出した．患者を怒らせるようなことをしてしまったのは私だけど，他の患者のケアで遅くなったのであって，遊んでいたわけじゃない．こんな言われ方するのは不本意だ．この患者は，これまでも何かあるとすぐに怒鳴るし威嚇してくるから，怖くて言い返せない．あの患者にはもうつきたくない．

　事例 63 は，患者から言葉の暴力を受けた事例です．約束の時間に遅れたわけですから，患者が憤慨することは十分理解しつつも，「お前」とか「看護師のくせに」という言われ方は，自分の価値が低められる屈辱的なことです．理想的には，「他に優先せざるを得ない業務ができてしまいました．遅れてしまい申し訳ないです」と伝え，「私は看護師の○○です．お前と呼ぶのは止めて下さい」と**アサーティブ**に言うのが望ましいでしょう．しかし，患者は，何度も繰り返して暴言を吐いています．そのため，看護師としてケアしなければならないという気持ちと，怖いから近づきたくないという気持ちが葛藤するのもわかります．

　相手が患者であっても，人としては対等です．看護師だけでは対応が困難な場合，管理者は，対等な人として患者に向き合い，毅然とした態度をとることが必要です．下手に出るのでもなく上から目線でもなく，人として対等な関係の中で役割を果たしていきたい，と述べるのです．

　暴言や暴力，あるいはハラスメントなどへの対応は，その兆しがみえ始めた初期の対応が大切です．少しくらいはいいだろうと思うところからほころびが大きくなります．

　繰り返しになりますが，特に患者を援助する看護のような仕事においては，一人ひとりが自分の人権を守るためにアサーティブなコミュニケーション技術を身につけることが大切です．そのうえで，管理者には，暴力やハラスメントを絶対に許さない風土を作ることが強く求められています．

2 ● 倫理的課題を話し合う場の設定

　倫理的課題が浮上したとき，管理者や当事者がその場ですぐに対応できる場合があります．また，課題を表出した人が，その表出プロセスの中で自分なりに整理がつき，自己解決できることもあります．他方，職場全体にかかわることであったり，事態が深刻であったり，利害関係者が多岐にわたるときなどは，その課題をしかるべき話し合いの場にもっていく必要があります．

a. 倫理的課題を話し合う場はあるか

　しかし，その話し合いの場が十分に整備されていない状況が垣間みえています．**表Ⅵ-1**は，職場で倫理的課題が生じたときに，組織的に検討する場があるかどうかを示したものです[1]．

　この調査結果をみると，医療ミスに関しては 90％以上が「検討の場がある」と答えていますが，パワーハラスメントに関してはほとんどとりあげられない実態がみえます．セク

表Ⅶ-1　倫理的課題を検討する場の有無　　　　　　　　　　　　　　　　(N＝472)

倫理的課題	組織的に検討する場の有無			
	あり	なし	知らない	無回答
生命倫理にまつわること	148 (31.4%)	289 (61.2%)	24 (5.1%)	11 (2.3%)
治験	208 (44.1%)	195 (41.3%)	47 (10.0%)	22 (4.7%)
情報開示	280 (59.3%)	137 (29.0%)	36 (7.6%)	19 (4.0%)
個人情報保護	328 (69.5%)	101 (21.4%)	31 (6.6%)	12 (2.5%)
医療ミス	431 (91.3%)	23 (4.9%)	10 (2.1%)	8 (17%)
患者とのトラブル	314 (56.5%)	117 (24.8%)	28 (5.9%)	13 (2.8%)
セクシャルハラスメント	152 (32.2%)	266 (56.4%)	41 (8.7%)	13 (2.8%)
パワーハラスメント	28 (5.9%)	307 (65.0%)	113 (23.9%)	24 (5.1%)
研究倫理	138 (29.2%)	259 (54.9%)	60 (12.7%)	15 (3.2%)

[勝原裕美子. 医療における組織倫理. 病院. 2006；65（10）：844 より引用]

シャルハラスメントの対応に関しても3割程度です.「検討する場があるのかどうかさえも知らない」との回答もあり, 倫理的課題への組織的対応が十分でない状態が明らかです.

　実は, この調査の対象者はスタッフではなく, 現場の看護師長です. ランダムに選択した全国の500病院のうち, 調査協力の得られた140病院の師長1,039名に質問紙を配布し, 472名（45.6%）から回答を得たものです[2]. ですから, 同じ施設に勤める師長が複数名回答していることもあります. ただ, ここで述べたいのは, 組織的な取り組みが必要だといわれている課題に対しても対応が不十分な現状の中で, はたして日常的に頻発しうる倫理的課題に対して丁寧に対応できているだろうかという懸念です. さらに, 管理者の認識がこのような数値であらわれているわけですから, その職場に属する大勢のスタッフも同じような状況におかれているのではないかという危惧があります.

　この調査が行われた後, ハラスメントに関しては, 実態調査がいくつか行われています. しかし, それらの結果を見る限り, 10年以上が過ぎても, 状況は大きく変わっていないようです. たとえば, 病床数300未満（精神科病床なし）の中規模総合病院に勤務する398名（看護師以外も含む）を対象にした調査では, 一度でもセクハラに遭ったことがあると答えた170名（N＝398）のうち, 相談しなかったことがあると回答した人は127人（74.7%）です[3]. また, 2017年に日本看護協会が行った調査では, 1年以内になんらかの暴力・ハラスメントを経験したことのある割合は全体の52.8%（N＝2,617）と報告されています[4].

　そのような中で, 国は, ハラスメントのない社会の実現に向けて, 職場のパワハラ対策, セクハラ対策を強化するという方向性を明示しました. そして, 2020年6月には, 女性活躍推進法, 労働施策総合推進法, 男女雇用機会均等法, 育児・介護休業法の法改正が施行されています. 具体的には, パワーハラスメント防止措置を講じることが事業主の義務となりました. 今後, これらの法律改正を機に, 各組織において, 加速的にハラスメント対策がとられていくことを期待します.

b. しくみづくり

　本来なら, 日常の課題はその場で即向き合うのが最善です. しかし, 多忙な中ではそうはいきません. 今すぐ対応が必要な課題は別として, そうでない課題であれば曜日や時間

を決めて職場内で話す場を設定してもよいし，管理者が窓口になって課題を吸い上げる体制をつくり，問題があがってきたときにすみやかにスタッフを招集することも考えられます．

　より大きな課題に対しては，組織で対応する必要があることを声に出し，早急にしくみをつくるように働きかける必要があります．そうしなければ，いつもその場しのぎの対応になったり，責任のなすりあいになったり，事例から学ぶことなく同様の問題が同じ組織で繰り返し起きるということになりかねません．

　身体拘束をゼロにしようという動きは，まさに日常の倫理的課題でありながら，組織的対応が求められることです．現場では，患者の人権を考えたら拘束はしたくないけれども，患者の安全を考えたら拘束もやむを得ないという声を聞きます．どちらも患者を守るための価値観ですが，両者は拮抗します．実は，身体拘束をゼロに近づけた病院でも，一足飛びにできたわけではありません．必ずゼロにするという管理者の強い意志のもとで，地道に勉強会をしたり，拘束をはずせるものからはずしたり，拘束のための用具を減らしたりして，少しずつ拮抗の幅を狭めていった結果です．

　できなかったことをできるようにするために，しくみを整備していくことには時間も労力もいります．しかし，職員が安心して働ける職場をつくり，医療機関を利用される方が安心して医療・看護が受けられる施設づくりを行うことは管理者の責務です．

B. 看護管理者が経験する倫理的課題

1 ● 管理者特有の倫理的課題

　看護管理者が経験する倫理的課題と，スタッフが経験するそれとは何が異なるのでしょうか．職位が異なっても，看護者として向き合う課題の本質には大きな違いはないかもしれません．つまり，患者のために最善とは何かを考える視点は同じです．しかし，管理者には，その問題をどう考えなければならないのかという視点が加わります．また，管理者に特異的に起こりうる課題もあります．管理者は，病院の経営を安定させるための経営管理，患者の安全を守るための医療安全管理や感染管理，職員の労働環境をよくするための労務管理，職員の能力を向上させるための教育管理，正確で適切なデータを扱うための情報管理などに責務を負っているからです．

　たとえば，事例64のような状況を考えてみましょう．

事例64　スタッフが発熱し，人手が足りない

　新人が夜勤に入ることのできない4月．ぎりぎりの人数で病棟が運営されていて，これ以上欠員が出ると患者の安全が守れないという状況だ．4年目の看護師の顔色が悪いのでどうしたのかと聞くと，朝から38℃の熱があるという．すぐにでも帰宅させたいが，猫の手も借りたい状況の中ではそうは言えない．看護ステーション内の仕事に限定し，「休みながらでいいからね」と声をかけるのが精一杯だ．本人も事情を察してか，自分から「帰らせてほしい」とは言わない．申しわけないと思いながらも，職員の健康を犠牲にしてでも患者を守らねばならないことを優先させている．

　スタッフは発熱していてつらい状況にあります．しかし，自分が帰宅すれば残されたスタッフへの負担が増えることが目にみえています．師長は帰宅をうながしてくれそうもありません．帰りたいけれど，そうすれば迷惑がかかるというジレンマの中にいるわけです．師長は，そんなスタッフの気持ちを十分に察しつつ，医療安全を守るのか，やはりスタッフの健康を守るのかで葛藤しています．自分が管理者としてどう行動することがよいことなのかが問われているのです．この事態にどう対応するのかを他のスタッフも見ています．根本的な原因である職員数の不足を解消すればこのような問題は起きないわけですが，その解決方法がとれないから悩みます．

　同じような事例で，もしもこのスタッフの熱が40℃だったらどう判断するのか，本人から帰らせてほしいと言ってきたら迷わないのか．こんなふうに，少し状況が異なるだけで帰らせるか帰らせないかの判断が異なることもあるでしょう．管理の任にあたる者には，大勢に対して公平であることや正義を示すことが求められます．しかし，判断したことが，全員からの賛同を得られるとはかぎりません．だからこそ，どうしてそのような判断をしたのかを問われたときに，管理者として大切にしたことをきちんと説明できる力が必要になります．

2 ● 看護管理者が認知している日常的な倫理的課題

a. 倫理的課題のパターン

　表Ⅶ-2は，複数の病院の看護師長・主任にグループワークをしてもらい，日ごろ感じている倫理的問題について自由に討議してもらった内容[2]を表に整理し直したものです．

　この表を参考にすると，倫理的課題だと認識していることが，どの人とどの人との間で発生しているのかを客観的に認識することができます．それによって，誰にどのようにアプローチすればよいのか，あるいはどこから手をつければよいのかといった方法や優先順位を考えやすくなります．また，パターンをながめながら，自分では意識していなかった倫理的課題がないかどうかを見直すこともできます．

b. 頻発する倫理的課題

　精神科単科の病院を除く全国の130病院に所属する472名の看護師長から回答が得られた（有効回答率45.6％）調査結果[2]をみてみましょう．表Ⅶ-3は，39項目の倫理的課題のうち，高い頻度で生じていると認識されている順に並び替えたときの上位10項目です．

　第1位は，「人的資源の不足」です．国民の医療へのニーズが高まるなか，人的資源の不足は慢性化しており，少ない人員で現場に対応することが非倫理的な状況を生み出していることは想像に難くありません．それが，「サービス残業が行われている」（第3位）や，「職員の健康が守られていない」（第9位）ことへの指摘にもつながっていると思われます．

　その他，「仕事の評価方法が不明瞭である」（第2位），「患者のプライバシーを守れない」（第4位），および「医師が看護師を見下す態度をとる」（第5位）など，実に多岐にわたる課題が日常的に起きていることがわかります．

　スタッフでいたときに倫理的課題だと認識していたことが，管理者になると解決されるというわけではなさそうです．管理者はこれらの課題にただ手をこまねいているというわけではなく，懸命に対処しています．それでもこのような項目が上位にあがってくるのは，

表Ⅶ-2　倫理的課題のパターンと例

倫理的課題のパターン	例
1. 自分の倫理観が至らないと自覚している	間違っていると思うことでも上司や医師に意見を言えない
2. 自分が患者に対して倫理的でないと自覚している	終末期にある高齢者の治療に対して「枯れ木に水をやるようなもの」と表現してしまった
3. 自分が看護スタッフに対して倫理的でないと自覚している	スタッフの休み希望が重なったとき，どの人の希望を優先させるかに透明性がない
4. 看護スタッフの患者への対応が倫理的でないと感じている	看護師が患者に対して幼児言葉を使っている
5. 看護スタッフ自身の考え方や言動が倫理的でないと感じている	指摘を受けると，言いわけや嘘で逃れようとする
6. 看護スタッフ間のやりとりが倫理的でないと感じている	人格を傷つけるような表現で指導が行われている
7. 患者の看護スタッフへの対応が倫理的でないと感じている	患者が看護師に暴言を吐いている
8. 患者の言動が倫理的でないと感じている	多床部屋で患者同士がたがいに不愉快な言動を示している
9. 医師間のやりとりが倫理的でないと感じている	明らかに間違った行為でも，医師同士は指摘し合わずうやむやになる
10. 医師の看護師への対応が倫理的でないと感じている	医師が自分の機嫌しだいで看護師を罵倒する
11. 医師自体の倫理観に問題があると感じている	患者の身体的な特徴を，患者の帰った後におもしろがって表現する
12. 医師の患者への対応が倫理的でないと感じている	十分なインフォームド・コンセントをすることなく，自分の思いどおりの治療を展開する
13. 上司の看護スタッフへの対応が倫理的でないと感じている	研修許可の出し方など，部下に対して公平でない態度がみられる
14. 上司の患者への対応が倫理的でないと感じている	暴力団まがいの患者さんがくると，言いなりになっている
15. 病院職員の言動が倫理的ではないと感じている	医師が申請するとなんでも購入できるが，他部署には厳しい

[勝原裕美子，ウイリアムソン彰子，垣本待子．看護管理者の倫理的意思決定プロセス統合モデルの構築．平成16年度・17年度科学研究費補助金（課題番号16592125）研究成果報告書．2006より引用]

表Ⅶ-3　看護師長が高い頻度で起きていると認識している倫理的課題

```
1位　人的資源が不足している
2位　仕事がどのように評価されているのかが不透明である
3位　サービス残業が行われている
4位　建物や設備の不都合によって，患者のプライバシーが守られていない
5位　医師が看護者を見下すような態度をとる
6位　医療者に専門職としての向上心がない
7位　職員が決められた病院内のルールを守らない
8位　医療者間での指導内容や指導方法が不適切である
9位　職員の健康が守られるような労働環境でない
10位　医療職間で，本来議論すべきことを議論しない
```

[勝原裕美子，ウイリアムソン彰子，垣本待子．看護管理者の倫理的意思決定プロセス統合モデルの構築．平成16年度・17年度科学研究費補助金（課題番号16592125）研究成果報告書．2006より引用]

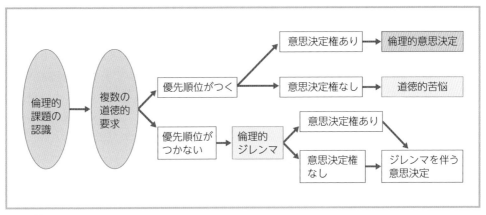

図Ⅶ-1　看護管理者の倫理的意思決定プロセス
［勝原裕美子. 看護部長の倫理的意思決定プロセスに関する研究. 神戸大学大学院経営学研究科博士論文. p.124；2003 より引用］

一人の力だけではどうにもならない状況があるからだと思われます.

　どうすればよいのか, あるいはどうあればよいのかという理想の姿がみえていても, 労働環境の是正や多職種の職業文化の変革にまでは, 個人の力では及びません. だからといって, 仕方のないことだとあきらめてしまえばそこで終わりです. 管理者としてスタッフを守る, 患者を守るという姿勢を常に示し, そのために必要な発言や行動をしなくてはなりません. そうでなければ, スタッフたちは頼るところをなくしてしまいます.

C. 管理者の倫理的意思決定

　倫理的課題に対する認識とその対処方法は, 当該管理者の個人的資質や, その人のおかれている状況によってさまざまです. たとえば, 「サービス残業の問題」をとってみましょう. 労働組合が強い病院や, スタッフの疲労や離職率が大きな職場の管理者からみれば, 非常に深刻な問題だと考えられます. ところが, スタッフがいきいきと働いている職場や, 残業時間がそれほど多くない職場の管理者にしてみれば, それほど声高にいう必要のない問題かもしれません. すなわち, 同一人物であっても, その人がおかれている状況によって倫理的課題のとらえ方や対処の仕方が異なるのです. あるいは, 同じ状況におかれていてもその人の過去の体験や個人的な価値観などによって認識の違いが生じることがあるのです.

1 ● 意思決定に至るプロセス

　図Ⅶ-1 は, 倫理的判断を求められてから意思決定に至るまでのプロセスを意思決定権の有無を中心に描いたものです[5]. 道徳的要求というのは, 善悪の基準に照らしてどうあればよいかを示唆するものです. その基準に照らせば, 簡単に意思決定ができそうなものですが, そうはいきません. 実は, 1 つの倫理的課題の中に複数の道徳的要求が同時に存在することがあるからです. ある立場やある見方からは善と考えられることも, 別の立場や見方からは悪となりうることがあるということです.

　事例 64（☞p.228）を再度とりあげてみましょう. 「患者の安全を守るべし」という道徳

的要求からすればスタッフに残ってもらうのは善となりますが，「職員の労働環境を守るべし」という道徳的要求からみると悪となるわけです．事例によっては，同時に存在する道徳的要求が3つ以上になることもあります．そのような状況になっても，最も優先させるべき道徳的要求がどれであるかの判断がつけばよいのですが，つかない場合があります．どの要求に従うのがよいのかがわからない状態を**倫理的ジレンマ**と呼び，何が最適な意思決定なのかがはっきりしないまま意思決定を行ったり，明確な選択をしないまま折り合いをつけるような意思決定をしたりすることになります．

2 ● 道徳的苦悩

　優先順位がつく場合には，どう行動すればよいかが明確なのですが，実はここでも1つの障壁があります．それは，どの程度それを遂行するだけの権限が与えられているかということです．先に示した人的資源の不足やサービス残業などに対処しようと思うと，人を増やせばよいとわかっていても，病院の経営状態を健全に保たなくてはならないという別の道徳的要求も求められています．そのような中で，看護師を増やすことが大事だという優先順位をつけたところで，権限がなければその意思決定を単独ですることはできません．そうすると**道徳的苦悩**に陥ることになります（☞p.136，倫理的意思決定のステップと事例検討）．

　道徳的苦悩とは，なすべきことがわかっていても，それを遂行するだけの権限がないためにできない状態をいいます[6, p.6]．何をすればよいのかがわかっていて，なおかつそれを遂行するだけの権限を自覚できていてはじめて，納得のいく**倫理的意思決定**ができると考えられます．

学習課題

1．職場の倫理的課題にどのように対応すべきか考えなさい．
2．職場内で倫理的課題を検討するとき，場の設定をどのように行うか考えなさい．
3．日常的に生じている倫理的課題があるとすれば，それらはなぜ反復して起きているのだろうか．
4．倫理的意思決定がうまくいくときと，いかないときでは，なぜそのような差が出るのか考えなさい．
5．倫理的感受性を高めるにはどうすればよいだろうか．

▌文献▌
1)　勝原裕美子. 医療における組織倫理. 病院. 2006；65（10）：844.
2)　勝原裕美子. 看護管理者の倫理的意思決定プロセス統合モデルの構築. 平成16年度・17年度科学研究費補助金（基盤研究C）研究成果報告書. p.8-13, p.28；2006.
3)　今北哲平, 田治米佳世, 池成早苗. 中規模総合病院における患者および患者家族から職員に対するセクシュアルハラスメントの実態調査―相談行動の阻害要因も含めた検討―, 労働安全衛生研究」. 2020；13（1）：11-22.
4)　公益社団法人日本看護協会. ニュースリリース. 2018年5月16日.
5)　勝原裕美子. 看護部長の倫理的意思決定プロセスに関する研究. 神戸大学大学院経営学研究科博士論文. p.124；2003.
6)　Jameton A. Nursing Practice. The Ethical Issues. Englewood Cliffs：Prentice-Hall；1984.

看護部倫理委員会

この節で学ぶこと

1. 倫理の制度化の意味と主要な方法について理解する
2. 看護部倫理委員会の役割と機能を理解する

A. 倫理の制度化と看護部倫理委員会

1 ● 倫理の制度化

　政治家や官僚，企業などによる不正行為が報じられ世論をにぎわすことが日常的となっています．人はなぜこのような行為に加担するのでしょうか．中村秋生は，反道徳的行為発生の要因として，個人的要因と組織的要因を挙げています[1]．本項では，組織的要因の1つである**倫理の制度化**の考え方に基づき看護部倫理委員会の成り立ちと役割について考えていきます．

　中村瑞穂によれば，倫理の制度化とは，「企業倫理の貫徹をもとめる社会の期待に即応するために考案された特定の制度・機構・手段などを整備・設置・採用することにより，企業倫理の実現を客観的に保証し，組織的に遂行すること」で，主要な方法として7項目を挙げています[2]（**表Ⅶ-4**）．これらの項目は，組織に属する人間が社会的責任を果たすために必要な倫理の実現に向けた仕組みといえるでしょう．

2 ● 看護部倫理委員会設置の背景と役割

　多くの医療施設には，医師や看護師，その他の医療従事者に加え外部委員で構成された倫理委員会があり，これは，**表Ⅶ-4**①の企業倫理担当常設機関にあたります．これらの委員会とは別に看護部倫理委員会があるのは日本に特有とされていますが[3]，なぜ日本では看護部倫理委員会を必要としたのでしょう．

表Ⅶ-4　企業倫理の制度化の主要方法

① 企業倫理常設機関の設置（調査・研究，立案・実施，点検・評価の遂行）
② 倫理綱章または行動憲章の制定・遵守
③ 倫理教育・訓練体系の設置・実施
④ 倫理関係相談の即時対応
⑤ 内部告発の受容と問題解決の保証
⑥ 倫理問題専任役員の選出
⑦ その他，各種有効手段の活用

［中村瑞穂. 企業倫理と日本企業. 明大商学論叢. 1998；80（3・4）：169-181 より引用］

　2000年に看護部倫理委員会を立ち上げた浅野らは，がん患者や高齢者などの治療に対する医師との意見の相違や，医師独自の考え方中心で医療が進められパターナリズムが強い傾向にあったなど，設置の背景として，看護師が医師と患者の間に立ち，ジレンマを多く感じていたと報告しています[4]．強い決定権をもつ医師と患者の間に立ち，看護師が苦悩する現実や，患者のために声をあげられない看護師の姿勢が看護部長の使命感を呼び起こし，看護部倫理委員会の設置につながっています．チーム医療が常識となり，看護師の専門性が自他共に認識されてきた現在でも，医師との関係性の中で道徳的苦悩（☞p.136）を抱える看護師は多くいます．看護部倫理委員会は，看護師が臨床で感じる何かおかしいと思う事柄について共有し，思いを発散し，苦悩から一歩前進するための勇気を得る場としての役割を担っています．

　一方，中川らの施設では病院機能評価を受けることをきっかけに，2006年に倫理に基づいて看護が実践できる風土形成を目指し，看護部倫理委員会を設置しています[5]．また，筆者が所属する施設にも看護部倫理委員会があり，その設置経緯等はB項で述べます．いずれの施設も，倫理綱領の啓蒙や倫理教育が委員会の主な役割となっています．看護部倫理委員会は，**表Ⅶ-4②** の倫理綱領または行動憲章の制定・遵守，**表Ⅶ-4③** 倫理教育・訓練体系の設置・実施に関する主要な役割を担うことで，看護師が倫理的に行動できる組織作りを目指しています．しかし，教育によって知識を得ても行動に移すには困難が多く，道徳的苦悩が深まる側面もあります．患者にとって何がよいか理解していても行動できない場合，看護師は無力感をいだき，自身のつらさを避けるために目前の問題に鈍感になっていくことがあります．看護部倫理委員会は，医療従事者間の関係性や組織上のさまざまな制約が，看護師の倫理的行動を抑制し葛藤を生む現実を発信し，倫理的問題の解決に向けて行動する必要があります．

　この点で，**表Ⅶ-4④** の倫理関係相談の即時対応は重要です．相談を受け対応する仕組みの1つに**倫理コンサルテーション**があります．しかし，中尾らの調査によれば，倫理委員会を設置している施設中，倫理コンサルテーションを実施している施設は29.2％で，1年間に倫理委員会に申請された倫理的問題事例は0件が19.1％，1〜4件が27％で最も多く[6]，日常的に生じる倫理的問題に対応できているとは言いがたい状況です．看護部倫理委員会は倫理的問題を顕在化し，看護部門内にとどめずに組織的検討の場につなげる役割を担うべきと考えます．このためには，看護部倫理委員会自体が相談を受け倫理委員会等につなぐ仕組み，すなわち**表Ⅶ-4⑤** の内部告発の受容と問題解決の保証が必要です．一般的に，看護部倫理委員会の活動に相談対応を含めている施設は少ないようです．しかし，研修で検討される臨床の事例の中には，組織上の複雑な人間関係や制約が内包されている場合があります．個人が内部告発を行うには多大なエネルギーと勇気が必要です．看護部倫理委員会が必要に応じて事例を病院側と共有するなど，臨床と組織をつなげる役割を果たすことが問題解決の一歩と考えます．

3 ● 看護部倫理委員会への期待

　最近の傾向として，病院機能評価受審を機に臨床倫理委員会等を設置し，倫理コンサルテーション等を開始する機関が多くなっています．審査が動機づけになり，倫理的問題に

対する組織的対応の仕組みが整う点は有用ですが，形骸化せず機能するためには，使命感
と行動力を備えたメンバーの人選が必要です．日本独自といわれる看護部倫理委員会が，
つらい体験をもつ実践者と向き合い，ともに考え，よい職場環境にしていけるよう，今後
の活躍が期待されます．

B.　看護部倫理委員会の実践―水戸赤十字病院の試み

● 立ち上げから現在までの経緯

　　水戸赤十字病院は，日本看護協会「看護者の倫理綱領（2003 年版）」（以下倫理綱領）を
看護職員の行動規範とし倫理観を養うことを目的に，2004 年に看護部倫理委員会を設置し
ました．2019 年現在，管理者を含む 10 名あまりの看護部委員が，月 1 回の委員会を開催
し，看護倫理に関する教育や研修の企画運営を行っています．この 15 年で，看護倫理とは
何かを知る段階から始まり，思考する段階を経て，専門職として行動する段階までたどり
ついた感があります．委員会の歩みを紹介し，その成果と課題について考えます．

a. 看護倫理を知る段階

　　委員会設置当初は，委員自身が看護倫理について学ぶ機会を設けました．委員の多くは，
基礎教育や現任教育で看護倫理を学んでおらず，倫理綱領を読み合わせ，その解釈につい
て話し合う過程で，倫理は日常の看護とともにあることを再発見する機会となりました．
2005 年からの約 5 年間は，年 2 回「倫理メッセージ」のポスターを発行し，「原則の倫理」
「徳の倫理」などの考え方を紹介して，難しいと思われがちな倫理をわかりやすく伝える工
夫をしました（**図Ⅶ-2**）．また，看護師を対象にした事例検討会も開始し，倫理綱領に基
づき日頃の実践を振り返ることができるようになりました．しかし，倫理綱領を事例に当
てはめるのに必死な研修生の様子は，参加した講師から「表情は終始かたいままで，明ら
かに楽しくなさそう」と表現され[7]，倫理を知り理解する過程で模索している状況でした．

b. 看護倫理について思考する段階

　　事例検討会を継続する中で，倫理綱領は十分に周知されてきたと判断し，患者や家族，
医師や看護師などの価値観や行動に焦点を当てた話し合いができるよう，小西の 4 ステッ
プモデルに方法を変更しました．参加者は，看護師が倫理的に行動できなかった理由を自
分たちの言葉で表現することで，事例に登場する看護師の思いや葛藤を追体験し，患者や
家族，医療者などの価値観の違いから問題が派生していることに気づくようになりまし
た．また，分析方法にとらわれていた頃と異なり，看護師としての自分たちはどうするべ
きであったか考える研修になりました．加えて，教材として使用する事例は参加者の実体
験であり，場面の想起が容易で，臨床で活かせる実感を得ることができるようになりまし
た．ただし，これらの研修での学びが各人の倫理的行動につながっているか把握するのは
難しく，委員会の課題となっていました．

c. 倫理的に行動する段階

　　2015 年から，倫理的側面から自己の行動について振り返りができるよう，大出の開発し
た「看護師の倫理的行動尺度」[8]を参考に倫理的行動チェック表を作成し使用を開始しまし
た．使用した看護師からは，「自分の行動（看護）を振り返る機会となった」「倫理を意識

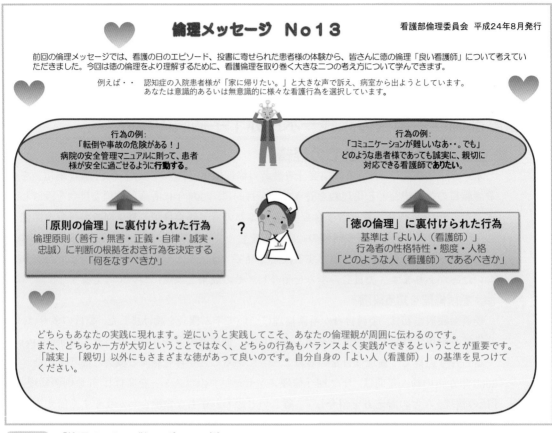

図Ⅶ-2　「倫理メッセージ」のポスター例

した行動の大切さをあらためて実感した」「今後も患者を尊重した対応を心がけていきたい」等の感想が述べられ，倫理的側面から自分自身を見直す機会となっていることがわかりました．また，翌年にもチェックを実施したところ，「患者のケアには常に最善をつくせている」や「患者の思いを聞く機会を積極的に作っている」の項目が上昇し，倫理的行動にプラスの変化が生じていました．看護部倫理委員会のさまざまな働きかけが看護師の行動に影響を与えていることがわかりました．

d. 今後の展望

　当院は2018年に病院機能評価の更新審査を受けました．その際，倫理的問題に対する組織的検討の場を設けるよう指導を受け，病院の倫理委員会下部組織として，臨床倫理委員会が発足しました．これに伴い，倫理的問題の検討を臨床倫理委員会に申請する際，看護部倫理委員会が，事前の多職種カンファレンスにかかわる仕組みができました．

　これまでの看護部倫理委員会の活動は看護部内にとどまっていたため，時に独善的な思考に陥る危険性もはらんでいました．しかし，今後は活動の広がりを活かし，患者の最善のため組織に向けて能動的に行動できる委員会に成熟したいと考えます．

学習課題

1. 看護部倫理委員会は必要ですか．またそれはなぜですか．
2. 看護部倫理委員会は病院（組織）の中でどのような役割を担う必要がありますか．

▎文献▎

1) 中村秋生. 組織における反道徳的行為　人は何故, 悪と知りつつそれを成すのか. 共栄大学研究論集. 2002：41-60.
2) 中村瑞穂. 企業倫理と日本企業. 明大商学論叢. 1998；80（3・4）：169-181.
3) 小西恵美子, 坂本明子. 看護部倫理委員会のディスカッション：日本とアメリカの現状. 日本看護倫理学会誌. 2014；6（1）：75-77.
4) 浅野　瑛, 望月律子, 田中昭子. 看護倫理委員会を立ち上げた看護部の挑戦. 看護管理. 2001；11（7）：500-507.
5) 中川典子, 中辻浩美, 山崎早苗ほか. 看護部倫理委員会による現場の変化と課題. 看護管理. 2008；18（3）：196-201.
6) 中尾久子, 大林雅之, 家永登ほか. 日本の病院における倫理的問題に対する認識と対処の現状. 生命倫理. 2008；18（1）：75-82.
7) 小西恵美子. 倫理は形ではない　枠組みに囚われない理論的思考のすすめ. メジカルフレンド社. 2013；38(6)：4-13.
8) 大出順. 看護師の倫理的行動尺度の開発. 日本看護倫理学会誌. 2014；6（1）：3-11.

第VIII章

看護研究における倫理

A. 看護と研究

　ICN の 2021 年倫理綱領（☞p.252, 付録 1）には，「看護師は，個人，家族および地域社会のアウトカムを向上させる研究の創出，普及および活用に携わる」という一節があり，看護師の重要な責務の 1 つとして，研究活動を行うことが謳_{うた}われています．また，日本看護協会の 2021 年「看護職の倫理綱領」（☞p.255, 付録 2）は，「看護職は，研究や実践を通して，専門的知識・技術の創造と開発に努め，看護学の発展に寄与する」と記しています．もちろん，実践の科学である看護においては，知識を生み出すだけではなく，その知識を必要とする他の看護師に伝えることや，知識を実践に活用することも看護における広義の研究活動としてとらえるべきものですが，国際的なスタンダードのみならず，わが国のスタンダードにおいても，職業倫理規程のなかに看護師は研究活動を行うことが示されています．つまり，看護師である以上，研究とは無縁ではいられないということですね．

　それと同時に，2021 年「看護職の倫理綱領」の解説文には，「看護職は，保健・医療・福祉のあらゆる研究参加に対する人々の意向を尊重し，いかなる場合でも人々の生命，健康，プライバシーをまもり，尊厳及び権利を尊重するとともに，適切な保健・医療・福祉の提供を保障する」と明記されており，研究対象者全体の擁護者として振る舞うことが求められています．

　今では，研究に先立って考えうる最大限の倫理的配慮を計画し，研究倫理審査委員会の審査を受けることや，それをきちんと実行すること，あるいは研究論文のなかで倫理的配慮に関することを記述するなど，研究参加者の権利に対する配慮はごく当然のこととして考えられるようになっています．

　また，近年では，研究不正の問題が立て続けに明らかになり，研究における不正防止についても十分な倫理的配慮が問われる時代になっています．

　そこで本章では，研究倫理に関する歴史的文書を概観したうえで，研究対象者の保護ならびに研究不正防止の観点から，看護分野における倫理的配慮について概説します．

B. 看護研究にかかわる主な指針等

1 ● ニュルンベルク綱領 Nuremberg Code

　研究参加者保護の重要性に対する認識を高める契機となったのは，1947 年のニュルンベルク綱領です．これは，第二次世界大戦中にナチスドイツの医師らにより行われた人体実験が，非人道的な犯罪として裁かれたニュルンベルク国際軍事裁判をもとにまとめられました．研究参加者からの自発的な同意，人間を対象とすることの必然性，科学的な実験としての適切性など，人体を用いた研究を行う際に遵守すべき 10 の基本原則が示されました．

2 ● ヘルシンキ宣言 Declaration of Helsinki

　ヘルシンキ宣言は，1964 年，第 18 回世界医師会ヘルシンキ大会で採択された，人間を対象とする医学研究の倫理原則を定めた宣言であり，2013 年までに 9 回の改訂がなされて

います[1]. この宣言は，ニュルンベルク綱領と同様に，人間を対象とした研究においては，研究参加者の自発的同意を中心的な基盤にすえることが明記されていますが，このような研究参加者の権利についてはじめて医療者側からの宣言を行ったことが歴史的な意義と考えられています.

3 ● ベルモントレポート Belmont Report

　ニュルンベルク綱領やヘルシンキ宣言が発表された後にも，依然，非人道的な人体実験が行われてきた事実（コラム参照）を背景として，1974 年に米国で国家研究法が制定されました．この法律によって**研究倫理審査委員会** institutional review board（IRB）の設置が法的に位置づけられるとともに，人間を対象とした研究の基盤となる倫理原則の策定などの任務をもつ国家委員会*が設置されることとなりました．その成果は 1978 年に**ベルモントレポート**[2] として結実し，人間を対象とする研究について，① 人格の尊重 respect for persons，② 善行 beneficence，および ③ 正義 justice という 3 つの基本原則と，これらの基本原則から導出される実践適用例として ①' インフォームド・コンセント，②' リスク/ベネフィット評価，③' 研究対象の選択が示されています．ベルモントレポートはやがて，米国連邦政府が遵守すべき共通規則（コモン・ルール）として発展するに至りました.

4 ● 看護研究における倫理指針

　日本看護協会は専門職能団体として看護の質を担保するための自主規制の一環として，1988 年に「看護婦の倫理規定」，2003 年に「看護者の倫理綱領」，2021 年に「看護職の倫理綱領」を公表してきました．研究面ではとくに，倫理的配慮の重要性が増してきた 2004 年に「看護研究における倫理指針[3]」を刊行し，看護学研究者が遵守すべき研究倫理に関するガイドラインを示しました．この指針では，研究における倫理的配慮，すなわち「善行（無害），人間としての尊厳の尊重，誠実，公正，真実性，機密保持の倫理原則」に加えて，看護実践上の倫理的概念である「アドボカシー（擁護），アカウンタビリティ（責任と責務），協働，ケアリングの原則」に準拠するという点に特徴があります.

コラム

タスキギー梅毒研究

　タスキギー梅毒研究 Tuskegee Syphilis Study は，米国アラバマ州タスキギーで，1932 年から 1972 年にかけて，米国公衆衛生局の医師と看護師らにより，アフリカ系アメリカ人男性を対象に梅毒に罹患した後どのような自然経過をたどるのかを明らかにするためになされた研究です.

　もともとこの研究には，毒性の高い梅毒治療薬を投与しない場合の予後の解明という大義名分はありましたが，インフォームド・コンセントを得ていない点，貧困かつ読み書きのできない人々を対象としていた点，そして何より 1940 年代に梅毒の治療薬であるペニシリンが実用化された後も，何も治療せずに経過をみる実験を，1972 年にマスコミにすっぱ抜かれるまで継続していた点など，多くの問題が明るみになりました.

---

*生物医学・行動研究における被験者保護のための国家委員会（The National Commission for the Protection of Human Subjects of Biomedical and Behavioral Research）

5● 人を対象とする生命科学・医学系研究に関する倫理指針

　　国の指針として，2001年に厚生労働省と経済産業省による①「ヒトゲノム・遺伝子解析研究に関する倫理指針」，2002年に文部科学省と厚生労働省による②「疫学研究に関する倫理指針」，2003年に厚生労働省による③「臨床研究に関する倫理指針」が相次いで策定されました．これらのうち，②と③については2014年に「人を対象とする医学系研究に関する倫理指針[4]」として統合され，やがて2021年には①も統合し，**「人を対象とする生命科学・医学系研究に関する倫理指針[5]」**となりました．この指針には多様な研究形態があることに配慮して，基本的な原則を示すことに重きを置いており，看護分野における研究においても研究倫理指針のゴールドスタンダードとなっています．

6● 研究不正行為に対するガイドライン

　　国内においてデータ捏造や盗用など，相次ぐ研究不正の発覚を受け，2014年に文部科学省より「研究活動における不正行為への対応等に関するガイドライン[6]」，2015年に厚生労働省より「厚生労働分野の研究活動における不正行為への対応等に関するガイドライン[7]」が提示されました．また，**利益相反**に関しても，2008年に厚生労働省より「厚生労働科学研究における利益相反（Conflict of Interest：COI）の管理に関する指針[8]」が提示され，その後国内の研究機関や学会等においても独自の利益相反に関連する指針が提示されました．

C. 看護研究における倫理的配慮

　　研究は，大きく，「構想/計画」，「実施/分析」，「普及」の3つの段階からなり，いずれの段階においても研究対象者の保護と研究不正防止の観点からの**倫理的配慮**が必要となります（**図Ⅷ-1**）．たとえば，構想/計画段階においては研究の妥当性や意義の検討，対象が人間の場合は研究対象に対する配慮を含めた倫理的に妥当性の高い計画書を作成したうえで，倫理審査や利益相反の開示/審査が行われます．

　　実施/分析段階においては，インフォームド・コンセントや個人データの管理など主として研究対象者の保護という観点からの配慮を実施します．

　　論文執筆から投稿，出版に至るまでの普及段階においては，研究対象者の保護に加え，研究不正防止の観点から，研究者として科学的・学問的知識を正確に伝えること，および知的財産権を守るための配慮を行うことになります．

1● 構想/計画段階における倫理的配慮

a. 研究計画書の作成

　　「人を対象とする生命科学・医学系研究に関する倫理指針」（以下，「指針」）によれば，研究計画書には原則として**表Ⅷ-1**に示す事項を記載するよう求めています．

b. 研究倫理審査委員会での審査

　　研究責任者は研究計画書の作成後，研究機関の長（研究所長や学長や病院長など）に研究実施の許可を求めます．実施の許可を求められた研究機関の長は，その研究の実施の可

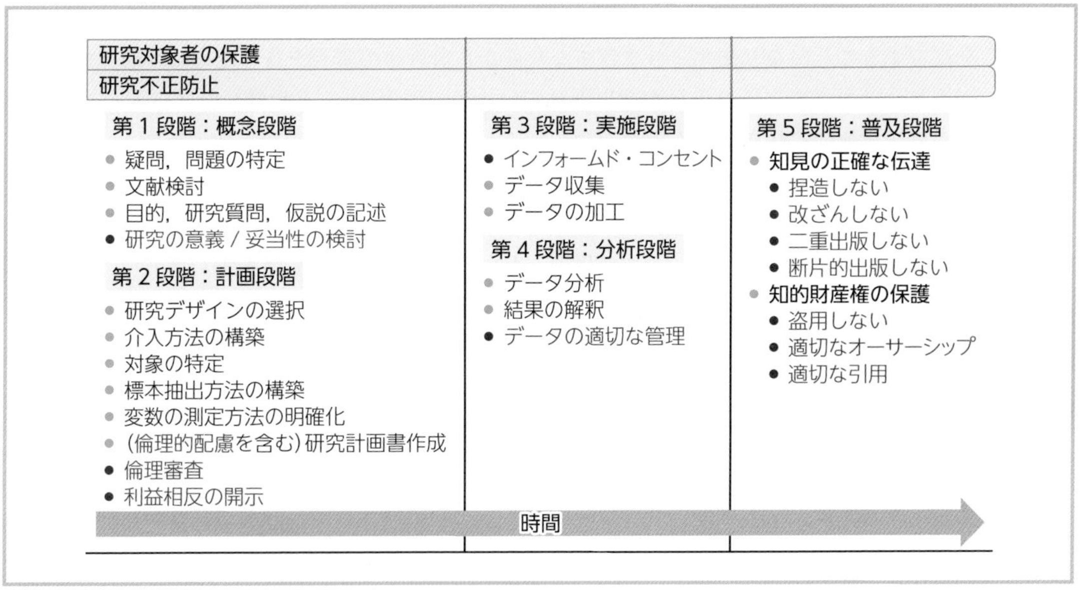

| 研究対象者の保護 | | |
| 研究不正防止 | | |

第 1 段階：概念段階
- 疑問，問題の特定
- 文献検討
- 目的，研究質問，仮説の記述
- 研究の意義／妥当性の検討

第 2 段階：計画段階
- 研究デザインの選択
- 介入方法の構築
- 対象の特定
- 標本抽出方法の構築
- 変数の測定方法の明確化
- (倫理的配慮を含む)研究計画書作成
- 倫理審査
- 利益相反の開示

第 3 段階：実施段階
- インフォームド・コンセント
- データ収集
- データの加工

第 4 段階：分析段階
- データ分析
- 結果の解釈
- データの適切な管理

第 5 段階：普及段階
- 知見の正確な伝達
  - 捏造しない
  - 改ざんしない
  - 二重出版しない
  - 断片的出版しない
- 知的財産権の保護
  - 盗用しない
  - 適切なオーサーシップ
  - 適切な引用

時間

図Ⅷ-1　研究の流れと倫理的配慮

表Ⅷ-1　倫理審査における研究計画書の記載事項

① 研究の名称（研究テーマ/研究課題名）
② 研究の実施体制（研究組織を構成するメンバーの所属や氏名）
③ 研究の目的及び意義
④ 研究の方法及び期間
⑤ 研究対象者の選定方針（選定基準や除外基準）
⑥ 研究の科学的合理性の根拠
⑦ インフォームド・コンセントを得る手続き
⑧ 個人情報の取り扱い（加工の方法や仮名加工情報・匿名加工情報である旨）
⑨ 研究対象者に生じる負担や予測されるリスクと利益，これらの総合的評価，そしてそれらの負担およびリスクを最小化する対策
⑩ 試料・情報の保管と廃棄の方法
⑪ 研究機関の長への報告内容と方法
⑫ 研究の資金源や研究機関の研究にかかわる利益相反や個人の収益等，利益相反に関する状況
⑬ 研究に関する情報公開の方法
⑭ 研究等により得られた結果等の取扱い
⑮ 研究対象者や関係者からの相談等への対応
⑯ 代諾者等からインフォームド・コンセントを得る場合の手続き
⑰ インフォームド・アセントを得る場合の手続き
⑱ 研究対象者に緊急かつ明白な生命の危機が生じている状況において研究を実施する場合に実施条件が適合しているかを判断する方法
⑲ 研究対象者が被る経済的負担や対象者が受け取る謝礼の内容
⑳ 侵襲を伴う研究において，重篤な有害事象が発生した際の対応
㉑ 侵襲を伴う研究において，研究によって生じた健康被害に対する補償の有無とその内容
㉒ 通常の診療を超える医療行為を伴う研究において，研究対象者への研究実施後における医療の提供に関する対応
㉓ 研究業務の一部を外部委託する際の業務内容と委託先の監督方法
㉔ 同意を得る時点では特定できなかった，研究対象者から取得された試料・情報が，将来の研究のために用いられる可能性，もしくは他の研究機関に提供する可能性
㉕ 軽微でない侵襲を伴う介入研究において，モニタリングと監査の実施体制とそれらの実施手順

［文部科学省，厚生労働省，経済産業省．人を対象とする生命科学・医学系研究に関する倫理指針．令和 3 年 3 月 23 日，令和 4 年 3 月 10 日一部改正．2022 より抜粋し転載］

否について研究倫理審査委員会の意見を聴いたうえで，研究の実施の許可もしくは不許可を決定することになります．さまざまな角度から計画書の審査を行うために，研究倫理審査委員会は多様な立場の委員が選出されています．たとえば，「指針」では，① 医学・医療の専門家等の自然科学の有識者が含まれる，② 倫理学・法律学の専門家等の人文・社会科学の有識者が含まれる，③ 研究対象者の観点も含めて一般の立場から意見を述べられる者が含まれる，④ 倫理審査委員会の設置者の所属機関に所属しない者が複数含まれる，⑤ 男女両性で構成されている，⑥ 5 名以上，という条件が示されています．

　なお，自施設に研究倫理審査委員会がない場合については，たとえば，研究筆頭者である学会員に対して倫理審査の門戸を開いている日本看護科学学会の研究倫理審査委員会のように，自分が会員となっている学会に審査を依頼する方法もあります．

c. 利益相反 conflict of interest（COI）の開示/審査

　研究活動が活発になれば，それに伴うさまざまな関係性や利害関係が生じる場合があります．たとえば，ある薬品の副作用を調査するための研究費が当該製薬会社から拠出された場合，製薬会社に有利になるよう研究結果に手心を加えたのではないかという疑念をまわりに抱かせます．このような，研究結果に影響を与えかねない利害葛藤状況のことを利益相反（りえきそうはん）といいます．もちろん，利益相反状況において研究をやってはいけないということではありませんが，研究計画段階から利益相反に関する審査体制を整えることや，成果発表段階において助成を受けた機関を明示するなどの配慮によって，科学的客観性と透明性を保証することが重要です．

　利益相反は何も研究助成金や産学連携活動における便宜供与など，金銭的な局面にのみ生じるわけではありません．たとえば，査読の依頼を受けた論文の著者が，たまたま自分が指導にかかわっている大学院生だった場合など，公正な審査ができるとは考えられないような場合も利益相反に含まれます．

2 ● 実施/分析段階における倫理的配慮

a. インフォームド・コンセント

　人間を対象とした研究におけるインフォームド・コンセントは研究対象者が研究への参加/不参加を決める際に必要不可欠なプロセスです．「指針」によれば，インフォームド・コンセントは，「研究対象者又はその代諾者等が，実施又は継続されようとする研究に関して，当該研究の目的及び意義並びに方法，研究対象者に生じる負担，予測される結果（リスク及び利益を含む）等について十分な説明を受け，それらを理解した上で自由意思に基づいて研究者等又は既存試料・情報の提供を行う者に対し与える，当該研究（試料・情報の取扱いを含む）を実施又は継続されることに関する同意をいう」と，定義されています．つまり，研究者は，研究の対象となる人が，あらかじめ研究に関する十分な情報を得て，それを理解し，自発的に参加/不参加の意志決定ができるようにするための機会を保障する義務があります．筆者が付した下線部分は，ベルモントレポートにおいてインフォームド・コンセントの同意プロセスの構成要件として挙げられている「情報」「理解」「自発性」に相当するものです．これらの 3 要件についてもう少し掘り下げてみましょう．

表Ⅷ-2　インフォームド・コンセント書面の記載事項

① 研究の名称および当該研究の実施について研究機関の長の許可を受けている旨
② 研究機関の名称および研究責任者の氏名（他の研究機関と共同して研究を実施する場合には，共同研究機関の名称および共同研究機関の研究責任者の氏名を含む）
③ 研究の目的および意義
④ 研究の方法（研究対象者から取得された試料・情報の利用目的を含む）および期間
⑤ 研究対象者として選定された理由
⑥ 研究対象者に生じる負担並びに予測されるリスクおよび利益
⑦ 研究が実施または継続されることに同意した場合であっても随時これを撤回できる旨（研究対象者等からの撤回の内容に従った措置を講じることが困難となる場合があるときは，その旨およびその理由）
⑧ 研究が実施または継続されることに同意しないことまたは同意を撤回することによって研究対象者等が不利益な取り扱いを受けない旨
⑨ 研究に関する情報公開の方法
⑩ 研究対象者等の求めに応じて，他の研究対象者等の個人情報等の保護および当該研究の独創性の確保に支障がない範囲内で研究計画書および研究の方法に関する資料を入手または閲覧できる旨並びにその入手または閲覧の方法
⑪ 個人情報等の取り扱い（加工する場合にはその方法，仮名加工情報または匿名加工情報を作成する場合にはその旨を含む）
⑫ 試料・情報の保管および廃棄の方法
⑬ 研究の資金源等，研究機関の研究に係る利益相反および個人の収益等，研究者等の研究にかかる利益相反に関する状況
⑭ 研究により得られる結果等の取扱い
⑮ 研究対象者等およびその関係者からの相談等への対応（遺伝カウンセリング含む）
⑯ 研究対象者等に経済的負担又は謝礼がある場合には，その旨およびその内容
⑰ 通常の診療を超える医療行為を伴う研究の場合には，他の治療方法等に関する事項
⑱ 通常の診療を超える医療行為を伴う研究の場合には，研究対象者への研究実施後における医療の提供に関する対応
⑲ 侵襲を伴う研究の場合には，当該研究によって生じた健康被害に対する補償の有無およびその内容
⑳ 研究対象者から取得された試料・情報について，研究対象者等から同意を受ける時点では特定されない将来の研究のために用いられる可能性または他の研究機関に提供する可能性がある場合には，その旨と同意を受ける時点において想定される内容
㉑ 侵襲（軽微な侵襲を除く）を伴う研究であって介入を行うものの場合には，研究対象者の秘密が保全されることを前提として，モニタリングに従事する者および監査に従事する者並びに倫理審査委員会が，必要な範囲内において当該研究対象者に関する試料・情報を閲覧する旨

［文部科学省，厚生労働省，経済産業省. 人を対象とする生命科学・医学系研究に関する倫理指針. 令和3年3月23日，令和4年3月10日一部改正. 2022より抜粋し転載］

(1) 情報

　インフォームド・コンセントにおいては，その研究について何ら予備知識をもたない対象者でも研究参加，不参加の意思決定ができる十分な情報を提供する必要があります。

　「指針」では，インフォームド・コンセント書面の記載事項は**表Ⅷ-2**に示す21項目が提示されています。非常に多くのことが盛り込まれているようにみえますが，多くの項目が先述した研究倫理審査用の計画書への記載事項と共通しており，研究責任者，研究目的，研究対象者の選択方法を含む研究方法，リスクおよび期待される利益，研究者への質問方法，研究参加を中断したり，撤回の機会が提供される旨など，研究の内容はもとより，研究対象者が実際に参加した場合にどのようなことが自分の身に起こるのかが理解できるように具体的に記載されます。

(2) 理解

　情報はただ提示すればよいというものではありません。文面が整理されていなかったり，専門用語が多くて一般の参加者に意味が理解できなかったりするような情報では，理解が困難になることを踏まえ，対象者の知識レベルや年齢，母語等を考慮して，対象者に

とって理解が容易な情報の提供が必要になります．場合によっては，研究対象者が実際にきちんと理解できているか確認するためのプロセスが必要になるかもしれません．

また，対象者が未成年であったり，自ら意思決定を行うことができない場合には，保護者や家族など「代諾者」の理解を得る必要があります．

(3) 自発性

研究への参加は，研究対象者が自発的に研究への参加に合意したときにのみ成立します．そのためには研究参加に対して強制力が働くような状況を排除する必要があります．

研究対象者の自発性を損なう要因としては，弱い立場の人々を対象とした研究が挙げられます．たとえば，医療者による患者を対象とした研究や，教員による生徒・学生を対象とした研究などは，治療やケアの提供，もしくは単位や成績という「人質」をとられているので，参加に対して気が進まなかったとしても，なかなか言い出せない可能性があります．

また，たとえば，気乗りしない場合でも，研究参加することで得られる高額な報酬や特別なサービスがある場合は，自分の意に反して研究参加への同意をしてしまう場合も考えられます．

もちろん，研究の目的上，対象者が患者や学生にならざるをえない場合もあります．その場合は，このような強制力が働かないように綿密に計画を立案しておくことが重要です．

b. 研究におけるディセプション（虚偽）とデブリーフィング（事後説明）

真実を隠しておかないと研究参加者から真の反応を引き出すことができないようなタイプの研究の場合には，研究参加者に対して真実を隠す場合があります．たとえば，偽薬（プラセボ）を使用するような研究や，研究を行っていると参加者が認識することで参加者の行動に変化が生じてしまう，いわゆるホーソン効果を避ける場合などです．

真実を隠して行う研究は，学術的，教育的，もしくは応用的な価値のうえで正当なものと判断される場合や，真の反応を引き出すためには真実を隠す以外に効果的な方法がないと判断される場合を除いて行ってはならない[9]，とされており，やむをえず真実を隠して研究を実施した後は，すみやかに研究参加者にそのことを告げなければなりません．

デブリーフィング debriefing とは，とくに，真実を隠して研究を行った場合などに，研究の真の目的や手続きを研究参加者に明かすことを指す用語として用いられます．それ以外にも，たとえば，ある決められた手順に沿って初学者が看護技術を習得するプロセスを明らかにするような研究のなかで，研究参加者が間違って覚えてしまった手技を是正するための情報提供など，研究実施中に起こった参加者の誤解を解消するための説明の機会も，広くデブリーフィングという用語であらわします．いずれにしても，研究の目的を達成した後に，できるだけ早い時期に研究参加者にデブリーフィングを実施することが求められます．

c. 研究データの適切な管理

査読において疑義が生じた場合や，出版後，他の研究者からの問い合わせがあった場合には，分析に用いたデータを確認できるようにしておく必要があります．日本学術会議は，研究資料（文書，数値データ，画像など）については論文発表後10年間，実験試料や標本などの「もの」については5年間保存・管理することを求めています[10]．

この観点からは，面接時の録音テープや，回収した質問紙などの生データは，論文が世

の中に出たら破棄するのではなく，むしろ世の中に出たからこそ保管しておく必要がある
ということです．「研究終了後はインタビューの際に録音したテープを破棄します」と記し
て，インフォームド・コンセントをとるケースを少なからず見かけますが，その後の検証
や再分析の可能性を考え，それらの生データは情報セキュリティをきちんと確保したうえ
で保管しておくことが研究者の使命といえるでしょう．

3 ● 普及段階における倫理的配慮

a. 研究不正の防止

　研究は，過去の研究をもとに新たな知見が積み上げられていくものです．これら積み上
げられた知識のかたまりが知識ベースです．研究者は，この知識ベースを適切に維持して
いく責務を負うことになります．たとえば，ある研究者が「地区Bでの理論検証と地区A
との比較」を行う場合，「その理論を構築した研究」，「検証方法を開発した研究」，「地区A
での検証結果」という3つの先行研究が必要になります．このように，多くの研究は他の
研究の上に成り立っているのです．この，研究どうしのつながりを研究文脈といい，研究
文脈をきちんと構築していくことで，適切な知識ベースが構築されていきます．研究不正
とは，この知識ベースの適切な構築を脅かすものにほかなりません．

　研究不正には以下のようなものが挙げられています．

捏造・改竄（ねつぞう・かいざん）：捏造は，ありもしないデータをでっち上げる行為，改竄は，すでにあるデー
タに研究者が意図的に手を加える行為で，それぞれ別のことを意味する用語ですが，その
研究の結果が真実ではないという点では共通しています．これが世の中に発表された場
合，そもそも結論はデタラメなので，その後その研究をもとに進められた研究が全部無駄
になってしまうことを考えると損害は計り知れません．

剽窃・自己剽窃（ひょうせつ）：盗用と同義です．他人の仕事をあたかも自分の仕事のようにパクるの
が剽窃です．自己剽窃とは自分の過去の仕事をあたかも自分の今の仕事のようにパクるこ
とです．自分の作品なんだから本人の自由なのでは？　と思う人もいるかもしれません
が，過去の自分の作品は過去のものとして「引用」するのが正しい方法です．逆にいうと，
正しく引用できないと，知らず知らずのうちに盗みの加害者になってしまうので注意が必
要です．

二重出版：二重出版とは，同じ内容の論文を複数の学術誌で発表することです．これは
何が倫理的に問題なのかというと，研究は過去からの積み上げですが，同じ内容の論文が
不当に厚く積み上がることで，当該著者の業績を過大評価させることや，査読や出版にか
かる資源を無駄に消費させたり，政策決定を誤らせたりすることが挙げられています．

断片出版：断片出版とは，本来1つの論文で済む内容を複数の論文に分けて発表するこ
とです．薄切りの加工肉に喩えて，サラミ出版とかボローニャ出版といったりもします．
これは何が問題なのかというと，まとまった1つの内容を分割して出版することで，見か
けの論文数が多くなって当該著者の業績を過大評価させることや，分割したことで全体と
しての統合性を失い，読者が研究の意義を理解するのが困難になることなどが指摘されて
います．

不適切なオーサーシップ：オーサーシップとは「著者資格」のことです．研究論文に著

者として名前を連ねることができるのは，その研究に学術的な貢献をした人物であり，その論文の内容に責任をもつことになります．逆にいうと，その研究に学術的貢献をしていない人物を著者として表示してはいけません．研究成果は研究者と結びついて知識ベースが構築されていくので，研究にとって関係のない人物が著者として名を連ねると知識ベースが歪められてしまうのです．では，どのような人が「研究にたずさわった」ということができるのでしょうか．たとえば日本看護研究学会雑誌の投稿規程によれば，以下の点をすべて満たす人物とされています．

・研究の構想およびデザイン，データ収集，データ分析および解釈に，実質的に寄与した
・論文の作成または重要な知的内容に関わる批判的校閲に関与した
・出版原稿の最終承認を行った
・研究のあらゆる部分の正確さまたは完全さに関する疑問が適切に探究され解決されることを保証する，研究のすべての面に対して説明責任があることに同意した

　これらの要件を満たさず，他の著者の好意で著者として名を連ねているようなケースをギフトオーサーシップといいます[11]．また逆に，著者資格を満たすのに著者名が掲載されないケースをゴーストオーサーシップといい，いずれも研究不正とされています．

b. 研究対象者の保護

　論文の記述に際しては，インフォームド・コンセントの内容に基づき，研究参加者のプライバシーや匿名性の保護について十分な配慮が必要です．看護学生を対象とした調査において，個人が特定できないようにすることでインフォームド・コンセントを得たにもかかわらず，結果を男女別に集計したことによって1人しかいない男子学生の回答内容がわかってしまったというのでは，プライバシーの保護はしていないのと同然です．しかしながら，プライバシー権は自己情報コントロール権であるとの考え方も示されており，研究者が参加者の情報を何がなんでも秘匿するという前提で研究を進めることは，参加者の自由意思を尊重するという研究倫理の理念に抵触する懸念もあります．

　事実，米国人類学会の倫理綱領[12]には，人類学の研究者は，研究参加者が匿名のままでいたいのか認知されたいのかも含めてインフォームド・コンセントをきちんと実施しなければならないと明記されていることからも明らかなように，参加者の自己情報コントロール権を尊重する立場を明確にしている学問分野もあります．このことは，看護学において今後議論すべき課題[13]といえるでしょう．

　看護研究における倫理指針では，結果の公表において固有名詞の使用を避けると記述されています．研究の結論に関係のない固有名詞の使用は避けるべきですが，地域性を考慮に入れた考察を行っている研究において，その地域名を匿名表記することは，その後の研究の追証も比較も不可能にするという点で研究の価値を著しく損なうことになりかねません．固有名詞をどの程度まで表示すべきなのかということはそのつど適切に考慮する必要があります．

c. 知的財産権の保護

　著作権法によれば，著作物とは，「思想又は感情を創作的に表現したものであつて，文芸，学術，美術又は音楽の範囲に属するもの」とされており，著作物を創作した時点で著作者に自動的に付与される権利です．

　研究では，何が自分のオリジナルで何が他者のものなのかを明確に区別する必要があります．それを実現するための方法が，論文における引用法ということができます．看護系はじめ多くの自然科学系の学術誌において採用されている著者年号形式（APAスタイル）においても，広く医学系学術誌において採用されている番号引用形式（バンクーバースタイル）においても，学術論文はもとより新聞記事や報告書，視聴覚メディア，個人の電子メールにいたるまでさまざまな著作物に対応した引用形式が示されています．そのことは，逆にいえば，それら数多くのデータソースに存する知的財産権を尊重するしくみにほかなりません．

　「看護研究における倫理指針」では，「他者の著作権等の知的財産権を侵害しない」と明記されていますが，適切な引用を心がけることで，自分のオリジナルがどこにあるのかを示すことにもつながるのです．

学習課題

1．人間を対象とした看護系の論文を読み，そこに記述されている倫理的配慮をクリティーク（批評）しなさい．
2．自分がかかわった研究を振り返り，倫理的配慮に改善すべき点があれば論じなさい．

▌文献▌

1) World Medical Association. Declaration of Helsinki：Ethical Principles for Medical Research Involving Human Subjects. 2013.（WMA ウェブサイト：2020 年 11 月 24 日検索）
2) The National Commission for the Protection of Human Subjects of Biomedical and Behavioral Research. The Belmont Report：Ethical Principles and Guidelines for the Protection of Human Subjects of Research, 1979. https://www.hhs.gov/ohrp/regulations-and-policy/belmont-report（2020 年 11 月 24 日検索）
3) 日本看護協会看護倫理検討委員会．看護研究における倫理指針．日本看護協会；2004.
4) 文部科学省，厚生労働省．人を対象とする医学系研究に関する倫理指針．平成 26 年 12 月 22 日，平成 29 年 2 月 28 日一部改正．2017.（厚生労働省ウェブサイト：2020 年 11 月 24 日検索）
5) 文部科学省，厚生労働省，経済産業省.(2021 年 3 月 23 日　2022 年 3 月 10 日一部改正).人を対象とする生命科学・医学系研究に関する倫理指針.
6) 文部科学省．研究活動における不正行為への対応等に関するガイドライン．平成 26 年 8 月 26 日．（文部科学省ウェブサイト：2020 年 11 月 24 日検索）
7) 厚生労働省．厚生労働分野の研究活動における不正行為への対応当に関するガイドライン．平成 27 年 1 月 16 日（最終改正：平成 29 年 2 月 23 日）．（厚生労働省ウェブサイト：2020 年 11 月 24 日検索）
8) 厚生労働省．厚生労働科学研究における利益相反（Conflict of Interest：COI）の管理に関する指針．平成 20 年 3 月 31 日．（厚生労働省ウェブサイト：2020 年 11 月 24 日検索）
9) American Psychological Association：Ethical Principles of Psychologists and Code of Conduct, 2016 年改訂版, 2016, p.3-4.（APA ウェブサイト：2020 年 11 月 24 日検索）
10) 日本学術会議．科学研究における健全性の向上について．平成 27 年（2015 年）3 月 6 日．研究資料等の保存に関するガイドライン．p.7.（日本学術会議ウェブサイト：2020 年 11 月 24 日検索）
11) 勝原裕美子，前田樹海，小西恵美子ほか．本物の共著者は誰だ？―著者資格（authorship）の倫理．日本看護倫理学会誌．2013；5（1）：46-50.
12) American Anthropological Association（AAA）. Statement on Ethics, 2012.（AAA ウェブサイト：2020 年 11 月 24 日検索）
13) 前田樹海．匿名は倫理的配慮か．日本看護倫理学会誌．2011；3：74-75.

付　録

付録 1　ICN 看護師の倫理綱領（2021 年版）［抜粋］

訳注：この文書中の「看護師」とは，原文では nurses であり，訳文では表記の煩雑さを避けるために「看護師」という訳語を当てるが，免許を有する看護職すべてを指す．

　看護師の倫理に関する国際的な綱領は，1953 年に国際看護師協会（ICN）によって初めて採択された．その後，この綱領は何回かの改訂を経て，今回，2021 年の見直しと改訂に至った．

「ICN 看護師の倫理綱領」の目的
　「ICN 看護師の倫理綱領」は，看護師と看護学生[1] の倫理的価値観，責任，職務上の説明責任を明記したものであり，看護師が担う様々な役割の中で，倫理的な看護実践を定め，導くものである．行動規範ではないが，規制機関が定める専門職基準に即して，倫理的な看護実践と意思決定を行うための枠組みとしても利用することができる．「ICN 看護師の倫理綱領」は，看護師の役割，職務，責任，行動，専門的判断のほか，患者，看護ケアやサービスを受ける人々，協働者およびその他の専門職との関係について，倫理的指針を示している．この綱領は基礎的なものであり，看護実践をつかさどる各国の法律，規制および専門職基準と組み合わせて活用されるべきものである．この綱領に示された価値観と義務は，あらゆる実践の場，役割，領域にある看護師に適用される．

[1] 看護学生の実践も「ICN 看護師の倫理綱領」に沿って行われる必要がある．教育のレベルによって，看護学生の行動に対する責任は，当該学生とその監督者の間で共有される．

前文
　19 世紀半ばに体系化された看護が発祥して以来，看護ケアは公平で包括的な伝統と実践，および多様性の尊重に深く根ざしているという認識のもと，看護師は一貫して次の 4 つの基本的な看護の責任を意識してきた．すなわち，健康の増進，疾病の予防，健康の回復，苦痛の緩和と尊厳ある死の推奨である．看護のニーズは普遍的である．
　看護には，文化的権利，生存と選択の権利，尊厳を保つ権利，そして敬意のこもった対応を受ける権利などの人権を尊重することが，その本質として備わっている．看護ケアは，年齢，皮膚の色，文化，民族，障害や疾病，ジェンダー，性的指向，国籍，政治，言語，人種，宗教的・精神的信条，法的・経済的・社会的地位を尊重するものであり，これらを理由に制約されるものではない．
　看護師は，個人，家族，地域社会および集団の健康を，地域・国・世界の各レベルで向上させているその貢献に対し，評価され，敬意を持たれる存在である．看護師は，自身が提供するサービスと他の保健医療専門職や関連するグループが提供するサービスとの調整を図る．看護師は，敬意，正義，共感，応答性，ケアリング，思いやり，信頼性，品位といった看護専門職の価値観を体現する．

「ICN 看護師の倫理綱領」について
　「ICN 看護師の倫理綱領」には，4 つの基本領域が設けられており，倫理的行動の枠組みとなっている．すなわち，「看護師と患者またはケアやサービスを必要とする人々」「看護師と実践」「専門職としての看護師」および「看護師とグローバルヘルス」である．

1.　看護師と患者またはケアやサービスを必要とする人々[2]
1.1　看護師の専門職としての第一義的な責任は，個人，家族，地域社会，集団のいずれかを問わず，看護ケアやサービスを現在または将来必要とする人々（以下，「患者」または「ケアを必要とする人々」という）に対して存在する．
1.2　看護師は，個人，家族，地域社会の人権，価値観，習慣および宗教的・精神的信条がすべての人から認められ尊重される環境の実現を促す．看護師の権利は人権に含まれ，尊重され，保護されなければならない．
1.3　看護師は，個人や家族がケアや治療に同意する上で，理解可能かつ正確で十分な情報を，最適な時

期に，患者の文化的・言語的・認知的・身体的ニーズや精神的状態に適した方法で確実に得られるよう努める．

1.4　看護師は，個人情報を守秘し，個人情報の合法的な収集や利用，アクセス，伝達，保存，開示において，患者のプライバシー，秘密性および利益を尊重する．

1.5　看護師は，同僚およびケアを必要とする人々のプライバシーと秘密性を尊重し，直接のコミュニケーションにおいても，ソーシャルメディアを含むあらゆる媒体においても，看護専門職の品位を守る．

1.6　看護師は，あらゆる人々の健康上のニーズおよび社会的ニーズを満たすための行動を起こし，支援する責任を，社会と分かち合う．

1.7　看護師は，資源配分，保健医療および社会的・経済的サービスへのアクセスにおいて，公平性と社会正義を擁護する．

1.8　看護師は，敬意，正義，応答性，ケアリング，思いやり，共感，信頼性，品位といった専門職としての価値観を自ら体現する．看護師は，患者，同僚，家族を含むすべての人々の尊厳と普遍的権利を支持し尊重する．

1.9　看護師は，保健医療の実践・サービス・場における人々と安全なケアに対する脅威を認識・対処し，安全な医療の文化を推進する．

1.10　看護師は，プライマリ・ヘルスケアと生涯にわたる健康増進の価値観と原則を認識・活用し，エビデンスを用いた，パーソン・センタード・ケアを提供する．

1.11　看護師は，テクノロジーと科学の進歩の利用が人々の安全や尊厳，権利を脅かすことがないようにする．介護ロボットやドローンなどの人工知能や機器に関しても，看護師はパーソン・センタード・ケアを維持し，そのような機器は人間関係を支援するもので，それに取って代わることがないように努める．

[2]「患者」と「看護ケアまたはサービスを必要とする人々」という 2 つの表現は，同じ意味で使用される．いずれの表現も，看護ケアやサービスを必要とする患者，家族，地域社会，集団を意味している．看護実践の場は，病院，在宅・地域ケア，プライマリケア，公衆衛生，ポピュレーションヘルス，長期療養ケア，矯正ケア，学術機関，政府と多岐にわたり，それぞれの部門に限定されない．

2.　看護師と実践

2.1　看護師は，自身の倫理的な看護実践に関して，また，継続的な専門職開発と生涯学習によるコンピテンスの維持に関して，それらを行う責任とその説明責任を有する．

2.2　看護師は実践への適性を維持し，質の高い安全なケアを提供する能力が損なわれないように努める．

2.3　看護師は，自身のコンピテンスの範囲内，かつ規制または権限付与された業務範囲内で実践し，責任を引き受ける場合や，他へ委譲する場合は，専門職としての判断を行う．

2.4　看護師は自身の尊厳，ウェルビーイングおよび健康に価値を置く．これを達成するためには，専門職としての認知や教育，リフレクション，支援制度，十分な資源配置，健全な管理体制，労働安全衛生を特徴とする働きやすい実践環境が必要とされる．

2.5　看護師はいかなるときも，個人としての行動規範を高く維持する．看護専門職の信望を高め，そのイメージと社会の信頼を向上させる．その専門的な役割において，看護師は個人的な関係の境界を認識し，それを維持する．

2.6　看護師は，自らの知識と専門性を共有し，フィードバックを提供し，看護学生や新人看護師，同僚，その他の保健医療提供者の専門職開発のためのメンタリングや支援を行う．

2.7　看護師は，患者の権利を擁護し，倫理的行動と開かれた対話の促進につながる実践文化を守る．

2.8　看護師は，特定の手続きまたは看護・保健医療関連の研究への参加について良心的拒否を行使できるが，人々が個々のニーズに適したケアを受けられるよう，敬意あるタイムリーな行動を促進しなければならない．

2.9　看護師は，人々が自身の個人，健康，および遺伝情報へのアクセスに同意または撤回する権利を保護する．また，遺伝情報とヒトゲノム技術の利用，プライバシーおよび秘密性を保護する．

2.10　看護師は，協働者や他者，政策，実践，またはテクノロジーの乱用によって，個人，家族，地域社会，集団の健康が危険にさらされている場合は，これらを保護するために適切な行動をとる．

2.11　看護師は，患者安全の推進に積極的に関与する．看護師は，医療事故やインシデント/ヒヤリハット

が発生した場合には倫理的行動を推進し，患者の安全が脅かされる場合には声を上げ，透明性の確保を擁護し，医療事故の可能性の低減のために他者と協力する．

2.12 看護師は，倫理的なケアの基準を支持・推進するため，データの完全性に対して説明責任を負う．

3.　専門職としての看護師

3.1 看護師は，臨床看護実践，看護管理，看護研究および看護教育に関するエビデンスを用いた望ましい基準を設定し実施することにおいて，重要なリーダーシップの役割を果たす．

3.2 看護師と看護学研究者は，エビデンスを用いた実践の裏付けとなる，研究に基づく最新の専門知識の拡大に努める．

3.3 看護師は，専門職の価値観の中核を発展させ維持することに，積極的に取り組む．

3.4 看護師は，職能団体を通じ，臨床ケア，教育，研究，マネジメント，およびリーダーシップを包含した実践の場において，働きやすい発展的な実践環境の創出に参画する．これには，看護師にとって安全かつ社会的・経済的に公平な労働条件のもとで，看護師が最適な業務範囲において実践を行ない，安全で効果的でタイムリーなケアを提供する能力を促進する環境が含まれる．

3.5 看護師は，働きやすい倫理的な組織環境に貢献し，非倫理的な実践や状況に対して異議を唱える．看護師は，同僚の看護職や他の（保健医療）分野，関連するコミュニティと協力し，患者ケア，看護および健康に関わる，査読を受けた倫理的責任のある研究と実践の開発について，その創出，実施および普及を行う．

3.6 看護師は，個人，家族および地域社会のアウトカムを向上させる研究の創出，普及および活用に携わる．

3.7 看護師は，緊急事態や災害，紛争，エピデミック，パンデミック，社会危機，資源の枯渇に備え，対応する．ケアやサービスを受ける人々の安全は，個々の看護師と保健医療制度や組織のリーダーが共有する責任である．これには，リスク評価と，リスク軽減のための計画の策定，実施および資源確保が含まれる．

4.　看護師とグローバルヘルス

4.1 看護師は，すべての人の保健医療へのユニバーサルアクセスの権利を人権として尊重し支持する．

4.2 看護師は，すべての人間の尊厳，自由および価値を支持し，人身売買や児童労働をはじめとするあらゆる形の搾取に反対する．

4.3 看護師は，健全な保健医療政策の立案を主導または貢献する．

4.4 看護師は，ポピュレーションヘルスに貢献し，国際連合（UN）の持続可能な開発目標（SDGs）の達成に取り組む．（UN n.d.）

4.5 看護師は，健康の社会的決定要因の重要性を認識する．看護師は，社会的決定要因に対応する政策や事業に貢献し，擁護する．

4.6 看護師は，自然環境の保全，維持および保護のために協力・実践し，気候変動を例とする環境の悪化が健康に及ぼす影響を認識する．看護師は，健康とウェルビーイングを増進するため，環境に有害な実践を削減するイニシアチブを擁護する．

4.7 看護師は，人権，公平性および公正性における，その責任の遂行と，公共の利益と地球環境の健全化の推進とにより，他の保健医療・ソーシャルケアの専門職や一般市民と協力して正義の原則を守る．

4.8 看護師は，グローバルヘルスを整備・維持し，そのための政策と原則を実現するために，国を越えて協力する．

THE ICN CODE OF ETHICS FOR NURSES REVISED 2021

Copyright© 2021 by ICN—International Council of Nurses, 3, place Jean Marteau, 1201, Geneva, Switzerland

ISBN：978-92-95099-94-4

https://www.icn.ch/system/files/2021-10/ICN_Code-of-Ethics_EN_Web_0.pdf（最終確認：2022 年 12 月 13 日）

〔ICN 看護師の倫理綱領（2021 年版），〔https://www.nurse.or.jp/home/publication/pdf/rinri/incodejapanese.pdf?ver＝2022〕（最終確認：2022 年 12 月 13 日）より許諾を得て抜粋し転載〕

付録② 看護職の倫理綱領（2021 年）

前文

　人々は，人間としての尊厳を保持し，健康で幸福であることを願っている．看護は，このような人間の普遍的なニーズに応え，人々の生涯にわたり健康な生活の実現に貢献することを使命としている．

　看護は，あらゆる年代の個人，家族，集団，地域社会を対象としている．さらに，健康の保持増進，疾病の予防，健康の回復，苦痛の緩和を行い，生涯を通して最期まで，その人らしく人生を全うできるようその人のもつ力に働きかけながら支援することを目的としている．

　看護職は，免許によって看護を実践する権限を与えられた者である．看護の実践にあたっては，人々の生きる権利，尊厳を保持される権利，敬意のこもった看護を受ける権利，平等な看護を受ける権利などの人権を尊重することが求められる．同時に，専門職としての誇りと自覚をもって看護を実践する．

　日本看護協会の『看護職の倫理綱領』は，あらゆる場で実践を行う看護職を対象とした行動指針であり，自己の実践を振り返る際の基盤を提供するものである．また，看護の実践について専門職として引き受ける責任の範囲を，社会に対して明示するものである．

本文（一部抜粋）

1. 看護職は，人間の生命，人間としての尊厳及び権利を尊重する．
2. 看護職は，対象となる人々に平等に看護を提供する．
3. 看護職は，対象となる人々との間に信頼関係を築き，その信頼関係に基づいて看護を提供する．
4. 看護職は，人々の権利を尊重し，人々が自らの意向や価値観にそった選択ができるよう支援する．
5. 看護職は，対象となる人々の秘密を保持し，取得した個人情報は適正に取り扱う．
6. 看護職は，対象となる人々に不利益や危害が生じているときは，人々を保護し安全を確保する．
7. 看護職は，自己の責任と能力を的確に把握し，実施した看護について個人としての責任をもつ．
8. 看護職は，常に，個人の責任として継続学習による能力の開発・維持・向上に努める．
9. 看護職は，多職種で協働し，よりよい保健・医療・福祉を実現する．
10. 看護職は，より質の高い看護を行うために，自らの職務に関する行動基準を設定し，それに基づき行動する．
11. 看護職は，研究や実践を通して，専門的知識・技術の創造と開発に努め，看護学の発展に寄与する．
12. 看護職は，より質の高い看護を行うため，看護職自身のウェルビーイングの向上に努める．
13. 看護職は，常に品位を保持し，看護職に対する社会の人々の信頼を高めるよう努める．
14. 看護職は，人々の生命と健康をまもるため，さまざまな問題について，社会正義の考え方をもって社会と責任を共有する．
15. 看護職は，専門職組織に所属し，看護の質を高めるための活動に参画し，よりよい社会づくりに貢献する．
16. 看護職は，様々な災害支援の担い手と協働し，災害によって影響を受けたすべての人々の生命，健康，生活をまもることに最善を尽くす．

［日本看護協会：看護職の倫理綱領，〔https://www.nurse.or.jp/home/publication/pdf/rinri/code_of_ethics.pdf〕（最終確認 2021 年 1 月 11 日）より許諾を得て転載］

付録③　障害者の権利に関する条約［抜粋］

前文
　この条約の締約国は（略）障害が発展する概念であることを認め，また，障害が，機能障害を有する者とこれらの者に対する態度及び環境による障壁との間の相互作用であって，これらの者が他の者との平等を基礎として社会に完全かつ効果的に参加することを妨げるものによって生ずることを認め，（略）
　全ての障害者（より多くの支援を必要とする障害者を含む.）の人権を促進し，及び保護することが必要であることを認め，（略）
　これらの種々の文書及び約束にもかかわらず，障害者が，世界の全ての地域において，社会の平等な構成員としての参加を妨げる障壁及び人権侵害に依然として直面していることを憂慮し，（略）
　障害者にとって，個人の自律及び自立（自ら選択する自由を含む.）が重要であることを認め，（略）
　障害者の権利及び尊厳を促進し，及び保護するための包括的かつ総合的な国際条約が，開発途上国及び先進国において，障害者の社会的に著しく不利な立場を是正することに重要な貢献を行うこと並びに障害者が市民的，政治的，経済的，社会的及び文化的分野に均等な機会により参加することを促進することを確信して，
次のとおり協定した.

第一条　目的
　この条約は，全ての障害者によるあらゆる人権及び基本的自由の完全かつ平等な享有を促進し，保護し，及び確保すること並びに障害者の固有の尊厳の尊重を促進することを目的とする.
第二条　定義
　「合理的配慮」とは，障害者が他の者との平等を基礎として全ての人権及び基本的自由を享有し，又は行使することを確保するための必要かつ適切な変更及び調整であって，特定の場合において必要とされるものであり，かつ均衡を失した又は過度の負担を課さないものをいう.
第三条　一般原則
　この条約の原則は，次のとおりとする.
（a）固有の尊厳，個人の自律（自ら選択する自由を含む.）及び個人の自立の尊重
（b）無差別
（c）社会への完全かつ効果的な参加及び包容
（d）差異の尊重並びに人間の多様性の一部及び人類の一員としての障害者の受入れ
（e）機会の均等
（f）施設及びサービス等の利用の容易さ
（g）男女の平等
（h）障害のある児童の発達しつつある能力の尊重及び障害のある児童がその同一性を保持する権利の尊重
第五条　平等及び無差別
　締約国は，全ての者が，法律の前に又は法律に基づいて平等であり，並びにいかなる差別もなしに法律による平等の保護及び利益を受ける権利を有することを認める.
2　締約国は，障害に基づくあらゆる差別を禁止するものとし，いかなる理由による差別に対しても平等かつ効果的な法的保護を障害者に保障する.
第六条　障害のある女子
　締約国は，障害のある女子が複合的な差別を受けていることを認識するものとし，この点に関し，障害のある女子が全ての人権及び基本的自由を完全かつ平等に享有することを確保するための措置をとる.
第七条　障害のある児童
　締約国は，障害のある児童が他の児童との平等を基礎として全ての人権及び基本的自由を完全に享有することを確保するための全ての必要な措置をとる.

第八条　意識の向上

締約国は，次のことのための即時の，効果的なかつ適当な措置をとることを約束する．

（ａ）障害者に関する社会全体（各家庭を含む．）の意識を向上させ，並びに障害者の権利及び尊厳に対する尊重を育成すること．

（ｂ）あらゆる活動分野における障害者に関する定型化された観念，偏見及び有害な慣行（性及び年齢に基づくものを含む．）と戦うこと．

（ｃ）障害者の能力及び貢献に関する意識を向上させること．

第十四条　身体の自由及び安全

1　締約国は，障害者に対し，他の者との平等を基礎として，次のことを確保する．

（ａ）身体の自由及び安全についての権利を享有すること．

（ｂ）不法に又は恣意的に自由を奪われないこと，いかなる自由の剥奪も法律に従って行われること及びいかなる場合においても自由の剥奪が障害の存在によって正当化されないこと．

第十九条　自立した生活及び地域社会への包容

この条約の締約国は，全ての障害者が他の者と平等の選択の機会をもって地域社会で生活する平等の権利を有することを認めるものとし，障害者が，この権利を完全に享受し，並びに地域社会に完全に包容され，及び参加することを容易にするための効果的かつ適当な措置をとる．

第二十二条　プライバシーの尊重

いかなる障害者も，居住地又は生活施設のいかんを問わず，そのプライバシー，家族，住居又は通信その他の形態の意思疎通に対して恣意的に又は不法に干渉されず，また，名誉及び信用を不法に攻撃されない．

第二十八条　相当な生活水準及び社会的な保障

締約国は，障害者が，自己及びその家族の相当な生活水準（相当な食糧，衣類及び住居を含む．）についての権利並びに生活条件の不断の改善についての権利を有することを認めるものとし，障害に基づく差別なしにこの権利を実現することを保障し，及び促進するための適当な措置をとる．

［外務省：障害者の権利に関する条約．（外務省ウェブサイト：2020年12月1日検索）］

索 引

看護学テキスト NiCE

看護倫理（改訂第 3 版） よい看護・よい看護師への道しるべ

2007 年12 月 20 日	第 1 版第 1 刷発行	編集者 小西恵美子
2014 年 8 月 10 日	第 1 版第10刷発行	発行者 小立健太
2014 年12 月 30 日	第 2 版第 1 刷発行	発行所 株式会社 南江堂
2020 年 3 月 10 日	第 2 版第 6 刷発行	〒113-8410 東京都文京区本郷三丁目 42 番 6 号
2021 年 1 月 20 日	第 3 版第 1 刷発行	☎（出版）03-3811-7189 （営業）03-3811-7239
2024 年 1 月 20 日	第 3 版第 5 刷発行	ホームページ https://www.nankodo.co.jp/
		印刷・製本 三報社印刷

Ⓒ Nankodo Co., Ltd., 2021